河南省优秀医学著作

精神科临床护理实践

主编 李拴荣

河南科学技术出版社

·郑州·

图书在版编目（CIP）数据

精神科临床护理实践/李拴荣主编. —郑州：河南科学技术出版社，2016.10
（2023.3重印）

ISBN 978-7-5349-8119-7

Ⅰ.①精… Ⅱ.①李… Ⅲ.①精神病学－护理学 Ⅳ.①R473.74

中国版本图书馆 CIP 数据核字（2016）第 118691 号

出版发行：河南科学技术出版社

地址：郑州市经五路 66 号 邮编：450002

电话：(0371) 65737028 65788613

网址：www.hnstp.cn

策划编辑：李喜婷 范广红 李 林

责任编辑：李 林

责任校对：王晓红

封面设计：张 伟

责任印制：朱 飞

印 刷：三河市同力彩印有限公司

经 销：全国新华书店

幅面尺寸：185 mm×260 mm 印张：19.25 字数：448 千字

版 次：2023 年 3 月第 2 次印刷

定 价：198.00 元

如发现印、装质量问题，影响阅读，请与出版社联系并调换。

前　言

随着社会经济的发展与医学科学的进步，精神疾病成为影响经济社会发展的重大公共卫生问题和社会问题。近年来，国家积极推动精神卫生事业全面发展，颁布了《中华人民共和国精神卫生法》（2013年），制定了《全国精神卫生工作规划（2015—2020年）》，进一步加强精神障碍的预防、治疗和康复工作。精神科护理在精神疾病的防治中至关重要，特别是随着优质护理服务的不断深化，护理管理的理念、模式、内涵、方法等也在不断改进，护理服务的领域不断拓宽，健康教育、心理护理、康复护理、社区护理逐渐转变为工作的重点，因此对护理人员专业知识的要求也越来越高，如何培养具有岗位胜任力的临床专科护士成为亟待解决的问题。在此背景下，我们组织临床护理专家编写了《精神科临床护理实践》一书。

本书的编写依据卫生部制定的《临床护理实践指南（2011版）》的相关内容，结合《中华人民共和国精神卫生法》《三级精神病医院评审标准（2011版）实施细则》及优质护理服务的相关文件精神，从实际工作的角度出发，结合临床护士岗位需求，从理论到实践，以精神科护士护理患者过程中所运用到的知识为主线，详细介绍临床护士应掌握的理论知识、基本技能及每个工作环节、步骤或每一具体操作的标准和程序，尤其增加了临床护士所关注的精神症状的风险评估、康复技能训练程序、应急预案演练脚本及健康教育方法的介绍，力求作为精神科护士在职继续教育和专科护士培养的工具书。

本书共分十二章，前三章主要对精神障碍的临床症状、基本护理技能及药物相关知识进行介绍；从第四章开始详细介绍临床护理常规、工作制度、工作流程、应急预案、风险评估、操作规范、健康教育、康复训练、质量控制等内容。

本书的各位编委均是长期从事精神科护理管理及临床一线的护理骨干，以突出临床实用性、先进性、科学性为主，尽可能传授多年凝聚的临床实践经验，达到可复制的效果。书中若有不足和疏漏之处，敬请各位护理同仁批评指正。

编者

2016 年 4 月

目　录

第一章　精神障碍基本知识 ·· 1
　　第一节　概述 ··· 1
　　第二节　常见的精神症状 ·· 3
　　第三节　精神症状的识别与评估 ·· 18
第二章　精神科护理的基本技能 ··· 24
　　第一节　与精神障碍患者的沟通技巧 ··· 24
　　第二节　精神障碍患者的观察与记录 ··· 30
　　第三节　精神障碍患者的组织管理 ··· 32
第三章　精神科常用药物及观察要点 ·· 36
　　第一节　精神科常用药物的分类 ·· 36
　　第二节　抗精神病药物的作用、不良反应及观察要点 ··················· 38
　　第三节　抗抑郁药物的作用、不良反应及观察要点 ······················· 44
　　第四节　心境稳定剂的作用、不良反应及观察要点 ······················· 47
　　第五节　抗焦虑药物的作用、不良反应及观察要点 ······················· 50
　　第六节　药物治疗过程的护理 ·· 53
第四章　精神科护理常规 ··· 59
　　第一节　精神科一般护理常规 ·· 59
　　第二节　常见精神症状的护理常规 ··· 62
　　第三节　特殊检查治疗护理常规 ·· 66
　　第四节　常见精神疾病护理常规 ·· 69
第五章　精神科护理工作制度及岗位职责 ····································· 86
　　第一节　精神科护理核心制度 ·· 86
　　第二节　护理管理制度 ··· 97
　　第三节　精神科病区护理人员岗位职责 ·· 101
第六章　精神科护理工作流程及演练脚本 ····································· 106
　　第一节　精神科护理工作流程 ·· 106
　　第二节　精神科主要护理工作流程演练脚本 ····································· 116
第七章　精神科常用护理技术操作规范及常见操作并发症的预防与处理 ··· 122
　　第一节　精神科常用护理技术操作规范 ·· 122

第二节　精神科常见操作并发症的预防及处理…………………………………… 135

第八章　精神科常见护理应急预案及演练脚本…………………………………… 151
　　第一节　自缢患者应急预案及处理流程（附演练脚本）………………………… 151
　　第二节　冲动伤人患者应急预案及处理流程（附演练脚本）…………………… 153
　　第三节　出走患者应急预案及处理流程（附演练脚本）………………………… 154
　　第四节　噎食患者应急预案及处理流程（附演练脚本）………………………… 156
　　第五节　吞服异物患者应急预案及处理流程（附演练脚本）…………………… 158
　　第六节　服药过量患者应急预案及处理流程（附演练脚本）…………………… 160
　　第七节　触电患者应急预案及处理流程（附演练脚本）………………………… 161
　　第八节　烫伤患者应急预案及处理流程（附演练脚本）………………………… 163
　　第九节　窒息患者应急预案及处理流程（附演练脚本）………………………… 164
　　第十节　猝死患者应急预案及处理流程（附演练脚本）………………………… 166
　　第十一节　癫痫发作患者应急预案及处理流程（附演练脚本）………………… 168
　　第十二节　跌倒/坠床患者应急预案及处理流程（附演练脚本）……………… 170
　　第十三节　体位性低血压患者应急预案及处理流程（附演练脚本）…………… 175
　　第十四节　用药错误应急预案及处理流程（附演练脚本）……………………… 177
　　第十五节　输液反应应急预案及处理流程（附演练脚本）……………………… 179

第九章　精神科护理风险评估与意外事件防范…………………………………… 184
　　第一节　概述………………………………………………………………………… 184
　　第二节　护理风险评估的方法和技巧……………………………………………… 186
　　第三节　护理风险评估的程序……………………………………………………… 188
　　第四节　精神科常见意外事件的评估及防范……………………………………… 191

第十章　精神科健康教育…………………………………………………………… 209
　　第一节　精神科健康教育的基本概念……………………………………………… 209
　　第二节　精神科健康教育的内容…………………………………………………… 210
　　第三节　精神科健康教育的模式和方法…………………………………………… 213
　　第四节　精神科健康教育的组织与实施…………………………………………… 218
　　第五节　精神科标准健康教育计划………………………………………………… 221

第十一章　精神科住院患者院内康复训练项目及程序…………………………… 228
　　第一节　药物自我处置技能训练程式……………………………………………… 228
　　第二节　社交技能训练……………………………………………………………… 231
　　第三节　患者休闲娱乐活动训练…………………………………………………… 233
　　第四节　日常生活自理能力训练（始动性训练）………………………………… 235
　　第五节　老年认知功能训练………………………………………………………… 237
　　第六节　应对方式训练……………………………………………………………… 240
　　第七节　自信训练…………………………………………………………………… 242
　　第八节　放松训练…………………………………………………………………… 243
　　第九节　认知治疗…………………………………………………………………… 245

第十二章　精神科护理质量控制与评价标准……………………………………… 250

　　第一节　精神科护理质量管理的概述……………………………………… 250

　　第二节　精神科护理质量管理常用的方法……………………………… 251

　　第三节　常用质量管理工具的应用……………………………………… 262

　　第四节　精神科护理质量评价标准及相关指标………………………… 282

参考文献………………………………………………………………………… 296

第一章　精神障碍基本知识

【导读】

　　精神障碍患者临床上主要表现为各种各样的精神症状，而精神症状在精神障碍的诊断中具有重要的地位。正确辨识和评估患者的精神症状是精神科护士应具备的基本技能之一，不仅能为诊断和治疗提供依据，而且可以预测患者潜在的危险行为，采取防范措施。通过本章的学习，护士应掌握常见精神疾病症状的概念，熟悉其临床表现及评估的意义，了解精神症状影响下可能出现的危险行为。

第一节　概　　述

一、精神障碍相关概念

　　1. **精神**　"精神"和我们日常所说的"心理"是同义词。是人脑对客观事物的主观反映，通常指人的意识、思维活动和一般心理状态。例如，人耳听到旋律优美的音乐而心情舒畅，人脑可以储存异常丰富的知识而长久仍不忘记，都是心理现象。

　　人的心理包括心理过程和人格两个方面，前者是指包括感觉、知觉、记忆、思维在内的认知过程，以及情绪与意志等心理活动；后者则是指人在心理活动过程中表现出来的能力、气质、性格等人格特征，以及需要、动机、兴趣、理想与信念等人格倾向性。

　　2. **精神健康**　是指各种心理活动保持正常、人际关系协调、内容与现实一致和人格处在相对稳定的状态。

　　精神健康是一种理想和追求。在现实生活中，每个人的一生都不可能始终处于精神健康状态，都会在不同阶段，不同程度地出现精神健康问题。一般认为，只要一个人能保持精神愉快、精力充沛、人际关系和谐、社会适应良好就是精神健康。

　　3. **亚健康状态**　是指机体虽无明显疾病，但呈现出活力降低，适应力呈不同程度减退的一种状态，是介于健康和疾病之间的第三状态。精神上的亚健康状态如情绪失控、工作效率下降、容易与他人发生冲突等，如果及时调整，都可以恢复正常。

　　4. **精神障碍**　是指在各种致病因素（生物学因素和心理社会因素）的作用下，使大脑功能发生紊乱，导致认知、情感和意志行为等精神活动不同程度障碍的一类疾病。精神障碍有轻型和重型之分，轻型如神经症、人格障碍等，重型如精神分裂症、心境障碍等。我们常说的精神病是指重性精神障碍，也就是说特指具有幻觉、妄想，以及明显的精神运动性兴奋或抑制等"精神病性症状"的精神障碍。

二、精神障碍的病因

对于大多数功能性精神障碍而言，目前还没有找到确切病因与发病机制，也没有找到特异的体征和实验室指标。但我们知道，精神障碍与其他躯体疾病一样，均是生物、心理、社会（文化）因素相互作用的结果，即个体生物层面的弱点，加之心理与人格的冲突，在社会环境的压力下共同作用导致精神疾病的发生。当然，就不同疾病而言，三个层面各有不同程度的侧重，如精神分裂症的生物学因素偏重，而一般的情绪障碍，则以心理、社会因素为主。

（一）生物学因素

1. **遗传因素** 迄今为止，比较公认的精神疾病，如精神分裂症、心境障碍、某些神经症，与遗传因素有肯定的关系，属于多基因遗传。多基因遗传的多种致病基因都不起决定作用，只起微弱的致病作用，所以遗传者表现的只是一种患病倾向或患病素质，在某种后天环境因素影响下发病。这种多基因遗传所致的患病倾向（又称遗传度）越高，受环境影响就越小，就越易患病。但即使有较高的遗传度，环境因素（社会、心理、营养、健康保健等）在疾病的发生、发展、严重程度、表现特点、病程及预后等方面仍起着非常重要的作用。例如，精神分裂症同卵双生子同病率不到 50%，就是说，具有相同基因的同卵双生子一方患精神分裂症时，另一方患精神分裂症的可能性不足 50%。

2. **躯体因素** 急慢性感染或者内脏器官、内分泌、代谢和血液系统等疾病均可引起精神障碍。水、电解质紊乱，器官衰竭，缺氧等可影响脑功能或发生脑器质性病变，如肝性脑病、肺性脑病、肾性脑病、脑膜炎、甲状腺功能亢进、系统性红斑狼疮等，这些疾病均可导致精神障碍的发生。

3. **理化因素** 颅脑外伤引起的脑组织损伤，可导致短暂的或迟发而持久的精神障碍。精神活性物质如镇静药、催眠药和鸦片类物质的应用，有毒物质如一氧化碳、农药的接触与使用，重金属及某些食物中毒等均可影响中枢神经系统，导致意识障碍的发生和精神症状的出现。

4. **性别与年龄** 有些精神障碍因性别或年龄的不同而存在明显的差异，如酒精依赖、多数类型的人格障碍，男性患病率明显高于女性，而癔症、进食障碍及抑郁症等女性患病率高；注意缺陷障碍（伴多动）（又称多动症）、孤独症起病于儿童期，精神分裂症多起病于青春期，而脑动脉硬化性精神障碍、阿尔茨海默病则多发于中老年期。

（二）心理、人格与社会因素

应激性生活事件、情绪状态、人格特征、父母的养育方式、社会阶层、经济状况、种族、文化宗教背景、人际关系等均可影响人的心理健康。

1. **精神应激因素** 当不同的人面对同一突发事件时，会表现出不同的反应方式，这就是应激。应激事件主要概括为生活事件和自然灾害事件两大类。任何个体都不可避免地会遇到各种各样的生活事件，如亲人死亡、离婚、夫妻分居、家庭暴力、失业、退休、工作及学习压力大、人际关系紧张等，这些事件常是应激源的主要来源；而社会生活中的一些共同问题，如战争、洪水、地震、交通事故、亲人暴死等灾害事件及个人的某种特殊遭遇如被强奸、抢劫等则是应激源的另一重要来源。精神应激在疾病的发生、发展及预后等方面所起的作用，常常因疾病的不同而不同。如对于急性应激障碍，强烈的精神应激是主要的致病原因；对于精神分裂症、心境障碍等疾病，精神应激因素是诱发因素，疾病的发生主要是以生物学因素为主；而神经症、身心疾病的发生与精神应激、行为方式、个体的性格均密切相关。

2. **人格因素**　人格也称为个性，是一个人固定的行为模式及在日常活动中待人处事的习惯方式。人格的形成与先天的生物学基础及后天的生活环境均有密切的关系。研究发现，不同人格特征的人可能罹患不同的精神障碍。如具有分裂样人格及障碍的人（表现为孤僻、被动、退缩、冷漠、不修边幅、行为怪异、爱做白日梦及好猜疑等）容易罹患精神分裂症；具有强迫型人格及障碍的人（表现为过分的谨小慎微、犹豫不决、完美主义、主观、固执及不安全感等）容易罹患强迫症；而癔症患者病前的人格特征多具有表演性人格倾向，如以过分的感情用事或夸张的言行吸引他人的注意，或情感反应强烈易变、喜怒形于色，或以自我为中心及暗示性强等。当然人格特征只构成心理素质，不是导致精神障碍的必然因素。

3. **社会因素**

（1）环境因素：自然环境和社会环境中应激事件的影响，如大气污染、噪声、交通杂乱、环境卫生不良、居住拥挤，以及社会动荡、移民等因素，可增加心理和躯体应激。环境因素可通过直接作用或间接作用促发精神障碍。

（2）文化因素：人类的精神活动与其生活背景有密切关系，如生活习惯、民族文化、社会风俗、宗教信仰等，都可能影响人的精神活动而诱发疾病或使发生的精神疾病印上文化的烙印。在不同的文化和环境背景下所产生精神障碍的病种、症状表现亦多不相同。如来自农村的精神分裂症患者，妄想与幻觉的内容多简单、贫乏，常与迷信等内容有关；来自城市的患者，妄想与幻觉的内容常与电波、卫星等现代生活的内容有关。从病种上看，农村居民中分离性障碍及与迷信、巫术相关的精神障碍较多见，而城市居民中偏执性精神障碍、妄想性精神障碍和强迫症、疑病症、神经衰弱多见。

第二节　常见的精神症状

精神障碍的症状复杂多样，可以表现在精神活动的各个方面。此外，患者的社会地位、文化水平、生活经历、年龄特点及躯体状态等多种因素对精神症状的表现形式和内容也有一定影响。按照心理活动不同和心理过程异常的特征，应用医学概念将精神症状概括为认知障碍、情感障碍、意志行为障碍、意识障碍等类别，分述如下。

一、认知障碍

认知是指人脑接收外界信息，经过加工处理，转换成内在的心理活动，从而获取知识或应用知识的过程，也就是信息加工的过程，包括感觉、知觉、思维、注意、记忆、智能、定向力、自知力等心理活动。认知障碍是指上述几项认知功能中的一项或多项受损，并影响个体的日常或社会能力。主要包括感觉障碍、知觉障碍、思维障碍、注意障碍、记忆障碍、智能障碍、定向力障碍和自知力障碍等。

（一）感觉障碍

感觉是人脑对直接作用于感觉器官的客观事物的个别属性的反映，如我们感受到一定的温度，闻到某种气味，看到某种颜色，听到某种声音等。同时，感觉也反映机体内部的刺激，我们感觉到身体的姿势和运动，感受到内部器官的工作状况，如舒适、疼痛等。感觉障碍在精神科临床上并不多见，主要有以下几种。

1. 感觉过敏 又称感觉增强。是指对外界一般强度的刺激及躯体上的某些轻微不适的感受性增高。例如，感到阳光特别耀眼，普通的气味感到异常浓郁而刺鼻，周围人说话像吵架一样特别刺耳、难以忍受等。感觉过敏多见于神经症、癔症、更年期综合征患者。

2. 感觉减退 与感觉过敏相反，是指对外界刺激的感受性降低。例如，强烈的疼痛，或者难以忍受的气味，患者都只有轻微的感觉。严重时，对外界刺激不产生任何感觉（感觉消失）。感觉减退多见于抑郁状态、木僵状态或在某些意识障碍及催眠状态时；感觉消失多见于分离性障碍患者。

3. 感觉倒错 对外界刺激可产生与正常人不同性质的或相反的异常感觉，如对凉水的刺激感到烫手，用棉签轻触皮肤感到刺痛难忍。感觉倒错多见于分离性障碍患者。

4. 内感性不适 又称体感异常，是指躯体内部产生各种不舒适或难以忍受的感觉，如感到某种牵拉、挤压、转动、游走、虫爬等。部位游走不定和描述不清晰是其主要特点，是构成疑病观念的基础。内感性不适多见于神经症、精神分裂症、抑郁状态和躯体化障碍患者。

[典型病例] 男，18岁，2年前集体食物中毒，其他人很快康复，而他一直认为毒素在体内没有完全清除，经常有全身皮肤粘连感、肌肉酸痛感、血脉不通感、关节紧张感、肠胃胀气感。这些感觉若有若无游离不定，遍求名医不得治。近2个月来明显情绪低落，对任何事情都不感兴趣。认为自己患了不治之症。

（二）知觉障碍

知觉是人脑对直接作用于感觉器官的客观事物的整体属性的反映。正常情况下人们对事物的感知总是以知觉形象为主导，如我们看到一只黑猫时，感知的是其整体形象，而不是仅仅感知其黑色和大小。知觉具有整体性、选择性、恒常性和理解性四个特征。知觉障碍是精神障碍患者最常见的症状之一，主要有错觉、幻觉和感知综合障碍等。

1. 错觉 是歪曲的知觉，即把实际存在的事物歪曲地感知为与实际完全不相符的事物。

正常人在特定条件下，如光线暗淡、视听觉减弱、精神紧张、恐惧及期待等情况下也可产生错觉，如听错别人叫自己的名字。但正常人的错觉是偶然出现的，很快能够自知和纠正。病理性错觉产生后不但个体不能纠正，且有恐怖色彩，如将窗外的树看成人，把地上的绳看成蛇，将天花板上的圆形罩灯看作是魔鬼的眼睛或悬挂着的人头等，多见于感染、中毒等因素导致的意识障碍，如谵妄。

2. **幻觉**　虚幻的知觉，是指没有现实刺激作用于感觉器官而出现的知觉体验，如凭空听见骂自己的声音。幻觉的鲜明清晰性如同真实知觉，因此患者多信以为真，从而受其影响出现相应的情感反应和行为。

幻觉常按涉及的器官功能分为幻听、幻视、幻嗅、幻味、幻触、内脏性幻觉等。意识清晰状态下最常见幻听，主要是言语性幻听。谵妄状态下最常见幻视，内容多为恐怖性的形象，如妖魔鬼怪、小动物、昆虫等。

（1）幻听：临床上最常见。幻听的内容多种多样，有言语性幻听和非言语性幻听如噪声、机器声、音乐声、鸟鸣声等，最多见的是言语性幻听。幻听的内容通常是对患者的命令、赞扬、辱骂或斥责，因此患者常为之苦恼和不安，并产生拒食、自伤或伤人行为。幻听可见于多种精神疾病，其中评论性幻听、议论性幻听和命令性幻听为诊断精神分裂症的重要症状。

1）评论性幻听：表现为患者听到一个或几个人在议论其，有男有女，内容多是讽刺、辱骂性语言，少数情况下有赞扬声。有时声音用第二人称"你"的口吻和患者进行交谈，患者可以加入议论中。其中一类追踪评论性幻听比较特殊，患者听到两个以上的声音在一旁将患者称为"他"来评论其一举一动，犹如实况转播，如"他在做饭""他现在出门了""他要进厕所了"等。此类幻听往往令患者感到没有任何私密可言，并继发内心被洞悉的妄想。

2）议论性幻听：幻听的内容基本与患者本人无关，患者听到的是另外两个人的争论，有时舌战的内容可以以患者为中心。

3）命令性幻听：患者听到声音用命令的口吻让其去做违背意愿的事情，患者犹豫时，声音还可能催促和威胁，最终迫使患者完全或部分遵从。该症状是暴力和自伤、自杀行为的危险因素，临床上要引起高度注意。

[**典型病例**]　男，26岁，一个多月来频繁听见一个自称是"仙女"的陌生女声命令他："杀了你老婆，然后和我结婚！"他和妻子感情很好，不愿遵从声音指令，遂向"仙女"辩解和求情，招致愈加严厉的命令和斥责："还不动手？我亲自动手时就杀你全家老小。"他最终只好用刀背将妻子砍伤以便向"仙女"有个交代。

（2）幻视：为常见的幻觉形式，幻视内容可从单调的光、色、各种形象到人物、景象、场面等。内容丰富多彩，形象清晰生动。意识清晰时多见于精神分裂症，意识障碍时多见于躯体疾病伴发精神障碍的谵妄状态。

[**典型病例**]　女，46岁，糖尿病酮症酸中毒，2日来夜间不眠，在屋子里寻找东西，在被子里摸索，有时喊叫："有鬼，打，打。"询问下称，看见地板上有小鸡，墙上有壁虎，被子里有老鼠等。这些东西还变来变去，有时就变成了鬼向她扑过来。

（3）幻嗅：多为难闻的气味，如腐败的尸体气味、化学物品烧焦味等，往往引起患者产生不愉快的情绪体验，常与妄想结合在一起。例如，患者坚信他所闻到的气味是坏人故意放的，从而加强了被害妄想，可见于精神分裂症、颞叶癫痫。

（4）幻味：较多见于精神分裂症，多为令人难以忍受的怪味，易继发被害妄想。例如，患者常因尝到食物中有奇怪和特殊的味道，认为有人要害他而拒绝进食。

（5）幻触：患者感到皮肤或黏膜上有某种异常的感觉，如虫爬感、针刺感等，也可有性接触感，可见于精神分裂症或器质性精神病。

（6）内脏性幻觉：患者对躯体内部某一部位或某一脏器的一种异常的知觉体验。例如，感到肠扭转、肝破裂、心脏穿孔、腹腔内有虫爬行等，常与疑病妄想、虚无妄想或被害妄想伴随出现，多见于精神分裂症和抑郁症。内脏性幻觉应注意与内感性不适相区别。

[典型病例] 男，34岁，1年前曾因胆道蛔虫穿孔感染接受外科手术，术后恢复好。近3个月来自觉病情复发，感到蛔虫在肝胆和肠胃里钻孔、爬行，还交配产卵。在外科就诊未发现任何体征，也没有疼痛感，不接受医生的解释和劝说，遂转诊精神科。

幻觉就其性质，又可分为真性幻觉和假性幻觉。①真性幻觉：患者体验到的幻觉形象鲜明，如同外界客观事物形象一样，存在于外部客观空间，是通过感觉器官而获得的。患者常叙述是其亲眼看到、亲耳听到的，因而坚信不疑，并对幻觉做出相应的情感和行为反应。②假性幻觉：幻觉形象不够鲜明生动，不是通过感觉器官获得，而是产生于患者的主观空间如脑内和体内。例如，患者可以不用自己的眼睛就能看到脑子里有一个人像，可以不用耳朵就能听到脑子里有人说话。常见于精神分裂症。

还有几种特殊形式的幻觉，如功能性幻觉、反射性幻觉、思维鸣响等。①功能性幻觉：是一种伴随刺激而出现的幻觉。即当某一感官处于功能活动状态时，出现涉及该器官的幻觉。例如，患者在听到脚步声的同时听到议论患者的声音，前者是真实存在的声音，后者是幻觉，二者同时产生同时消失，而且互不重叠，多见于精神分裂症或心因性精神病。②反射性幻觉：当某一感官处于功能活动状态时，出现涉及另一感官的幻觉。如听到广播声音的同时就看到播音员的人像站在面前等。见于精神分裂症。③思维鸣响：又称思维回响、思维化声。当患者想到什么，就听到（幻听）说话声讲出他所想的内容，即幻听的内容正是患者当时所想的事。如患者想回家，即听见了"回家!""回家!"的声音，想到"是吃饭的时间了"，声音就说"该吃饭了"。

[典型病例] 男，22岁，向医生诉说："经常听见别人的脚步声在说话，很烦人。"原来每当有人经过时，他就听到别人的脚步中发出一个陌生的声音在骂他"笨蛋，笨蛋……"，节奏和脚步声一致，脚步声消失，幻听也消失。

3. 感知综合障碍　是指患者对客观事物能够感知，但对某些个别属性如大小、形状、颜色、距离、空间位置等产生错误的感知。常见的有：

（1）视物变形症：患者感到周围的人或物体在大小、形状、体积等方面发生了变化。看到的物体的形象比实际增大称为视物显大症；反之，称为视物显小症。如患者看到飞着的蚊子像麻雀一样大，而大象却像老鼠一样小。

（2）空间知觉障碍：患者感到周围事物的距离发生改变，事物变得接近了或远离了。例如，候车时汽车已驶进站台，而患者仍觉离自己很远，因而错过坐车。

（3）时间感知综合障碍：患者对时间的快慢出现不正确的知觉体验，如感到时间在飞逝，似乎身处"时空隧道"之中，外界事物的变化异乎寻常地快；或时间凝固了，岁月不再流逝。

（4）非真实感：患者感到周围事物和环境发生了变化，变得不真实，视物如隔一层帷幔，像是一个舞台布景。见于抑郁症、神经症和精神分裂症。

还有一种对自身躯体结构方面的感知综合障碍，也称体型障碍。患者感到自己整个躯体或个别部位的长短、粗细、颜色、形态等发生了变化。如患者感觉自己的身体像羽毛一样轻，手臂变得非常长，看到自己的五官移了位，变得非常难看等。如提醒患者时体型障碍可暂时消失，可见于精神分裂症、脑肿瘤、癫痫性精神障碍等。

关于错觉、幻觉及感知综合障碍的区别见图1-1。

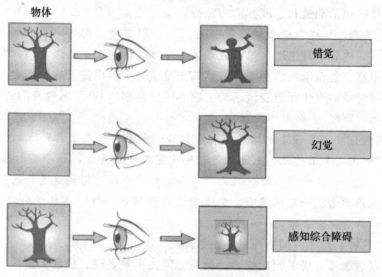

图1-1　错觉、幻觉及感知综合障碍的区别

知觉障碍是常见的精神症状，在不同的精神障碍中内容有所不同。精神分裂症多在意识清晰状态下反复出现，幻觉的种类、数量、内容的复杂性方面超过其他精神障碍，而且内容多荒谬，还可有假性幻觉。感染中毒性精神病常在意识障碍，尤其是谵妄状态下出现，以幻觉、错觉为主，幻视内容鲜明生动，意识障碍消失，幻觉也消失。反应性精神障碍以幻听多见，内容与精神创伤有密切关系，反映了患者的心理活动。脑器质性精神障碍，幻听的内容多是单调、片段的。癫痫性精神障碍则以感知综合障碍较为多见。

知觉障碍常常对患者的思维、情感和行为产生影响。①对思维的影响：患者在知觉障碍的基础上可产生各种妄想，如幻嗅、幻味的患者会觉得有人下毒对其进行迫害，从而产生被害妄想。②对情感的影响：可引起患者恐惧、紧张、发怒、哭泣、喜悦等情感反应，如听到赞扬声时表现为喜悦，听到咒骂声时表现为愤怒。③对行为的影响：患者可有凝视、倾听或堵住双耳、对骂、伤人、自伤、控诉等种种行为，而幻嗅的患者可因嗅到食物中的异味而采取拒食行为。对患者行为影响最严重的是命令性幻听，患者常会无条件地执行幻听的命令，而做出危害他人或自身的危险行为，如攻击他人、自杀、自伤等。

（三）思维障碍

思维是人脑对客观事物间接概括的反应，是人类认识活动的最高形式。思维的表达主要通过语言和文字来体现。正常的思维活动具有以下特征：①目的性，即思维总是指向一定的目的，要说明某一问题。②连贯性，是指思维过程中的概念是前后衔接、相互联系的。③逻辑性，是指思维过程符合思维逻辑关系。④实践性，正确的思维能通过实践检验。思维障碍主要包括思维形式障碍和思维内容障碍，其中思维形式障碍以联想障碍为主，思维内容障碍则主要表现为妄想、强迫观念等。

1. 思维联想障碍　主要包括思维联想活动量和速度方面的障碍、思维联想连贯性方面的障碍和思维逻辑性方面的障碍。

（1）思维联想活动量和速度方面的障碍：

1）思维奔逸：又称意念飘忽，是一种兴奋性思维联想障碍，即思维活动量增加、联想速度加快、内容丰富生动。患者表现为语量多、语速快、语声大，口若悬河，滔滔不绝，词汇丰富，且诙谐幽默。患者自述脑子反应灵、转得快。症状严重时，患者说话的内容极易随环境的变化而改变谈话的主题（随境转移），也可出现音韵的联想（音联）或字意的联想（意联）。多见于躁狂症。

[**典型病例**]　男，28岁，临床诊断为躁狂症。医生几乎无法打断他的话，问他姓什么，他答："姓王，大王的王，王者之气，气冲霄汉直捣黄龙，杨子荣打虎上山，（唱）唱不上去了，老了，夕阳无限好，只是近黄昏。昏头昏脑，婚姻是爱情的坟墓，医生你结婚了吧，我猜你老婆一定很漂亮，就像你的这条领带一样，是她送的还是情人送的？咦？外面什么声音，我去看看……"

2）思维迟缓：是一种抑制性思维联想障碍，与上述思维奔逸相反，以思维活动量显著减少、联想缓慢、思考问题吃力、反应迟钝为主要表现。患者语量少、语速慢、语音低。患者自述脑子不灵了、迟钝了。多见于抑郁症。

3）思维贫乏：思维内容空虚，概念和词汇贫乏，对一般询问往往没有明确的应答反应。

患者诉"脑子空虚，没什么可说的，也没什么可想的"。在精神分裂症中，往往与情感淡漠、意志缺乏伴随出现。见于精神分裂症、脑器质性精神障碍和精神发育迟滞。

4）病理性赘述：思维活动停滞不前，迂回曲折，联想枝节过多，做不必要的过分详尽的累赘描述，无法使他讲得扼要一点，一定要按他原来的方式讲完，进行速度缓慢，但最终可以表达其意。见于癫痫、脑器质性及老年性精神障碍。

[**典型病例**]　男，36岁，无业。诊断：癫痫伴发精神障碍。当医生问患者为何跛行时，患者答："我家住在襄樊，在湖北省山区，那个地方新中国成立前可苦了，我父母亲都死了，还有一个哥哥住在襄樊，山区交通不方便，可是我住的那个地方生活已经习惯了，后来我又去成都了，就是四川省的那个成都，坐船得好几天才能到，我是走着去的。刚去的时候生活很不习惯，可是也没有办法，在四川又参加了修康藏公路，要经过好多出名的地方，有二郎山，你知道吗？这个歌子可好听了，头几年谁不会唱呢。四川这个地方和湖北差不多，都是山区，反动派就是在新中国成立前把我打了一顿，腿慢慢就成了这个样子……"

（2）思维联想连贯性方面的障碍：

1）思维松弛：称思维散漫。表现为联想松弛、内容散漫。谈话或回答问题时，每句话完整、通顺，意义可以理解，但整段谈话没有中心，缺乏主题，给人以东拉西扯、答非所问的感觉。

2）思维破裂：患者在意识清晰状态下，思维联想过程破裂，缺乏内在意义上的连贯和应有的逻辑性，患者谈话或书写中，单独语句在结构和文法上正确，但主题与主题之间，甚至语句之间缺乏内在意义上的联系，使旁人无法理解。严重时，言语支离破碎，个别词句之间也缺乏联系，成了语词杂拌。如问患者叫什么名字时，答："苏联解体了，我要回家，很好，怎么办？"多见于精神分裂症。

3）思维不连贯：表面上与思维破裂很相似，但产生的背景不同，是在严重的意识障碍情况下产生的。患者的言语更为杂乱，语句片段，毫无主题可言，如"……我……吃……过来……你哭……神仙……鬼"。多见于感染中毒、颅脑损伤引起的意识障碍及癫痫性精神障碍。

4）思维中断：患者在无意识障碍，又无明显外界干扰的情况下，思维过程突然出现中断，感觉脑子一片空白。表现为说话时突然停顿，片刻之后又重新开始，但所说内容不是原来的话题。为精神分裂症的重要症状。

5）强制性思维（思维云集）：是指思维联想过程不受自己支配。患者感到脑内不自主地大量涌出许多不同的内容、无现实意义的想法。这些想法突然大量出现，又突然消失。见于精神分裂症。如一患者主诉："突然脑子很乱，自己控制不了自己，想的事毫无意义、毫无联系，从南到北，从北到南，一件事刚想一点又想另一件事。"

（3）思维逻辑性障碍：

1）病理性象征性思维：患者以一些很普通的概念、词句或动作来表示某些特殊的、除患者外旁人无法理解的意义。它是形象思维和抽象思维之间的联想障碍。如患者反穿棉衣表示"表里如一"，带白手套为"清清白白"。躺在车轮下解释为"重新投胎"。多见于精神分裂症。

2）语词新作：是指概念的融合、浓缩及无关概念的拼凑。患者自创一些新的符号、图形、文字或语言并赋予特殊的概念。如"％"代表离婚，"犭市"表示"狼心狗肺"。多见于精神分裂症青春型。

3）逻辑倒错性思维：即逻辑推理过程的错误。主要特点是推理缺乏逻辑性，既无前提又无根据，或因果倒置，逻辑推理十分荒谬，不可理解。例如，一个患者解释为什么不吃肉时说，因为人是动物，肉类是动物的尸体，所以其不能吃自己的尸体。这其中"因为"的前提是对的，但推理错误，用"动物的尸体"等同于"人的尸体"。见于精神分裂症。

2. 思维内容障碍　思维内容障碍主要包括妄想、强迫观念和超价观念，妄想是最主要的形式。

（1）妄想：是一种在病理基础上产生的歪曲的信念、病态的推理和判断。妄想具有以下特征：①妄想的内容与事实不符，没有客观现实基础，但患者坚信不疑，说服教育无效；②妄想内容均涉及患者本人，总是与个人利害有关；③妄想是一个人所独有的信念；④妄想内容因文化背景和个人经历的不同而有所差异，但常带有浓厚的时代色彩。妄想可分为原发性和继发性两种。

1）原发性妄想的特点是突然发生、内容不可理解，与既往经历、当前处境无关，不是源于其他的异常心理活动。包括突发性妄想观念、妄想知觉（对正常的知觉体验赋予妄想性的解释)、妄想心境或妄想气氛（患者突然感到熟悉的环境对其不利，气氛不对头，或有不祥预兆甚至有灭顶之灾，并很快发展为妄想）。原发性妄想是精神分裂症的特征性症状，具有重要的诊断价值。

[**典型病例**] 男，28岁，某日在大街上骑车兜风时，突然觉得周围的景物变得十分古怪，像舞台上的布景。周围人的表情也与往日不同，后来患者突然醒悟"原来是外星人占据了地球，地球人只剩他一个了"。（突发妄想）

2）继发性妄想是继发于其他病理心理活动基础上的妄想，或在其他妄想基础上产生的另一种妄想。见于多种精神障碍，缺乏特征性意义。临床常见的有：

A. 被害妄想：是最常见的一种妄想。患者坚信他被跟踪、被监视、被诽谤、被隔离等。例如，患者认为他吃的饭菜和家里饮水有毒，使他腹泻，邻居故意要害他等。患者受妄想支配可拒食、逃跑、控告或采取自卫、自伤、伤人等行为。主要见于精神分裂症。

B. 关系妄想：患者将环境中与他无关的事物都认为是与他有关，如认为周围人的谈话是在议论他，别人吐痰是在蔑视他，人们的一举一动都与他有一定关系。常与被害妄想伴随出现。主要见于精神分裂症。

C. 物理影响妄想：又称被控制感。患者觉得自己的思想、情感和意志行为都受到外界某种力量的控制，如受到电波、超声波或特殊的先进仪器控制，而不能自主。为精神分裂症的特征性症状。

D. 夸大妄想：患者认为自己有非凡的才智、至高无上的权利和地位、大量的财富和发明创造，或是名人的后裔。可见于躁狂症、精神分裂症及某些器质性精神病。

E. 罪恶妄想：患者毫无根据地坚信自己犯了严重错误或不可宽恕的罪恶，应受到严厉惩罚，或认为自己罪大恶极，死有余辜。多见于精神分裂症、抑郁症。

F. 疑病妄想：患者毫无根据地坚信自己患了某种严重的躯体疾病或不治之症，因而到处求医，虽经反复检查，仍不能纠正患者的错误信念。见于精神分裂症和抑郁症。

G. 钟情妄想：患者坚信自己被异性所钟情，即使遭到严词拒绝，仍毫不怀疑，而认为对方羞于示爱或在考验自己对爱情的忠诚，仍纠缠不休。多见于精神分裂症。

H. 嫉妒妄想：患者无中生有地坚信自己的配偶对自己不忠，另有所爱。因此对配偶的行为加以检查和跟踪。见于精神分裂症、更年期精神病。

I. 被洞悉感：又称内心被揭露感。患者认为其内心所想的事未经语言文字表达就被别人知道了，但是通过什么方式知道的则不一定能描述清楚。是精神分裂症的特征性症状。可与假性幻觉、被控制感相结合出现，称为康金斯基综合征。

[**典型病例**] 男，26岁，精神分裂症偏执型。3年来认为自己想什么，别人马上就有反应。"我想吃饭，别人就用筷子敲碗。我心里想×××是坏人，他就用不满的眼光看着我，好像说：'我不坏'。广播、报纸、电视以及我身边的人，他们的言行都和我的思想是一致的。"

J. 附体妄想：又称着魔妄想。患者认为神灵鬼怪附在自己身上，或钻入自己体内，指挥自己的言行，致使自己的身体不适。主要见于癔症性精神障碍，也可见于精神分裂症。

K. 变兽妄想：患者坚信自己发生了生态的变化，变成了禽、畜、兽及其他动物，且常常伴有相应的行为变化，如像狗一样叫，像猴子一样跳跃。主要见于精神分裂症。

L. 非血统妄想：患者坚信自己不是亲生父母所生，是某名门贵族的后裔，或者为某一高级领导人、社会名人的子女。主要见于精神分裂症。

M. 虚无妄想：又称否定妄想。患者毫无根据地坚信世界已经毁灭，客观事物均不复存在，而现在所看到的都是假的，外面行走的人都是行尸走肉。甚至认为自己也不存在了，脑子变空了，内脏腐烂了。见于精神分裂症、老年期精神障碍和更年期抑郁症。

（2）强迫观念：又称强迫性思维。是指脑中反复不自主地出现同一内容的思维。这种联想不自主地发生，明知没有必要，但又无法摆脱，因而感到苦恼。强迫性思维的内容和形式可多种多样，如对某些想法或事件反复回忆（强迫性回忆），反复思索无意义的问题（强迫性穷思竭虑），脑中总是出现一些对立的思想（强迫性对立思维）或总是怀疑自己的行为是否正确（强迫性怀疑）。强迫性思维常伴有强迫动作。主要见于强迫症。

（3）超价观念：是在意识中占主导地位的错误观念，其发生一般均有事实的根据。例如，强烈的迷信观念，坚信已故子女并未死去的观念等。它与妄想的区别在于，其形成有一定的性格基础和现实基础，内容比较符合客观实际或有强烈的情感需要。多见于人格障碍和心因性精神障碍。

（四）注意障碍

注意是指个体的精神活动集中地指向于一定对象的过程。注意不是一种独立的心理过程，它是一切心理活动的共同特性，与感知觉、思维、记忆、智能及意识活动密切相关。可以分为主动注意和被动注意两类。注意障碍的常见表现如下。

1. **注意增强**　即主动注意的增强。在某种精神病态情况下，患者特别容易注意某些事物。例如，有被害妄想的患者，对环境保持高度的警惕，过分地注意别人的一举一动是否针对他；有嫉妒妄想的患者时刻关注配偶的活动与行踪；有疑病观念的患者高度关注身体的各种细微变化。见于神经症、偏执型精神分裂症、更年期抑郁症等。

2. **注意减弱**　是指主动注意、被动注意均弱化的状态。患者注意力难以长时间集中在一件事上。同时也会影响患者的记忆力，出现记忆减退。多见于神经衰弱、器质性精神障碍及意识障碍。

3. **注意涣散**　是指主动注意明显减弱。表现为注意力难以集中，易于分散。多见于神经衰弱、精神分裂症和儿童多动症。

4. **注意转移（随境转移）**　是指被动注意增强，注意对象受环境影响不断变换。患者表现为兴奋状态，注意随境转移，不能持久，做事忙忙碌碌，虎头蛇尾。主要见于躁狂症。

5. **注意狭窄**　是指注意范围的显著缩小，当注意力集中于某一事物时，不能再注意与之有关的其他事物。见于意识障碍和智能障碍患者。

（五）记忆障碍

记忆是指以往经验在头脑中的重现。包括识记、保存、再认或回忆三个基本过程。记忆是人类重要的精神活动。但人们不可能把所有感知与体验都记住，越是新近识记的事物越易发生遗忘，遗忘总是由近事遗忘逐渐向远事遗忘发展。临床上常见的记忆障碍如下。

1. **记忆增强**　病态的记忆增强，对病前不能够且不重要的事都能回忆起来。见于躁狂症和偏执状态患者。

2. **记忆减退**　是指记忆的三个基本过程普遍减退。临床上较多见。轻者表现为近记忆的减弱，严重时远记忆也减退。可见于正常老年人、神经衰弱及痴呆患者。

3. **遗忘**　是指部分或全部不能回忆以往的经历。一段时间的全部经历的丧失称为完全性遗忘，仅仅是对部分经历或事件不能回忆称为部分遗忘。按遗忘发生的时间阶段将遗忘主要分为：①顺行性遗忘，是指紧接着疾病发生后一段时间的经历不能回忆。②逆行性遗忘，是指回忆不起疾病发生前某一阶段内的事件。③进行性遗忘，是指记忆的丧失随着病情的发展而发展，而不仅仅是存在某一时间阶段的遗忘。④界限性遗忘，是指对生活中某一特定阶段的经历完全遗忘，通常与这一阶段发生的不愉快事件有关，又称选择性或阶段性遗忘。

4. **错构**　是指记忆的错误。对过去曾经历过的事件，在发生的地点、情节，特别是在时间上出现错误回忆，并坚信不疑。多见于老年性、动脉硬化性、脑外伤性痴呆和酒精中毒性精神障碍。

5. **虚构**　是指由于遗忘，患者以想象的、未曾亲身经历过的事件来填补记忆缺失。多见于各种原因引起的痴呆。当虚构和近事遗忘、定向障碍合并存在时称为柯萨可夫综合征（Korsakoff syndrome），又称遗忘综合征。多见于酒精所致精神障碍和颅脑外伤所致精神障碍等。

（六）智能障碍

智能，又称智力，一般是指接受知识、运用知识、解决新问题、形成新概念的能力。智能是一个复杂的综合的精神活动，包括观察力、注意力、记忆力、想象力、分析综合能力、判断力、一般知识的保持和计算力等。它涉及感知、记忆、注意和思维等一系列认知过程。临床上将智能障碍分为精神发育迟滞和痴呆两大类。

1. **精神发育迟滞**　是指先天或在生长发育成熟（18岁）以前由于各种致病因素，如遗传、感染、中毒、颅脑外伤、内分泌异常或缺氧等因素，使大脑发育不良或受阻，智能发育停留在一定的阶段。随年龄增长智能明显低于正常同龄人。

2. **痴呆**　是一种综合征，是后天获得的智能、记忆和人格的全面受损，但没有意识障碍。其发生具有脑器质性病变基础。主要表现为创造性思维受损，抽象、理解、判断推理能力、记忆力、计算力下降；后天获得的知识丧失，工作和学习能力下降或丧失；并伴有精神和行为异常，如思维贫乏、情感淡漠、行为幼稚和本能意向活动亢进等。根据大脑病理变化的严重程度及性质不同，可分为全面性痴呆和部分性痴呆。

（1）全面性痴呆：大脑呈弥漫性器质性损害。患者智能活动全面减退，常伴有其他精神活动的异常。例如，人格改变、定向力障碍、自知力缺乏。见于阿尔茨海默病和麻痹性痴呆等。

（2）部分性痴呆：大脑病变范围局限，出现智能部分障碍，一般人格改变较小。记忆力减退，理解力、分析综合能力降低。见于脑外伤后及血管性痴呆的早期。

临床上在强烈的精神创伤后可产生一种类似痴呆的表现，而大脑组织结构无器质性损害，经治疗后智能可完全恢复正常，称为假性痴呆。多见于癔症及反应性精神障碍。临床常见的有心因性假性痴呆、童样痴呆、抑郁性痴呆。

1）心因性假性痴呆：即对简单问题给予近似而错误的回答，给人以故意做作或开玩笑的感觉。例如，一位20岁的患者，当问到她一只手有几根手指时，答"4"，对简单的计算如"2×3＝6"给以近似回答。行为方面也有错误，如将钥匙倒着开门，但对某些复杂问题反而能正确解决，如能下象棋、打牌，一般生活问题都能解决。

2）童样痴呆：以行为幼稚、模仿幼儿的言行为特征。即成人患者表现为类似一般儿童稚气的样子，学着儿童讲话的声调，自称自己才3岁，逢人就称阿姨、叔叔。

3）抑郁性痴呆：是指严重的抑郁患者在精神运动性抑制的情况下，出现认知能力的降低，表现为痴呆早期的症状，如计算能力、记忆力、理解判断能力的下降，缺乏主动性。但患者有抑郁的体验可以鉴别，抑郁消失后智能完全恢复。

（七）定向力障碍

定向力是指一个人对时间、地点、人物及自身状态的认识能力，包括对周围环境的认识和对自身状况的认识两方面。

1. 对周围环境的认识 包括时间、地点、人物三方面的认识。时间定向力是指对昼夜、上下午、年月日、季节的认识；地点定向力是指对所处地点的认识，如医院、住址；人物定向力是指辨别周围环境中人物的身份及其与患者的关系。

2. 对自身状况的认识 是指患者对自己的姓名、年龄、职业等情况的认识和意识。定向力障碍是指对周围环境或自身状况认识能力的丧失或部分丧失，是判断意识障碍的一个重要标志，多见于脑器质性精神障碍和躯体疾病所致精神障碍伴有意识障碍时。但有定向力障碍不一定就有意识障碍，如柯萨可夫综合征（常见于慢性酒精中毒）有定向力障碍，但没有意识障碍。

（八）自知力障碍

自知力又称领悟力或内省力，通常是指患者对自身精神状态的认识和判断能力。自知力是精神科临床上进行诊断、鉴别诊断、预测疗效、判断预后的一个必不可少的重要指标。

重性精神障碍患者（如精神分裂症）一般均有不同程度的自知力缺失，他们不承认自己有精神疾病，因而拒绝治疗，一般均需强制住院；而神经症患者有完整的自知力，对疾病及症状有充分的认识，有强烈的求治要求。自知力的完整程度及其变化常作为判断精神障碍恶化、好转或痊愈的一个标准。临床上一般以精神症状消失，并认识到自己的精神症状是病态的，即为自知力恢复。

二、情感障碍

情感是指个体对客观事物的态度及所产生的内心体验。情感活动的产生来自对事物的感知及所持的态度，情感能影响人们的思维和行为，引起自主神经、内分泌等功能活动的改变，并可通过面部表情、姿势和音调反映出来。

人类情感的发展总是从低级原始的情绪反应开始（如几乎所有高级动物都具有恐惧

反应），逐渐发展到初级情感（如喜欢、高兴、委屈等），再发展到高级的复杂细腻的情感（如爱、关心、恨、嫉妒，以及亲情、友情等）。而情感障碍则相反，往往从高级情感出现问题开始，如常见精神分裂症患者的情感障碍从亲情和友情的冷淡开始，即使发展到情感淡漠也可能保持原始情绪反应。临床上常见的情感障碍如下。

1. **情感高涨**　是指正性情感活动明显增强，表现为不同程度的与环境不相符的病态喜悦。患者自我感觉良好，动作行为增多，言语激昂，眉飞色舞，表情丰富，自负自信，精力充沛，睡眠需要减少。有时易激惹，稍有不遂即勃然大怒，或伤心流泪，但稍纵即逝。这是心境障碍躁狂发作的典型表现，常与思维奔逸、活动增多同时出现，形成一类常见的综合征——躁狂状态。而脑器质性精神障碍患者表现为不易理解的、自得其乐的情感高涨称为欣快症。

2. **情感低落**　是负性情感增强的表现。患者表情忧愁、心境苦闷、兴趣缺乏、悲观失望、自我评价过低、自责自罪，甚至出现自杀观念及自杀行为。常伴有思维迟缓、动作减少及某些生理功能的抑制，如食欲不振、闭经等。主要见于抑郁症。

3. **情感淡漠**　是指对外界刺激缺乏相应的情感反应，对周围发生的事情漠不关心，即使对自身有利害关系的事情也如此。患者面部表情呆板，内心体验贫乏，与周围环境失去情感上的联系。主要见于单纯性及慢性精神分裂症，也可见于器质性精神障碍。

4. **情感倒错**　是指情感反应与其内心体验或处境不协调。例如，听到悲痛的事件却表现得非常高兴；听到令人高兴的事反而表现得伤感。多见于精神分裂症。

5. **焦虑**　一种与客观不符的、没有明确对象和具体内容的莫名惶恐与担心的心情状态。有心理和躯体两方面的表现。心理症状称为"精神焦虑"，患者体验到莫名其妙的紧张害怕，同时又不知自己究竟害怕什么。"躯体焦虑"表现为运动不安、搓手顿足、坐立不安、来回走动，伴有肌肉紧张、震颤，以及自主神经功能紊乱，如口干、颜面潮红、出汗、心悸、胸闷、尿急、尿频等。有时患者呈发作性极度焦虑、恐惧不安、濒死感，伴有呼吸困难、心跳加快等，一般持续数分钟至数十分钟，称为惊恐发作。常见于焦虑性神经症。

6. **恐惧**　是指面临不利或危险处境时出现的情绪反应，表现为紧张、害怕、提心吊胆，伴有自主神经功能紊乱症状，如心悸、气急、出汗、发抖，甚至大小便失禁等。病态的恐惧是指持续、不合情理地对特定的人、物或情境等产生紧张恐怖的心情。恐惧的内容很多，如怕脏，怕感染，怕尖锐物件，怕空旷的广场、高地或深渊等。这种情绪反应是不合理的，在严重程度和持续时间上超出了正常范围，患者自己也意识到是过分的、没有必要的，但不能自控，为了摆脱这种恐惧不安而出现回避和逃离现象。多见于恐惧性神经症，也可见于儿童情绪障碍及精神分裂症等。

7. **易激惹**　急剧而短暂的情感波动，表现为微小刺激就产生强烈的情绪反应，多为激动、不满、愤怒、大发脾气等。常见于神经症、躁狂症、躯体性（如甲状腺功能亢进）或器质性精神病。

8. **病理性激情**　是一类突然发作、非常强烈、短暂的情感障碍。患者既不能自控，也不能意识到自己行为的后果，往往导致严重的冲动伤人等破坏性行为。多见于癫痫、颅脑损伤性精神病或中毒性精神病等。

9. 强制性哭笑 是一类在没有任何外界因素的影响下，突然出现不能控制或带有强制性的哭或笑。患者呈现出一种奇特的、愚蠢的、与其情感内容完全不相符的面部表情。缺乏相应的内心体验，也说不出为什么哭或笑。是脑器质性精神障碍患者的常见症状。

三、意志行为和意志行为障碍

意志是指人们自觉地确定目标，并克服困难用自己的行动去实现目标的心理过程。受意志支配和控制的行为称为意志行为。意志通过一系列的具体行为表现出来，并对行为具有发动、控制和调节作用。意志与认识活动、情感活动及行为紧密相关又相互影响。认识过程是意志的基础，而人的情感活动则可能成为意志行为的动力或阻力。

（一）临床常见的意志障碍

1. 意志增强 是指在病态的情感或妄想的支配下，出现意志活动的增多。例如，在躁狂状态时，患者表现出精力充沛，终日忙忙碌碌，但往往会受外界环境变化的影响，有始无终，一事无成。精神分裂症患者因受妄想的支配而不断地控告或追查，患者可不顾一切坚持某些行为，表现出极大的顽固性。例如，有嫉妒妄想的患者坚信配偶有外遇，而长期对配偶进行跟踪、监视、检查等；有被害妄想的患者坚信别人迫害他而反复上诉；有疑病妄想的患者到处求医等。多见于躁狂症、偏执性精神障碍和偏执型精神分裂症。

2. 意志减退 是指意志活动显著减少。患者由于情绪低落表现出对周围一切事物无兴趣，意志消沉，不愿参加活动，对一切都懒于料理，常独处一隅或卧床不起。工作学习感到非常吃力，严重时即使日常生活也不能自理。患者一般能意识到自身变化，但总感到做不了或不想做。主要见于抑郁症，是该病的"三主症"之一。

3. 意志缺乏 是指意志活动缺乏。如果说意志增强和意志减弱是意志活动量的变化，则意志缺乏是意志活动质的改变。患者对任何活动都缺乏明显的动机、目的和要求，缺乏积极主动性，行为被动，需要他人督促和管理，严重时生活本能要求也没有。常伴有思维贫乏和情感淡漠。多见于衰退期精神分裂症和痴呆患者。

4. 意向倒错 是指患者的意向要求与一般常情相违背或为常人所不允许，令人难以理解。例如，患者吃脏物、伤害自己的身体等。可在某些幻觉和妄想的支配下产生，患者对自己的行为解释荒谬。主要见于青春型和偏执型精神分裂症患者。

（二）动作及行为障碍

动作即简单的随意和不随意的行动；行为是有动机、有目的的、复杂连贯的随意运动。二者可统称为行为活动。正常人的行为活动与认知、情感及意志活动相协调，同时与个人处境及客观环境相适应。动作和行为障碍又称精神运动性障碍。

临床常见的动作行为障碍有：

1. 精神运动性兴奋 是指言语活动及动作行为的显著增加。常分为协调性和不协调性精神运动性兴奋两类。

（1）协调性精神运动性兴奋：是指患者动作行为的增加与其思维、情感、意志活动及周围环境相协调一致。主要有躁狂性兴奋，临床特点是以情感高涨为主导，兴奋遍及精神活动的各个方面，患者的动作和行为是有目的、可以理解的。主要见于躁狂症。

（2）不协调性精神运动性兴奋：是指患者的言语动作的增多与思维、情感等不相协调。动作和行为杂乱无章，缺乏动机和目的性，使人难以理解，与外界客观环境也不相适应。主要有青春性兴奋，紧张性兴奋和器质性兴奋。多见于青春型、紧张型精神分裂症及大脑器质性病变或谵妄状态时。

2. 精神运动性抑制 是指动作行为和言语活动的减少。临床上典型表现主要包括木僵、蜡样屈曲、缄默症和违拗症。

（1）木僵：是指言语活动和动作行为的完全抑制或明显减少。患者长时间保持一种固定的姿势，或整天卧床，或呆立呆坐、不言不语不动。若偶尔翻身、坐起、走动或有少量的言语则称为亚木僵状态。

根据发病机制不同可将木僵分为：

1）紧张性木僵：是紧张性综合征中最常见的一类运动抑制。症状轻时患者的言语、动作和行为显著减少。症状严重时运动完全抑制，缄默不语，不吃不喝，唾液储积口腔，大小便潴留，对刺激缺乏相应的反应，保持一个固定的姿势僵住不动。白天一般卧床不起，但往往夜深人静时则可稍有活动或自行进食，询问时也可低声回答。患者意识一般清晰，对外界变化仍能感知。见于紧张型精神分裂症。

2）抑郁性木僵：由急性抑郁引起。患者反应极端迟钝，无任何要求及行动，缄默不语，呆坐不动或卧床不起。有时尚能对外界刺激做出相应轻微的反应。

3）心因性木僵：是在突然而强烈的精神创伤作用下所产生的反应状态。患者表现为呆若木鸡、不语不动。常伴有自主神经功能失调症状，有时也可有轻度意识障碍。主要见于急性应激障碍。

4）器质性木僵：有脑器质性病变基础及明显的意识障碍。

（2）蜡样屈曲：常在紧张性木僵的基础上出现，患者的肢体任人摆布，如将四肢抬高并弯曲不同的角度，即使是不舒服的姿势，也能维持较长时间不动，这种现象称为蜡样屈曲。如将患者头部抬离床面，仍能长时间维持悬空的位置而不变，即所谓的"空气枕头"。此时患者的意识一般清晰。见于紧张型精神分裂症。

（3）缄默症：是指患者缄默不语，反复提问也不说一句话，有时可用书写或手势示意。但并非由神经系统器质性病变所引起。见于癔症及紧张型精神分裂症。

（4）违拗症：是指患者对别人要求做的动作不予执行，且做出抗拒或相反的行为。若患者做出与对方要求全然相反的动作，则称为主动违拗。例如，让患者张开嘴其反而把嘴紧闭，让患者闭嘴其却张开嘴。若患者对别人的要求一概拒绝，均无相应的行为反应则称为被动违拗。多见于紧张型精神分裂症。

3. 刻板动作 是指患者持续、单调而重复地做一个无具体指向及意义的动作。常伴有刻板言语。主要见于紧张型精神分裂症。

4. 模仿动作 是指患者毫无目的、毫无意义地模仿别人的动作，常伴有模仿言语。见于紧张型精神分裂症。

5. 作态 是指患者做些古怪的、愚蠢的、幼稚的表情、动作和姿态，虽不离奇，但使人感到是故意装出来的。例如，尖声怪气的与人说话，走路扭扭捏捏等。主要见于青春型精神分裂症。

6. **强迫动作**　是一种违反本人意愿、反复纠缠出现的动作，患者明知没必要却无法摆脱，并为此痛苦不堪。例如，患者长时间反复洗手，甚至把手洗破了仍不能停止。主要见于强迫性神经症，也可见于精神分裂症早期。

7. **强制动作**　是一种不符合本人意愿且不受个体支配而带有强制性质的动作。患者往往没有强烈摆脱的愿望，因此也无痛苦体验。多见于精神分裂症尤其是具有精神自动症综合征患者。

四、意识和意识障碍

意识是指人对周围环境和自身状态的认识和反应能力。意识障碍是指对周围环境及自身状态认识能力的障碍。意识障碍经常由全身性疾病，如各种躯体障碍、感染、中毒、颅脑损伤、癫痫发作等引起。在急性发病的精神障碍中，反应性精神障碍、分离性障碍，以及某些精神分裂症、心境障碍等，也往往可伴有意识障碍。

意识障碍包括周围环境意识障碍和自我意识障碍。临床上常通过患者的言语反应、对疼痛刺激的反应、瞳孔对光反射、吞咽反射、角膜反射等来判断意识障碍的程度。

1. **周围环境意识障碍**　可表现为意识水平的降低、意识范围的缩小及意识内容的改变。

（1）意识水平的降低：根据意识水平降低的程度，由轻到重可分为以下几种。①嗜睡：患者的意识水平轻微下降，常处于睡眠状态，接受刺激时可以醒来，并能进行简短的交谈，刺激停止后又入睡。②意识混浊：又称意识模糊。患者意识水平轻度受损，对轻微刺激无反应，强刺激或反复刺激才能引起反应，表情呆板或茫然，有环境定向障碍，回答问题简单，且言语缓慢，反应迟钝。可出现原始反射如强握、吸吮和病理反射。③昏睡：意识清晰度较意识混浊更低。患者对一般刺激没有反应，对强痛刺激才引起防御性反射，不能言语交流，可有不自主运动。患者角膜反射减弱，瞳孔对光反射、吞咽反射存在，深反射亢进，病理反射阳性。④昏迷：以痛觉反应消失为特征，毫无自发运动，存在病理反射，吞咽、瞳孔对光反射及深反射等生理反射随着昏迷严重程度的加深而逐步消失。

（2）意识范围的缩小：最常见于朦胧状态。以突然发生、突然终止，可反复发作为特征。患者感知不清晰，表情呆板或迷茫，思维联想及理解困难，有定向障碍，可有片断的幻觉、错觉、妄想及相应的情绪反应如喜、怒、焦虑、恐惧等，并影响其行为，可出现冲动、伤人及自我伤害等。每次持续数分钟至数小时，事后遗忘或部分遗忘。多见于癫痫所致精神障碍、脑外伤、脑缺氧和癔症患者。

（3）意识内容的改变：

1）谵妄状态：是在意识清晰度降低的同时出现大量的错觉、幻觉，以幻视和错视多见。幻视及错视的内容多为形象鲜明生动的情境，如见到各种动物、人物及画面等。这些景象常常带有恐怖性质，如毒蛇、猛兽、面部狰狞的歹徒等，因此患者紧张、惊恐不安。亦可产生片断的妄想，患者出现不协调性精神运动性兴奋，思维凌乱，理解困难，注意力不集中，定向力障碍，躁动不安。谵妄状态往往有昼轻夜重的特点，症状持续数小时至数日，意识恢复后可有部分或全部遗忘。常见于中毒性精神障碍及躯体疾病所致精神障碍患者。

2）梦样状态：是指在意识清晰度降低的同时伴有梦样体验。患者对周围事物缺乏反应，与外界失去联系，完全沉湎于梦样体验中，常可出现许多假性的幻视和幻听，其内容具有明显的幻想性。这种梦境的内容多反映现实生活中的某些片断，并与富于情感色彩的幻想交织在一起。但患者的外表好像清醒。这种状态可持续数日或数月。常见于感染中毒性精神障碍和癫痫所致精神障碍患者。

2. 自我意识障碍 主要见于一些功能性精神障碍，此时患者可有大脑皮质觉醒水平的轻度降低，但主要表现为对自身状态不能正确地认知，即对自身主观状态的体验障碍。临床常见形式如下。

（1）人格解体：是指者对自我与周围现实的一种不真实感觉。多突然产生，常伴有紧张、恐惧及昏厥感。表现为患者体验到自己正在改变，变得没有生气或不存在了，体验不到自己的思维、情感和行为，亦不能清晰地感知外界事物，甚至一切都变得不真实了。见于精神分裂症、抑郁症、颞叶癫痫、器质性精神障碍患者。

（2）双重人格：患者在同一时间内体验到两个不同自我的存在，体验着两个不同的内心活动，同时表现出两种完全不同的个性行为特征。如果患者体验到两个以上的自我同时存在称为多重人格。多见于癔症和癫痫所致精神障碍，也可见于精神分裂症患者。

（3）交替人格：是指同一患者在不同时间内表现为两种完全不同的个性特点和内心体验，在不同时间内可以交替出现。多见于癔症，也可见于精神分裂症患者。

（4）人格转换：是指患者否认原来的自我，而自称是另外一个人或某种鬼或神。见于癔症性亚文化性附体状态。

第三节 精神症状的识别与评估

目前，精神症状的检查和评估没有客观的定量标准，主要依靠精神检查这一具有一定"主观"印记的方法，精神疾病的诊断也仍然以"症状学诊断"作为基础。因此，全面掌握精神症状的概念、表现形式、临床意义、检查方法等，是精神科医护人员最基本的临床技能之一。而且护理人员学习精神障碍症状学的侧重点与医生不同，医生重在诊断，而护理人员重在了解精神症状影响下患者可能发生的危险行为，以便采取防范措施。

一、精神症状的一般特点

（1）症状的出现不受患者主观意识的控制，一旦出现后，难以通过主观控制令其改变或消失。如假性幻觉（pseudo-hallucination）不能通过主观想象而出现和消失，正常的自由想象而产生的表象则受意识的支配。

（2）症状的内容与周围客观环境不符合或者不相称。如妄想的内容与客观事实不符，即使有一些客观事实作为诱发基础，但明显超出正常人对同类事物的认知情感反应的范围。

（3）症状给患者带来不同程度的社会功能损害。如情感低落造成社交和工作的主动性降低，工作效率的严重下降。

（4）多数情况下症状使患者感到痛苦。患者对于症状的情感体验也可能是精神症状，如有被害妄想的患者表情平静地讲述自己被迫害的过程，是可能存在情感平淡的表现。某些精神症状不一定令患者感到痛苦，如具有夸奖内容的幻听（auditory hallucination）可能使患者感到愉快。但是多数精神症状违背患者意愿，让患者感到痛苦，尤其是患者对症状存在一定自知力时，痛苦感更为强烈。如强迫症患者对于强迫症状的强烈抵抗和欲罢不能感，并经常伴随产生情感低落甚至自杀观念。

如果精神活动具备上述精神症状的一般特点，又具备以下基本要素，就可以确定其属于精神症状。

二、精神症状的基本要素

在评估精神症状时，不但要了解精神症状是否存在，还要注意其性质、出现的频度、强度、持续时间等基本要素。

1. **性质**　即异常现象属于知、情、意中哪个方面，具体表现和内容如何。如某患者凭空听到有陌生的声音和他说话，此属于知觉障碍（disturbances of perception）。进一步了解其具体内容是命令他去干他不愿意干的事情，如打人或自杀等，因此该症状属于言语命令性幻听。

2. **频度、强度**　症状每日或最近一周、一个月出现的次数，每次持续的时间，对患者其他精神活动和日常生活、工作的影响程度等，以及影响症状加重或减轻的因素。

3. **持续时间**　症状何时开始，持续多长时间。如果是间断性的，间隔时间和发作时间是多少。一般来说，妄想症状要持续至少一周才能确认，幻觉如果几乎时刻都出现，持续 1～2 d 就可确认。

三、精神症状的评估内容

（一）一般表现

1. **意识状态**　意识是否清楚，有何种意识障碍，意识障碍的程度及内容。

2. **定向力**　包括自我定向，如姓名、年龄、职业，对时间、地点、人物、周围环境的定向能力。

3. **与周围的接触**　对周围事物是否关心，主动接触及被动接触能力，合作情况及程度。

4. **日常生活**　包括仪表如特殊的服饰、衣着不整，饮食、大小便能否自理、睡眠情况等。

（二）认知活动

1. **感觉障碍**　有无感觉增强、减退、倒错、内感性不适等。以下是关于感觉障碍的主观描述：

"我最近有一些异常感觉，如家里人感觉普通的气味我却感到异常浓郁而刺鼻，自己关门的声音突然比以前大了许多倍。"

"别碰我，疼！"

一患者总觉得周身不适："我感觉躯体内部有种异样的感觉，可具体在哪个部位说不上来。"

"这水怎么这么烫啊！"

"还是冷，暖气管不管用啊？!"

2. 知觉障碍

(1) 错觉：种类、内容、出现的时间及频度，与其他精神症状的关系及影响。

(2) 幻觉：种类、内容、真性还是假性幻觉，出现的时间及频度，与其他精神症状的关系及影响。注意有诊断意义的知觉障碍，如评论性幻听、假性幻觉、思维化声、功能性幻听等。幻觉的检查可通过回顾/收集病史，访谈、观察及量表评定（Miller 幻觉评定量表，表 1-1）来确定。

表 1-1 Miller 幻觉评定量表

项目		分值		
		1分	2分	3分
1	幻觉种类	1. 一个	2. 一个以上	
2	频度	1. 少于每周一次	2. 介于每周一次至每日一次之间	3. 每日一次或更多
3	持续时间	1. 少于 1 min	2. 1～30 min	3. 30 min 以上
4	强度	1. 较小	2. 中等	3. 较大
5	真实性	1. 不真实，如梦般，似表象	2. 形象生动却肯定区别于现实知觉	3. 不能区别于现实知觉
6	可预测性	1. 无法预测	2. 有时可预测	3. 通常可预测
7	幻觉的影响	1. 没有	2. 中度	3. 明显
8	外显行为	1. 没有	2. 中度	3. 明显
9	对幻觉的控制	1. 相当程度	2. 有时可控制	3. 无法控制
10	时间感受	1. 无改变	2. 一部分改变	3. 明显改变
11	空间感受	1. 无改变	2. 一部分改变	3. 明显改变
12	相信他人也有这种感受	1. 无	2. 正常感觉范围内仅有少部分	3. 非正常感觉范围内的人有此感觉和体验

注：除第一项"幻觉种类"按 2 级评分外，其余均按 1～3 级评分。

(3) 感知综合障碍：了解其种类、出现的时间及性质。

3. 思维障碍

(1) 思维联想障碍：有无语速、语量、结构的异常，有无思维迟缓、思维中断、思维奔逸、思维贫乏、思维松弛、思维破裂等。

（2）思维逻辑障碍：逻辑结构如何，有无象征性思维、逻辑倒错、语词新作等。

（3）思维内容障碍：如有妄想，其种类、内容、性质、出现时间、原发或继发，发展动态，涉及范围是否固定、是否成系统，内容是否荒谬或接近现实，与其他精神症状的关系等。

4. 注意障碍　有无注意程度方面的障碍如注意增强和减退，注意集中性方面的障碍如注意缓慢和狭窄，注意稳定性方面的障碍如注意涣散、固定和转移。

5. 记忆力　有无记忆力减退、记忆增强、遗忘，有无错构、虚构、潜隐记忆、似曾相识症等。注意掌握症状要点，如记忆增强——回忆增强；记忆减退——识记、保存、再认和回忆普遍减退；遗忘——回忆的空白（某件事、某个时期）；错构——错误的事发时间；虚构——虚构的经历＋回忆的空白；潜隐记忆——不同来源的记忆混淆不清。

6. 智能　可按患者的文化水平适当提问，包括一般常识、专业知识、计算力、理解力、分析综合及抽象概括能力等。如有智力减退，可做进一步仔细检查。

7. 自知力　检查患者自知力完整、阙如还是部分自知力。

自知力完整的评定标准有以下四个方面：意识到出现别人认为异常的现象；认识到这些现象是异常的；认识到这些异常是自己的精神疾病所致；意识到治疗是必需的。

临床上可通过提问患者下列内容作为自知力检查的提纲。

您觉得您现在或原来有精神方面的问题吗？

如果有，体现在哪些方面？

您周围的人是否认为您有精神方面的问题？如果有请举例。

您认为这些现象正常吗？是什么原因引起的？和别人有关吗？

您觉得需要服药吗？

您觉得需要住院治疗吗？

您出院后会坚持服药吗？

（三）情感活动

情感活动可从客观表现和主观体验两方面进行检查。客观表现可根据患者的面部表情、姿势、动作，以及面色、呼吸、脉搏、出汗等自主神经反应来判定。主观体验可通过交谈挖掘患者的内心体验。根据情感反应的强度、持续性和性质，观察患者的优势情感反应，如情感高涨、低落、焦虑、恐惧、淡漠等；观察情感的诱发是否正常，如易激惹、烦躁、发愁，以及有无病理性激情等；观察情感是否易于起伏变动，有无情感脆弱，有无与环境不适应的情感、情感倒错等。

（四）意志行为活动

评估意志活动的积极性、主动性和坚持性；遇事是否果断，有无暗示性；有无意志减退或增强，有无本能活动（食欲、性欲）增强或减退，有无兴奋、冲动、木僵以及怪异的动作行为；与其他精神活动配合程度等。

四、精神症状的评估方法

（一）评估方法

精神症状的评估主要是通过与患者交谈和观察，发现患者精神活动是否正常，存在哪些精神症状，为疾病和护理诊断提供依据。能否发现患者的精神症状，特别是某些隐蔽的症状，常常取决于良好的护患关系和检查技巧。可将自由交谈与询问法结合起来，既要患者能在自然的气氛中不受拘束地交谈，同时又可在护士有目的的提问下使谈话不至于太离题。一般可采用以下交谈方法。

1. **由表及里**　是指直接进入患者的内心活动。这种方式适用于轻型精神障碍和具有幻觉、妄想症状但比较合作的患者，如对疑似有幻听的患者，可通过与其交谈获得。

案例：患者被诊断为"精神分裂症"，表情愤怒，凭空对骂。如果患者合作，可以通过以下方式确认患者有幻听。

问：刚才您很生气，好像在骂谁？

答：能不生气吗？他凭什么说我不三不四！

问：您听见谁说您了？

答：赵老头！

问：谁是赵老头？

答：我们家邻居！一说他我就来气，他老偷偷盯着我看，给我散布谣言！

问：您刚才听见您邻居骂您？可您现在在医院啊！真的吗？

答：我没骗你！就是他！化成灰都能听出是他的声音！

问：那您每天都能听见他说您吗？

答：……

2. **由远及近**　是指迂回进入患者的内心世界。常用于有妄想症状但缺乏自知力的患者。

案例：有夸大妄想的躁狂发作患者可以通过以下方式评估精神状况。

问：您怎么称呼？我姓程，您可以叫我程护士。

答：程，程咬金。我姓张，弓长张，你可以叫我张三。

问：您以前住过院吗？

答：没有，从来没有，为什么把我送到这里，我没有病！

问：可您家里人反映您这几天有点异常，好像很兴奋。

答：兴奋怎么了，就不许人高兴了。

问：听您家里人说这几天晚上您都没怎么睡觉，老是说个不停，还写了不少东西，有这回事吗？

答：我在搞创作，作家晚上就是不睡觉，熬夜算什么！

问：哦，您是作家？

答：不是作家就不能写作了？我就是要写一部长篇小说，至少 200 万字。我写的东西肯定比世界名著还畅销，你现在要不要签名，我将来肯定流芳百世。

3. **借题发挥**　是指以间接的方式了解患者的内心体验。这种检查方式主要用于缺乏自知力、不太合作的精神障碍患者，如精神分裂症患者。

4. **进入患者的内心世界**　这种方法多用于对检查抱警惕怀疑态度的情况。类似激将法。

除了运用会谈法进行评估外，还可以通过患者的书信、日记发现问题，也可以通过量表和问卷形式进行精神症状的评估。而对于精神运动性兴奋或木僵的患者及有意识障碍的患者，则以观察和记录其外显行为作为主要的检查手段。

（二）注意事项

评估中应注意的问题：进行精神症状评估之前，首先要与患者或知情者建立相互信任的关系，对检查的内容和方法要做到心中有数，有计划。评估应选择在较安静的环境中进行，尽量避免环境的干扰。为了减少患者的疲劳，每次检查评估最好不超过 1 h，但可多次进行。评估应做好准确的记录，确保内容真实完整，如果患者在幻觉、妄想的影响下对医院或医生有怀疑，不宜当面记录，应过后补记。

五、如何正确认识精神病患者

（1）精神病患者同样是一个具有社会价值的"个人"，不管患者的言语和行为的表现如何令人难以理解和接受，都应该维护他们的尊严，不能歧视、侮辱和虐待他们。精神病患者与正常人一样有喜、怒、哀、乐等情绪，有与正常人同样的需求，因此应该无条件地接纳和照顾他们。

（2）精神病患者只是某一部分精神活动偏离了正常，往往是正常与异常的精神活动交织在一起，同时存在。例如，一位以嫉妒、妄想为主要症状的精神分裂症患者，仍然可以从事病前的工作，照顾自己的日常生活，与其他人正常交往，但对自己的配偶及其认为的配偶"情人"恨之入骨，甚至逼迫其交代"不正当"行为。

（3）精神病患者可以发生危害自己和他人的行为，急性期患者在某些幻觉、妄想、联想障碍及情感障碍的影响下会发生不顾后果的自杀、自伤、损物等行为。精神科护理人员必须预知哪些症状可能导致不良后果，从而采取有效的防范措施，保证患者及护理人员自身安全。

（4）精神病患者的行为是有目的、有其特殊意义的。精神病学家阿道夫麦尔认为，精神症状是患者企图用来适应现实环境的一种尝试，个人认为是有目的、有意义的。护理人员应该善于通过患者的外显行为，了解其对现实环境的误解，并由此产生的恐惧、不安和愤怒的表现，从而采取恰当的护理措施，帮助患者克服困难。

（5）精神病患者的行为是通过学习得来的。华生认为，精神病患者的异常行为是为了适应环境而学习得来的，同样可以用学习的方法矫正病态的行为，而获得正常的行为。例如，系统脱敏、社交技能训练等都是运用学习理论帮助患者的。

（6）精神病患者对环境的感受很敏感。患者在精神症状的影响下，常缺乏安全感，以敏锐的感觉观察周围环境任何事物的变化，然后采取自己认为合理的行为来保护自己。精神科护理人员对此应有所察觉，避免使患者感到周围环境对他不利。例如，护理人员应礼貌、关心、真诚，以取得患者的信任；在关系妄想患者的面前不窃窃私语，以免引起他的疑虑。

（李拴荣）

第二章　精神科护理的基本技能

【导读】

本章介绍了精神科护理基本技能的主要内容及工作方法，旨在指导护士运用专业的沟通技巧与精神障碍患者进行有效交流，准确观察与记录病情，对患者进行科学、合理的组织管理，保证患者安全，促进康复。

第一节　与精神障碍患者的沟通技巧

一、护患沟通的意义

护患沟通是护士与患者及其家属之间交流信息和感情的过程，建立在治疗性护患关系基础上。治疗性护患关系是护士在特定的环境中（工作场所）运用专业知识和技能，有目的、有计划地与患者接触、沟通所形成的关系，是通过治疗性沟通实现的。在精神科临床护理工作中，有效的沟通无论对患者疾病的转归，还是提高护士工作效率、增进患者满意度及防范医疗纠纷，都有十分重要的现实意义。

二、建立治疗性护患关系的方法和技巧

（一）良好的第一印象

患者对护士的第一印象将极大地影响护患关系及交谈结果。良好的第一印象能使护士在短短几分钟内赢得患者的好感甚至信任，这对日后良好护患关系的建立和发展，可起到事半功倍的作用。第一印象的形成主要与仪表、服装、言谈举止、风度有关。因此，在接待新入院患者时，护士应礼貌地称呼对方、介绍自己，做到举止从容、服装整洁、仪表大方、精神饱满。

（二）尊重患者

尊重患者是赢得好感、获得信任的重要因素。无论患者的地位和修养如何，患的是何种疾病，护士都应一视同仁，不存有偏见或轻视冷落。精神障碍患者一方面有自卑心理，另一方面自尊心又特别强，比健康人更渴望被尊重、被重视、被关怀。因此在接触交往中，要有礼貌地称呼患者，要求患者合作时，多说"请""谢谢"，与患者交谈时保持眼睛处于同一水平线上，认真听取患者的意见并及时反馈。对患者的病史、隐私要给予保密，不可在闲聊时作为话题。总之，要让患者感受到护士对他的尊重，这样患者才

会尊重护士、信赖护士，治疗性护患关系才能够得到发展。

（三）真挚的同理心

同理心是指站在患者的立场，通过患者的眼睛来观察世界，但这并不意味着护士同意患者的观点，而是指护士能理解患者的感受和体验，并向患者表达对其的理解。例如：

患者："每天都有人在耳边骂我，让我去死，真让人气愤！"

护士："我相信您真的听到了这些令人不愉快的声音，我明白您内心很痛苦……"

（四）真实、诚恳

真实、诚恳表现为护士真心实意地帮助患者，能坦率地向患者说明能给予的和不能给予的帮助。真实、诚恳意味着护士所说与所做的事必须是一致的，并且护士不要给患者不能实现的许诺，这是十分重要的。如果护士给了患者许诺，却没有实现，将会失去患者的信任。例如：

患者："护士我想和你谈谈。"

护士："对不起，现在我很忙，10 min 后我会来找你。"

事后护士却没来。患者会感到失望，同时也失去了对护士的信任。

（五）熟练的护理操作技术

熟练的护理操作不仅使患者获得安全感，也是建立良好护患信任关系的主要基础。如果一位护士没有娴熟的操作技术，无论她的态度如何友好，也不可能得到患者的信任。

（六）灵活的工作方法

患者病情时有变化，护理工作又头绪繁杂，所以护士要"眼观六路、耳听八方"，把繁杂工作"尽收眼底"，做到"心中有数"，工作要有计划性、灵活性。在有限的时间里，最大限度地满足更多患者所需。

（七）注意力集中

注意力集中是要得到信息。交流中最重要的技巧是关注对方，关注对方的需要。护士需以感兴趣的态度参与交流，与对方保持一致，不走神。交谈中护士不四处张望或与他人交头接耳，以此来避免环境及内部的干扰。

（八）非言语性交流技巧

在护患交流过程中，患者的非言语性行为包含了丰富的信息，它有助于护士了解患者的真实感觉和需要。同样，护士在此过程中所展示的非言语性行为也为患者提供了丰富的信息，这些信息反映了护士对患者是否尊重、理解、体贴和友好，这对建立良好的护患关系起着极其重要的作用。

1. **姿势**　交谈时护士所处的位置应使患者保持舒适的体位，避免让患者出现任何紧张的姿势。护士可坐或站在患者床边，距离恰当，切忌身体扭曲、随意坐或靠在病床上，给患者留下不拘小节的印象。

2. **面部表情**　护士对患者的表情应以职业道德情感为基础，如微笑。它比较容易获得患者的好感与信任，使患者感到亲切、温暖。但是如果患者说到伤心处，凄然泪下时，护士还是面带微笑，则会使患者反感。因此，护士应恰当地运用面部表情，并细心观察患者的面部表情变化，由此了解患者的心理动态，以便及时给予相应的心理护理。

3. **目光接触** 护士与患者的目光接触，可以产生许多积极的效应。如护士镇定的目光，可以使恐慌的患者有安全感；护士热情的目光，可以使孤独的患者得到温暖；护士鼓励的目光，可以增强沮丧患者的自信；护士专注的目光，可以给自卑的患者带去尊重。目光接触的多少可反映听者的注意程度，目光转移常暗示着内疚、恐惧或拒绝。护士要从短促的目光接触中，判断患者的心理状态。

4. **接触** 接触可以产生关怀、同情、安慰和支持的作用。在患者经受痛苦折磨时，护士轻轻抚摸他的手或拍拍他的肩部，既可表现出职业的关注，又可稳定患者的情绪，消除恐惧。但不当的触摸会造成消极效应，甚至会产生意外的想法。因此，使用触摸技巧时应注意：①不要采用过于亲密的触摸姿势。②注意观察反应，如表现松弛或马上推开。③对有可能产生的误解，用言语交流补充。④触摸与性别、年龄、社会、文化因素等有关，其效果有正、有负，应慎重使用。

5. **超语提示** 包括说话时的语调，所强调的词，声音的强度，说话的速度、流畅性等，它会起到帮助表达语言的效果。例如，"我给你提点儿意见"这句话，如果说的声音低一些，语气很亲切，就会被人理解为恳切的帮助；如果声音很高，语气又急又粗，就会被人理解为情绪发泄；如果加重"你"这个词，就突出对个人的不满意等。超语提示还可以了解患者的情绪和紧张程度。例如，焦虑的人说话时踌躇和失误较多；激动的人说话速度可能较快；抑郁的人说话较慢而单调；心理紧张的人说话时可能会出现不同程度的口吃。护士应注意这些信息的提示，并给予恰当的处理。同时，超语提示还有调节交流的作用，如用"嗯"来表示在注意倾听，用拖长的"啊"或"这"等语调填满词或句子之间的空隙，以表示要继续往下讲。

（九）治疗性沟通

治疗性沟通是以患者为中心，护士帮助患者进行身心调适，使患者从疾病状态向健康方向发展，能应对应激、调整适应，并与他人和睦相处的技巧。它是一般性沟通在护理实践中的应用，是有目的的护患沟通。治疗性沟通表现形式就是护患间的切题会谈，是精神科最重要的沟通方式，一般分为四个阶段。

1. **准备与计划阶段** 此阶段主要是熟悉资料、准备环境、安排时间、确定目标。

2. **开始交谈阶段** 此阶段主要是给患者一个良好的第一印象，使患者愿意敞开心怀说出自己的想法。护士应在交谈前做好充分准备，了解交谈的任务，制定提纲，选择合适的交谈时间和环境。交谈时，护士表情要自然，姿态要稳重，语言要有修养，眼神要正视对方。有礼貌地称呼对方，做自我介绍，并向患者说明本次交谈的目的和大约所需的时间，告诉患者在交谈的过程中希望他随时提出问题和澄清问题。当患者已了解交谈的意义，并且已无紧张情绪时可开始交谈。

3. **引导交谈阶段** 此阶段是治疗性沟通的主要部分，交谈成功的关键所在，也是护患治疗性关系能否形成和发展的重要阶段，护士应运用技巧进行交谈。

（1）提问：提问在治疗性交谈中具有十分重要的作用，它可以快速地围绕主题进行信息收集与核实。提问是交谈的具体工具，提问的有效性将决定收集资料的有效性。提问分为：

1）封闭式提问：这是一种将患者的应答限制在特定范围之内的提问，患者回答问题的选择性很小，有时甚至只要求回答"是"或"不是"。例如，"您今天排便了吗?""您这是第几次住院?"其特点是省时、效率高，但在某些方面它不利于对方解释自己的情感和提供信息，同时也会抑制交流，使谈话难以进行。

2）开放式提问：提问的问题范围较广，不限制患者的回答，可引导其开阔思路，鼓励其说出自己的观点、意见、想法和感受。例如："您对治疗有什么意见?""您这几天感觉怎么样?""您有什么需要我帮助的吗?"护士在提问时注意尊重患者，尽量减少问"为什么"，避免给患者一种被质问的感觉。开放式的提问常作为鼓励患者暴露个人思想和情感的主要方法，给患者以较多的控制权，但需要的时间较长。

（2）倾听：倾听是指全神贯注的听话方式。倾听是交流的基础，通过倾听了解患者的基本情况、存在的问题、对某些问题的想法及产生的根源，才能有针对性地为患者提供帮助。倾听能力在治疗性沟通中非常重要。有效的倾听需做到：①专心致志地听。②不要打断对方谈话，不要因患者讲话不清或语速慢而分心。③不要急着做判断，仔细体会"弦外之音"，以了解对方要表达的真实内容。④及时做出反应，如适时点头，或说"是""哦"等，表示对患者的谈话感兴趣，希望能继续说下去，然后针对诉说的内容对患者进行疏导、鼓励、帮助，使患者感到安慰，以增加沟通的效果。⑤引导话题延续，利用简短的字句加入沟通的过程，如"然后呢?""继续说下去"，使患者觉得护士对话题感兴趣，已参与其中。应注意，对患者不愿意交谈的问题切忌追问，否则会使谈话陷入僵局。对思维散漫的患者漫无边际的话题，要抓住机会引向预定目标。

（3）核实自己的感受：为核实你对所听、所见的理解与患者所想表达的意见是否一致，可采用以下方法进行核实。①重述：其一是把患者的话重复说一遍，要注意不加判断地重复重点及关键内容。如患者说："总有人骂我。"护士可以说："有人骂你，是吗?"以促使患者重整自己的思绪，引导会谈继续进行。其二是护士将患者所说的话，用自己理解后的方式将重点重述一遍，表示护士了解患者所表达的事，如有误解可以获得澄清。②归纳：当交谈告一段落或一个主题结束时，将患者所诉内容按事情的轻重或发生的先后顺序进行归纳，有助于找出患者问题的症结，还可以引导患者整理混乱的思绪，反省自己的问题。③澄清：帮助护士将一些模棱两可、含混不清的陈述弄清。澄清时，常用"我不了解您所说的意思，您是否告诉我……""您的意思是不是……"等。大多数患者不会在乎多次重复的询问，躁狂症患者可能因烦躁而放弃沟通，应加以注意。

核实后，应注意留有一些停顿的时间，以便对方进行确认或修正。核实技巧的适当运用有助于信任感的建立。

（4）鼓励患者描述感受：患者描述自己的异常感受，可以协助了解患者的病情。精神障碍患者的幻觉、妄想往往与其周围的人和事有关，从这些问题的描述中可以找到问题的症结。也可通过描述感受发现某些危险行为的前兆，如自杀、出走等，以及早采取防范措施。对描述困难的患者要高度专注领会，切勿表示不耐烦或敷衍，要以期待的目光鼓励患者慢慢说。

（5）鼓励患者做比较：鼓励患者比较其所遭受的经验异同之处，如问患者"您以前有没有类似的经验"或"这两种遭遇有什么不同",这样不但提供护士感受患者的机会,也可使患者反省自己的经验。

(6) 呈现事实:精神障碍患者常有幻觉症状,尤其是听幻觉。患者可能会说:"去世的奶奶在跟我说话"或"有人在骂我",针对患者的病态思维和感受要表示怀疑,让其知道此情况不可能存在,但态度要委婉,不必过分坚持而与患者成为对立的关系。可以回答:"我可以理解您真的听到有人在讲话,但事实上没有。"有时患者会生气,觉得在欺骗他,会再问别的人。经过几次验证后,患者的病态思维会慢慢动摇。因此,护士不能为讨好患者而赞同患者的话。

(7) 适当沉默:沉默可给患者一个考虑的机会,使其能充分宣泄自己的情感,并调节沟通气氛,也可给护士提供观察时间。在对方焦虑时,对有些问题不愿答复,保持一段时间的沉默可以使对方感到护士理解他的心情,真心听取他的意见。当患者谈及痛苦体验而哭泣时,劝慰的话反而使患者感到被同情而更加悲伤,这时,护士保持一段时间的沉默是十分必要的。

(8) 与患者合作与分享:护士与患者以平等的关系来分析问题、分享经验,一个问题的解决,应由患者想出比较好的办法。护士应暗示患者"这是你的问题,你应该自己做出决定"。当患者提出自己的建议后,护患双方再一起讨论,交换意见、经验,沟通思想,最后确定解决问题的方案。

4. 结束交谈阶段 顺利地结束交谈常为今后的交谈和治疗性护患关系的建立打下良好的基础,由于开始已说明所需的时间,所以最好能在结束前提醒时间即将结束,不要再提出新问题。当交谈结束时,总结交谈的内容并请患者提出意见、核实总结内容的准确性。安慰、鼓励患者,可以表示由于患者配合,交谈很成功,对制订护理计划很有帮助,并相约下次交谈的时间和内容。不可突然停止交谈,说走就走,更不可在交谈冷场时,无缘无故离开,这会使患者感到不安,产生疑虑,影响下次交谈。

护士应培养自己流畅而准确的记录能力,最好在交谈间歇时及时记录,以免补记时遗漏。所记录资料要反映事实,不要带有患者主观判断和患者的结论。避免使用模糊不清、无法衡量的词,如"尚可""欠佳"等。资料描述简洁、清晰、准确,应告诉患者记录是为了制订护理措施,隐私的内容会保密。

> 治疗性沟通在目前的护理工作中广泛应用并起了较大作用,但它的发展也经历了一段曲折的过程。大约 30 年前治疗性沟通并未被作为护理学课程中重要的临床课部分。当时多数护士只期望护理工作更程序化、具体化,认为一个好的护士应多为患者做些具体的、患者或同行们都可意识到或看得见的事。而密切与患者沟通则被看作是在浪费时间,在冒犯患者或过多地介入患者的个人生活。随着医学模式的转变,人们意识到沟通对患者的生活会产生广泛而深入的影响,治疗性沟通运用于临床护理也成为现实。沟通技巧的程度,包括计划和计划实施的技巧,是学习和运用的关键。治疗性沟通定义中有两个关键词:计划(plan)、有意识地影响患者(consciously influence),这正是治疗性沟通区别于一般性沟通的两个特征。

三、影响护患沟通的因素

（一）护士自身的问题

护士如果自身心理调适能力不佳，容易把自己生活中遇到问题而产生的焦虑、不安、愤怒等情绪不自主地传递给患者，使患者产生不信任感。此外，护士缺乏相关的知识、技巧，对信息认识不正确，无法做到有效沟通或不能听出患者的言外之意，而以自己的主观想象解释患者的感受，或者对患者某些病态言行表现出不应有的反应，都会成为护患沟通的障碍。

（二）事前缺少计划

交谈前如果没有对该次交谈的主题、目的、内容做出计划，缺少对会谈中可能出现的问题的处理措施，往往导致交谈没有重点，缺乏针对性，使患者认为自己不受重视而不愿接受谈话，甚至损害已经建立的护患关系。

（三）双方存在的差异大

护患双方若在知识、价值观、处事态度、语言技巧、经验及经历等方面存在较大差距，无法对交谈的问题达成共识，就会影响沟通的进行和效果。

（四）使用非治疗性沟通

过度或过频地提问，使用指责性语言，与患者争辩不休，给患者不实的保证，不恰当的忠告等，易使患者感到不被尊重、反感，增加自卑心理，可使护患关系无法正常发展。

（五）其他

交谈环境杂乱、不了解患者的情况、未采取一致性态度对待患者、泄露患者隐私等因素都会影响治疗性沟通的效果。

四、特殊情况下的沟通技巧

（1）对妄想患者，护士要启发其诉述，以便了解其病情。护士以听为主，对患者所述之事不做否定或肯定，更不与其争辩，以避免患者猜疑，甚至被患者列入妄想的对象。护士应待患者病情好转时再帮助其认识。

（2）对消极抑郁患者，护士要以真诚、尊重、接纳、同情的态度，鼓励患者表达自己的负性情绪，了解患者的感受，给予心理疏导，提供希望。告诉患者现在的痛苦是暂时的，不会总像现在这样，其他病情类似的患者通过治疗都获得了帮助和好转，启发患者回顾以往成功或快乐的事，教会患者在无能力应付时如何求助。

（3）木僵或癔症患者虽然看来对外界毫无反应，但意识是清楚的。对缄默不语者，护士关切地静坐在其身边，患者会感到安慰和被重视。护士切忌在患者面前随意谈论病情及其他与患者有关的情况，以免对其造成恶性刺激，加重病情。在做任何治疗、护理前应向患者解释清楚，以获得患者的同意。

（4）对有攻击行为的患者，护士不可单独与其共处一室，避免激惹性语言，不与其争论，与患者保持安全距离，以防其突然冲动；若遇患者有冲动行为时，要以冷静的态度对待患者，以温和而坚定的语言劝说患者，必要时呼叫其他工作人员寻求帮助，以保护患者及自身安全。

（5）对异性患者，护士态度要自然、谨慎、稳重，避免患者对正常的关心产生误会。

案例：患者，女，46 岁，中学教师，已婚。患者 1 年前无明显诱因出现担心害怕，怀疑有人监视自己，不敢出门，不敢上班，觉得同事要迫害自己。能凭空听到有人在其耳边说话，威胁其和家人。患者常独自发笑，自言自语，夜眠差，无自知力。家人送其住院治疗，诊断为"精神分裂症"，服用利培酮（维思通）治疗 1 月余，效果好。现患者称已听不到耳边再有人说话，不再怀疑有人监视自己、迫害自己，并为以前的想法感到可笑。能与护士进行切题沟通。目前担心疾病复发及出院后家人和同事能否接纳自己等问题。

思考：①在与该患者进行治疗性沟通时，护士应做哪方面的准备？②作为责任护士，应该怎样与该患者进行治疗性沟通？

第二节　精神障碍患者的观察与记录

密切观察病情，及时掌握病情变化并书写护理记录是精神科护理的重要环节。护士通过患者的言语、表情、行为和生命体征等及时掌握动态病情变化，了解患者的需要，使护理活动有目标、有针对性，以及时提供有效的护理服务。

一、精神障碍患者病情观察

（一）观察的内容

1. **一般情况**　患者的仪容、衣着、步态及个人卫生情况；生活自理的程度；睡眠、进食、排泄、月经情况等；接触主动或被动；集体活动中合群或孤僻；参加文娱活动的积极性；对住院及治疗护理的态度等。

2. **精神症状**　患者有无意识障碍；有无幻觉、妄想、病理性情感；意志活动情况；有无自杀、自伤、毁物、外走等病态行为；症状有无周期性变化；有无自知力等。

3. **躯体情况**　患者的一般健康状况，如体温、脉搏、呼吸、血压等是否正常；有无躯体各系统疾病或症状；有无外伤等。

4. **治疗情况**　患者对治疗的合作程度；治疗效果及药物不良反应；有无药物过敏及其他不适感等。

5. **心理状况**　患者的心理负担和心理需求，急需解决的问题，以及心理护理的效果等。

6. **社会功能**　包括学习、工作、社会交往和日常生活能力。

（二）观察的方法

1. **直接观察**　护士与患者直接接触，与其面对面地交谈或通过护理体检来了解患者的情况；护士从旁观察患者独处时、与人交往时、参加集体活动时的动态表现。护士通过直接观察患者的言语、表情、行为，从而获悉患者的心理需要、精神症状与躯体情况。直接观察获得的资料相对客观、真实、可靠。这种方法适用于意识相对清晰、交谈合作的患者。

2. **间接观察**　是从侧面观察患者独处或与人交往时的精神活动状态。护士通过患者的亲朋好友、同事、病友了解患者的情况，或从患者的书信、日记、绘画、手工作品中了解患者的思维活动及相关情况。通过间接观察获得的资料是直接观察的补充，这种方法适用于不肯暴露内心活动或思维内容、不合作、情绪不稳定的患者。

（三）观察的要求

1. **观察要有客观性、计划性**　护士在观察病情时，要将客观观察到的事实进行交班与记录，而不要随意加入自己的猜测，以免误导其他医务人员。护士工作繁忙，必须要有计划性地进行观察，根据自己的工作忙闲，有意识地安排时间去接触观察患者。执行各项治疗、护理时也是很好的观察时机。

2. **观察要有针对性、目的性**　针对疾病不同阶段的病情进行有目的的观察：①新入院患者从一般情况、精神症状、心理状况、躯体情况等进行全面观察。②开始治疗的患者要重点观察其对治疗的态度、治疗效果和不良反应。③疾病发展期的患者要重点观察其精神症状和心理状态。④恢复期患者要重点观察症状消失的情况、自知力恢复的程度及对出院的态度。⑤有心理问题者要重点观察其心理反应与需求。⑥有行为问题者重点观察行为表现与心理状态，如消极患者症状突然好转，恢复期患者情绪突然低落，平时积极参加活动者突然不愿参加活动，平时爱说话者突然变得沉默寡言，交谈中出现消极言语或在书写中出现消极内容的词句等，这些常常是情绪变化的重要线索，要严防自杀等危险行为的发生。

3. **观察要有整体性**　一方面要对某一患者住院期间各方面的表现都进行观察，以便对其情况有一个全面、整体、动态的掌握，及时制订或修订适合该患者需要的护理措施。另一方面要对病区内所有患者进行全面观察，掌握每个患者的主要特点，对于重点患者及特殊情况患者要心中有数，重点观察，但其他患者也不能疏忽。

4. **观察要在患者不知不觉中进行**　观察患者要使其感到是在轻松地交谈、活动，此时患者所表达或表现的情况较为真实。交谈时不要在患者面前做记录，这样易使患者感到紧张或反感而拒绝交流。观察患者时还要注意技巧，如有自杀意念的患者上厕所时，护士要入内察看。此时，护士要关切地询问"需要帮忙吗""要手纸吗"等，让患者感到护士的关心，可避免让患者有被监视、不被信任的感觉。

二、护理记录

护理记录是医疗文件的重要组成部分，是护士在护理活动中对获得的客观资料进行归纳、分析、整理形成的文字记录。便于所有医护人员对患者病情的掌握，为修改完善医疗护理方案提供依据，同时也是作为护理质量检查与工作效果的评估依据，为护理科研提供数据与资料，是患者出院后存档作为医疗文件的重要组成部分，也是医疗纠纷判定的主要依据。

（一）护理记录的内容

1. **入院护理评估单**　采用表格式。记录内容包括一般资料、入院诊断、生活习惯及自理程度、社会心理状态、护理体检、精神症状等。一般在入院 24 h 内完成。

2. **专项评估** 是以量表方式作为观察病情、评定病情的一种护理记录方法。即把精神障碍患者日常情绪、言行，或精神症状的表现列项制成表格，并对各项目症状订出轻重程度标准，分别给予不同分值进行评价。应用时，护士把观察到的情况按量表内项目要求与轻重的标准填写分数，从中可观察病情的演变和发展过程，这是精神科护理记录方法的发展和补充。目前临床常用的有"护士用住院患者观察量表（NOSIE）""日常生活能力评定量表""自杀风险因素评估量表""攻击风险因素评估表"等。

3. **病情护理记录** 分为一般护理记录单和危重患者护理记录单。一般护理记录单包括患者的病情、治疗、饮食、睡眠等情况。危重护理记录单以表格居多，记录患者的生命体征、出入液量、病情动态、治疗护理要点及效果等。

4. **健康教育记录单** 一般采用表格式填写，内容包括入院介绍、所患疾病知识、药物知识、辅助检查前指导、饮食与休息指导、出院指导等。护士根据患者疾病不同阶段进行相关知识的健康教育。教育方式包括提供书面材料、当面讲解与示范等，并对教育效果进行评价。

（二）护理记录的要求

（1）护理记录应当客观、真实、准确、及时、完整、规范，不可随意杜撰，最好将患者原话记录下来，尽量少用医学术语。使用蓝黑墨水、碳素墨水书写。计算机打印的病历应当符合病历保存的要求。

（2）护理记录应当使用中文，通用的外文缩写和无正式中文译名的症状、体征、疾病名称等可以使用外文。

（3）书写项目齐全，字迹清晰，文字工整，表述准确，语句通顺，标点正确。记录完整后签全名及时间。

（4）书写过程中出现错字时，应当用双线画在错字上，保留原记录清楚可辨，修改人签名并注明修改时间。不得采用刮、涂、粘等方法掩盖或去除原来的字迹。

（5）护理记录一律使用阿拉伯数字书写日期和时间，采用 24 h 制记录。

第三节　精神障碍患者的组织管理

精神障碍患者的组织管理是精神科临床护理工作中的重要部分。精神障碍患者因为症状的特殊性和行为表现的多样性，要求病房硬件设施和患者的组织管理除具备普通病区条件外，还要有适合精神障碍患者特殊需要的环境和管理方法，以适应精神科医疗、护理的需要，维持病区秩序，保证患者住院期间的舒适与安全，促进患者康复。

一、精神科病区患者管理模式

目前我国精神科病区管理模式包括封闭式管理模式和开放式管理模式两种。

（一）封闭式管理

封闭式管理适用于精神疾病急性期严重的冲动、伤人、毁物、自杀、自伤及病情波动、无自知力的患者。封闭式管理病区集中管理，患者不能自由出入病房，活动在护士视线范围内，进餐、服药、就寝等均集中进行。这种模式便于组织管理、观察和照顾精神障碍患者，可以有效防止意外事件的发生。

（二）开放式管理

开放式管理主要适用于一些神经症、病情稳定、康复期待出院及安心住院、配合治疗并自觉遵守各项住院规定的患者。开放式管理病区患者可自由出入病房，活动有一定自主性，目的是锻炼和培养患者的社会适应能力，调动患者的积极性和主动性，帮助患者逐步达到生活自理，适应正常社会环境。

开放式管理包括半开放式管理与全开放式管理。

1. **半开放式管理** 是指在精神科封闭病区住院的患者在病情允许的情况下，由医生开具医嘱，在每日常规治疗完成后可在家属陪同下外出活动。医务人员应与患者家属保持联系，得到他们的支持与配合。通过一系列社会交往活动，使患者尽可能不脱离社会，并保持愉快的心情，增强患者生活的信心。

2. **全开放式管理** 是开放式病区的管理模式。患者多数是自愿接受治疗的，具有自我管理的权利，希望有更多的知情权，生活和物品管理上也是以自我管理为主。病区环境是完全开放的，在家属陪同下患者可随时外出。这种管理方法可促进患者与外界的接触和情感交流，减少情感和社会功能的衰退，有利于精神康复和家庭社会功能的提高。

二、患者组织管理内容

（一）完善的病区管理制度

完善的规章制度是护理质量与安全的保障。开放式管理病区管理制度主要包括患者住院的知情同意制度、陪护管理制度、外出请假制度、药品及个人物品的管理制度、患者住院期间的权利与义务等；封闭式管理病区管理制度包括患者作息制度、住院休养制度（如进餐时间、睡眠时间、服药时间、测量生命体征时间等）、探视制度等。经常向患者宣讲各种制度的内容，使患者理解并遵守制度是为了维持病区的正常秩序，保持良好的治疗休养环境，促进患者培养良好的生活习惯，有利于患者的康复。

（二）丰富患者住院生活

根据患者的病情，结合患者的爱好，在病室或院内安排各种活动。大致可分为学习、劳动、娱乐、体育等，学习活动包括阅读书籍报刊、观看科普片、健康知识宣教等；娱乐体育活动包括欣赏音乐、看电影、各种体育运动等。开展这些活动可以转移患者对症状的关注，稳定情绪，获得信心和希望，提高他们的生活兴趣及在住院期间的生活质量，使其安心住院，配合治疗，利于病房和谐与安全。

（三）强化患者组织管理

教疗护士根据本病区患者情况，按病室将患者分成若干小组，从每组恢复期患者中挑选有一定组织能力，且热心为病友服务的人为组长，组长在教疗护士指导下，带头并督促其他患者积极参加病区各项活动。教疗护士与组长定期开会、研究、讨论、制订工娱疗计划，开展各项活动。每周召开工休座谈会，听取患者对医疗护理服务的意见，向患者提出需要配合的事项，表扬好人好事。组长若出现病情复发或康复出院，可及时推荐补充，以使工作持续进行。

三、分级护理管理

临床上按精神科患者的病情轻重及治疗需要将护理分为四级，制订不同的护理措施和管理方法，有针对性地护理患者，称为分级护理管理。详见第五章分级护理制度。

四、精神科病区安全管理

（一）封闭式病区安全管理

1. **掌握病情，有针对性地防范** 护士要熟悉病史，了解患者精神症状、发病经过、诊断、治疗、护理要点，对有自伤、自杀、冲动伤人、出走企图或行为的患者随时注意其动态，严重者需安置在重症病室内，由护士 24 h 重点监护，一旦有意外征兆及时采取有效措施予以防范。

2. **与患者建立信赖关系，及时发现危险征兆** 要尊重、关心、同情、理解患者，及时满足其合理需求，使患者感到护士可信赖。在此良好的护患关系基础上患者会主动倾诉内心活动，易接受护士的劝慰。如流露出想自杀或有冲动伤人的征兆时，可及时制止，避免意外发生。一旦发现患者有强烈的自杀企图或者严重的暴力倾向，要暂时隔离患者，遵医嘱给予保护性约束。

3. **严格执行护理常规与工作制度** 护士要严格、规范执行各项护理常规，落实工作制度，加强安全隐患排查。病区建立安全检查登记本，定时检查与随机检查相结合，发现安全隐患及时整改。每月召开护理安全会议，讨论分析当月发生的安全事件，总结经验教训，制订防范措施。

4. **加强巡查，严格监控** 凡有患者活动的场所，都应安排护士看护，15～30 min 巡视一次，重点患者不离视线，以便及时发现病情变化，预防意外。使用约束带的患者要采用保护措施，防止其被其他患者伤害。加强可能出现的安全隐患环节监控，如新进院、经验不足的护理人员，新入院、危重及特殊心理状态的患者，节假日、工作繁忙、易疲劳时间段等。

5. **保证环境安全，严格危险物品管理** 病房设施要安全，门窗有损坏及时修理。病区、办公室、治疗室、配餐室等场所应随时上锁。药品、器械、玻璃制品、锐利物品、绳带、易燃物等定点放置，并加锁保管。交接班时，均应清点实物，一旦缺少及时追查。患者借用指甲剪、缝针时，需在护理人员看护下进行，并及时收回。凡患者入院、会客、外出活动返回时均需做好安全检查，防止危险物品带入病室。每日整理床单位时，查看患者有无暗藏药物、绳带、锐利物品等。经常对整个病区环境、床单位及患者的鞋、袜等一切可能存放危险物品地方，进行安全检查。

6. **加强安全宣教** 对患者及其家属进行安全常识的宣传和教育，引导他们理解和配合安全管理。

（二）开放式病区安全管理

1. **病情评估** 开放式病区对患者的选择是做好安全管理工作的前提。开放式病区收治的患者应经精神科门诊医生初步诊断，并评估患者是否在精神症状支配下存在极严重的冲动出走、伤人毁物、自杀自伤的危险。评估后若患者存在上述危险则不适合收住开放式病区。同时，患者收住开放式病区时需要与患者及其家属或监护人签订各种知情协议书，让患者及其家属了解住院期间应承担的责任和义务，以提高患者及其家属的依从性，使患者一入院就有了初步的安全保障。

2. **强化制度管理**　由于病区的开放式管理，患者住院期间有很大的自主性，给病房的安全管理带来困难，因此必须建立一套完整的管理制度并认真执行。

3. **严密观察病情，增强护士责任心**　由于精神障碍患者症状的突发性、多样性和隐匿性，患者随时会出现各种状况，护士在工作中要严密观察病情，防范意外事件的发生。同时，护理过程中要贯彻"以患者为中心"的服务理念，增强护士责任心，主动关心患者，提高护理质量，防止不良事件发生。

4. **做好安全宣教**　定时举办针对患者安全的健康教育讲座，指导患者正确处理不良生活事件的技巧，增强患者的自控力；对患者存在的不遵医行为（如不按时返院、不按时服药等）给予说服教育或一定的弹性管理，对说服无效或不遵从者建议转入封闭病区，以保证患者安全及治疗的顺利进行。

（王玉玲）

第三章　精神科常用药物及观察要点

【导读】

　　精神科药物治疗是改善精神障碍，尤其是严重精神障碍的主要和基本措施。慢性疾病患者普遍对药物治疗依从性差，精神疾病患者更是如此。因此，掌握精神药物的治疗原则，认真观察药物不良反应，教会患者和其家属应对方法，减轻患者不适及痛苦，对于提高服药依从性、预防疾病复发非常重要。

第一节　精神科常用药物的分类

　　精神药物（psychotropic drug）是指主要作用于中枢神经系统、影响精神活动的药物。精神药物对中枢神经系统具有较高的亲和力，并能直接影响机体的思维、情绪、认知、记忆和行为等。其应用的原则是采用有效的剂量和充足的疗程。精神疾病的药物治疗经历了漫长的发展进程，直到 20 世纪才有了较大发展，50 年代氯丙嗪问世奠定了精神药物治疗的基础。氯丙嗪具有较强的镇静作用，首先被应用于外科手术前的辅助麻醉，后来发现能控制某些精神症状，遂开始应用于治疗精神疾病。随着对大脑功能、精神障碍和治疗机制之间科学关系的不断了解，一些新型的精神药物也在不断地研制。到目前为止，各种新型精神药物层出不穷，极大地推动了精神障碍治疗的进展。由于大多数精神障碍病因未明，目前的抗精神病药物，其药理作用广泛，主要通过影响脑内神经细胞突触间隙的神经递质的传递，阻断信息通路而产生治疗作用，并未从精神症状发生的根本问题上解决问题，因此只是"对症治疗"而非"对因治疗"。正因如此，对于病因未明的大多数精神疾病，为了维持疗效，必须长期维持治疗。

　　精神药物的种类繁多，虽有不同的分类系统，目前仍采用临床应用为主，化学结构和药理作用为辅的分类原则，按临床作用特点将其分为四类。

一、抗精神病药物

　　抗精神病药物（antipsychotic drug）是指临床上主要用于治疗精神分裂症和其他精神病性障碍的一类药物。抗精神病药物按化学结构分类为吩噻嗪类、硫杂蒽类、丁酰苯类、苯酰胺类、二苯氧氮平类；按药理作用分类为典型的抗精神病药物和非典型的抗精神病药物。

二、抗抑郁药物

抗抑郁药物（antidepressant drug）是指临床上主要用于治疗抑郁症或者其他精神障碍中的抑郁症状并防止复发的一类药物。

三、心境稳定剂

心境稳定剂（mood – stabilizer）是指临床上主要用于治疗心境障碍的药物。主要包括碳酸锂、丙戊酸盐和卡马西平等。

四、抗焦虑药物

抗焦虑药物（antianxiety drug）是指临床上主要用于治疗焦虑状态、睡眠障碍的药物。

特殊人群的精神药物用药问题

迄今为止，美国食品与药品管理局（FDA）尚未批准任何一种精神药物可以用于妊娠期。从优生学角度出发，一般不主张妊娠期使用精神药物，尤其是妊娠早期。精神药物能通过胎盘屏障，可能会影响胎儿的多巴胺系统的发育。精神药物对胎儿的危害主要有先天性畸形、围生期综合征、长期的神经行为后遗症。妊娠最初的三个月是胎儿组织器官形成的主要时期，接触精神药物导致器官畸形多发生在这个阶段。因此可于怀孕的最初三个月停止用药，以后视情况而定。治疗中的母亲不宜母乳喂养。妊娠期确实需要使用精神药物时要注意：①在专科医生指导下应用；②尽可能选择对妊娠影响较小的药物及低剂量使用；③在已经系统研究的药物中，三氟拉嗪、氟哌啶醇、氟奋乃静的致畸性较小，对胎儿的毒副作用较小，可考虑选用；④氯丙嗪应避免选用；⑤严密监测胎儿的临床状态。

精神药物可以产生不同程度的头昏、眩晕、眼花、视力下降、视物模糊、乏力、思睡、怠倦、注意力分散和反应迟钝等不良反应，可使服用者精神欠佳、动作不灵活、乏力、思睡。对于需要高度集中精力和工作精细且重要的人群如汽车驾驶员等将带来危害，因此在工作期必须谨慎用药。

联合用药的一般原则

精神药物原则上尽量单一用药，避免多药联用。如要联用，则应了解这些药物之间的相互作用。一般来说，作用机制相似的药不合并使用；副作用机制相似的药不合并使用；副作用叠加的药不合并使用；竞争同一受体的药不合并使用；使用同一代谢通道的药不合并使用；合并用药不超过三种，其中有一种药必须达到治疗剂量。

第二节 抗精神病药物的作用、不良反应及观察要点

抗精神病药物主要用于治疗精神分裂症和其他精神病性障碍。这类药物在通常治疗剂量时，并不影响意识和智能，能有效控制精神病患者的精神运动性兴奋、幻觉、妄想、敌对情绪、思维障碍和异常的行为等精神症状，除此之外还可以改善活力低下和社会退缩等精神分裂症阴性症状。具体分类和代表药见表 3-1。

表 3-1　我国目前常用的抗精神病药物

类别	药名	剂型与规格	成人常用剂量
吩噻嗪类	氯丙嗪	片剂：25 mg，50 mg 针剂：50 mg/2 mL	200～600 mg/d
	奋乃静	片剂：2 mg	20～60 mg/d
	三氟拉嗪	片剂：5 mg	10～60 mg/d
	氟奋乃静	片剂：5 mg	10～40 mg/d
	氟奋乃静癸酸酯	针剂：25 mg/mL	25～50 mg/2～4 周
	甲硫哒嗪	片剂：25 mg，50 mg，100 mg	300～800 mg/d
硫杂蒽类	氯普噻吨	片剂：25 mg	100～400 mg/d
	珠氟噻醇（氯噻吨）	片剂：10 mg，25 mg	50～150 mg/d
	氟哌噻吨（三氟噻吨）	片剂：0.5 mg，1.5 mg	10～30 mg/d
丁酰苯类	氟哌啶醇	片剂：2 mg 针剂：5 mg/mL	10～40 mg/d
	氟哌啶醇癸酸酯	针剂：50 mg/mL	50～100 mg/2～4 周
	五氟利多	片剂：20 mg	20～60 mg/周
苯酰胺类	舒必利	片剂：100 mg	400～1 000 mg/d
	舒托必利	片剂：100 mg	400～1 000 mg/d
新型抗精神病药物	氯氮平	片剂：25 mg	400～1 000 mg/d
	利培酮	片剂：1 mg，2 mg	1～6 mg/d
	奥氮平	片剂：5 mg，10 mg	5～20 mg/d
	喹硫平	片剂：25 mg，100 mg	150～800 mg/d
	阿立哌唑	片剂：5 mg，10 mg	15～30 mg/d

一、抗精神病药物的作用

目前认为，所有抗精神病药物都因能阻断脑内多巴胺受体而具有抗精神病作用。传统抗精神病药物主要是对多巴胺受体、5-羟色胺受体、肾上腺素受体、胆碱受体和组

胺受体具有阻断作用，新一代抗精神病药物主要作用于 5-羟色胺 2A 受体和 D2 受体起阻断作用。

（一）氯丙嗪

氯丙嗪是中枢多巴胺受体的阻断剂，具有镇静、抗精神病、镇吐、降低体温及基础代谢率、α-肾上腺素能受体及 M-胆碱能受体阻断、抗组胺、影响内分泌等作用。临床用于控制精神分裂症或其他精神病的躁动、紧张不安、幻觉、妄想等症状；治疗各种原因引起的呕吐；亦用于低温麻醉及人工冬眠；与镇痛药合用，治疗癌症晚期患者的剧痛。

> **氯丙嗪：第一个被用于临床的典型抗精神病药物**
>
> 氯丙嗪也称冬眠灵，起初应用于外科麻醉和止吐。偶然发现氯丙嗪具有较强的镇静作用，1952 年，Deley 使用氯丙嗪治疗躁狂发作和精神分裂症获得成功，从此开辟了精神科药物治疗的新纪元。至 20 世纪 60 年代，相继合成了以奋乃静、氟哌啶醇、五氟利多、舒必利等一系列药物，并被称为典型的抗精神病药物。

（二）奋乃静

奋乃静口服作用迅速，作用与氯丙嗪相似，抗精神病作用比氯丙嗪强 6～10 倍，但镇静作用弱。对幻觉妄想、思维障碍、淡漠木僵及焦虑激动等症状有较好的疗效。用于精神分裂症或其他精神病性障碍。因镇静作用较弱，对血压的影响较小。适用于器质性精神障碍、老年性精神障碍及儿童攻击性行为障碍。也用于各种原因所致的呕吐或顽固性呃逆。

（三）氟哌啶醇

氟哌啶醇口服吸收迅速，药理作用与氯丙嗪相同。通过阻断脑内多巴胺受体作用，抑制多巴胺神经元效应，并能增快、增多脑内多巴胺的转化。此外，还可阻断自主神经系统的 α-肾上腺素受体，产生相应的生理影响。适于治疗急、慢性精神分裂症，躁狂症，反应性精神病及其他具有兴奋、躁动、幻觉、妄想等症状的重症精神病，还可用于治疗儿童多发性抽动与秽语综合征，包括儿童攻击行为。

（四）舒必利

舒必利口服吸收慢，生物利用度低。选择性地阻断多巴胺受体，具有抗精神病作用、镇吐作用，但无镇静、催眠作用。适用于各种类型精神分裂症，对木僵、幻觉、妄想、淡漠孤僻、接触被动等症状有较好效果，中、小剂量具有抗抑郁作用。镇吐作用比氯丙嗪强 100 倍，小剂量可治疗呕吐及胃、十二指肠溃疡、溃疡性结肠炎，亦可用于偏头痛。

（五）氯氮平

氯氮平系非典型抗精神病药物的代表药物。口服吸收迅速、完全。作用于脑边缘系统的多巴胺受体，干扰多巴胺与 D1 或 D2 受体结合功能。不仅对精神病阳性症状有效，对阴性症状也有一定效果。适用于急性与慢性精神分裂症。对一些用传统抗精神病药治疗无效或疗效不好的患者，改用本品可能有效。因可引起粒细胞减少症，一般不宜作为首选药。

（六）利培酮

利培酮是非典型抗精神病药物。片剂口服吸收快而完全，不受进食影响。小剂量阻滞 5-羟色胺 2A 受体，大剂量能阻滞多巴胺 D2 受体。对精神分裂症的阳性症状和阴性症状均有效，很少产生锥体外系反应。适用于各型精神分裂症、分裂情感性精神病和情感性障碍。

（七）奥氮平

奥氮平又名再普乐，系非典型抗精神病药物的代表药物。口服吸收良好。适用于精神分裂症和其他有严重阳性症状和（或）阴性症状精神病的急性期和维持治疗。可缓解精神分裂症及相关疾病常见的继发性情感症状。对于取得初步疗效、需要继续治疗的患者，奥氮平可有效维持其临床症状的缓解。

（八）阿立哌唑

阿立哌唑又名博思清，是新一代非典型抗精神病药物，口服吸收好，对精神分裂症阳性和阴性症状均有较好的疗效，不良反应少而轻，安全性好，是一种较好的治疗精神分裂症药物。

二、抗精神病药物的不良反应

抗精神病药物的药理作用广泛，可同时阻断多个受体，大多数药物可产生不同程度的不良反应，特别是长期使用和剂量较大时，更容易发生。药物引起的不良反应除去药物因素外，还可能与某些非药物因素有关，如年龄、性别、遗传因素、过敏体质等。处理和预防药物的不良反应与治疗原发病同等重要。因此，在临床应用过程中，既要注意治疗效果的观察，还要密切注意不良反应的发生。

药物不良反应的分类

1. 副反应　是药物固有的作用。药物作用于多个器官，产生多种药理效应，将其中一种效应作为治疗目的时，其他效应即为副反应，又称副作用。例如，氯丙嗪治疗精神病时，可产生口干、血压下降等副反应。

2. 毒性反应　是指高于治疗剂量用药或药物在体内蓄积过多时发生的危害性反应。毒性反应一般可预知，应避免发生。

3. 后遗效应　是指停药后血药浓度降至最低有效浓度以下残存的药物效应。例如，睡前服用巴比妥类催眠药后，次晨出现头晕、困倦、精神不振等现象。

4. 停药反应　是指突然停药后原有疾病加重，又称回跳反应。如长期服用地西泮，停药 2~3 d 后出现失眠、焦虑症状加重等现象。

5. 变态反应　是指药物刺激机体后引起的机体生理功能障碍或组织损伤的免疫反应。

6. 特异质反应　是由先天性遗传异常所致的难以预测的药物不良反应。某些特异体质患者对某些药物的反应高度敏感，严重程度与用药剂量成正比。例如，葡萄糖-6-磷酸脱氢酶缺陷患者服用某些磺胺类药物等易出现溶血反应。

7. 依赖性　是指反复应用某药物停药后出现的一系列症状与不适，从而患者要求继续服药，这种现象称依赖性。

8. 特殊毒性　致畸作用、致癌作用、致突变作用为药物可能引起的三种毒性，是药物和异常物质相互作用的结果。

（一）神经系统的不良反应

1. 锥体外系反应　是典型抗精神病药物中最常见的不良反应之一，其发生率为50%～70%，其中尤以高效价药物发生率高。非典型抗精神病药物氯氮平、奥氮平和低剂量利培酮锥体外系反应发生率较小。锥体外系反应主要临床表现为急性肌张力障碍、静坐不能、帕金森综合征和迟发型运动障碍。

（1）急性肌张力障碍：是抗精神病药物治疗中锥体外系反应最常见的早期症状，常在首次服药数小时和数天内发生。表现为个别肌群突发的持续痉挛，以面、颈、唇及舌肌多见，躯干、四肢也可累及。面部肌痉挛可呈现挤眉弄眼、似做鬼脸；颈肌受累可出现痉挛性斜颈；波及躯干和四肢肌引起扭转型痉挛。患者常伴有焦虑、烦躁、恐惧等情绪，也可伴有瞳孔散大、出汗等自主神经症状。

（2）静坐不能：患者主观上想静坐，而客观上表现为不停地运动。多发生在服药后1～2周，发生率为20%～25%。各种抗精神病药物均能引起，以氟哌啶醇发生率最高。主观上，轻者仅诉有心神不宁的感觉，重者则诉有强迫性运动。患者描述多为不舒服、烦躁不安、恐惧、不能静坐、腿总想动等。少数患者则可出现强烈的恐怖、惊吓、燥热感、精神症状恶化和痛苦体验。有时可发生激越、冲动性自杀企图。客观上，以腿和脚不安宁运动最为常见，患者表现为躯体摇摆、不停地踱步、坐卧不宁、在病室或医院内来回走动。严重者伴有焦虑、烦躁、易激惹、酷似急性焦虑发作。可引起继发性抑郁、心境恶劣，甚至出现自杀行为。

（3）帕金森综合征：多数在治疗2周后出现，发生率约为20%。主要表现为静止性震颤，以肢体远端出现，如手部的节律性震颤呈"搓丸样"动作；其次还表现为肌张力增高，出现肌肉僵直，呈现"面具样脸"，走路呈"慌张步态"，严重者可出现吞咽困难、构音困难、全身肌肉强直类似木僵；另外，还可表现为运动不能、主动言语少、自发活动少、姿势少变，并有自主神经症状，如流涎、多汗等。

（4）迟发型运动障碍：为长期运用抗精神病药物后，出现的异常不自主运动综合征。主要表现为有节律或不规则、不自主的异常运动，以口、唇、舌、面部不自主运动最为突出，称"口-舌-颊三联征"。有时伴有肢体或躯干的舞蹈样运动。

2. 恶性综合征　主要以高热和严重的锥体外系反应为特点，表现为肌肉强直、构音或吞咽困难、运动不能、木僵；明显的自主神经功能紊乱，多汗、流涎、心动过速、血压不稳；意识障碍、急性肾衰、循环衰竭，病死率很高。

3. 药源性癫痫　癫痫发作是指脑部神经元反复异常放电发作，导致暂时性脑功能失调，表现为意识、感觉、运动、自主神经等不同障碍及精神异常。各种抗精神病药物均有可能引起癫痫发作，发生率约为1%。临床主要表现为全身强直-阵挛性发作，常伴有意识障碍、舌咬伤、尿失禁。癫痫发作严重者可出现癫痫持续状态。

（二）心血管系统不良反应

1. 体位性低血压　常发生于抗精神病药物的治疗初期，肌内注射30 min或口服1 h后，即可出现降压反应，以注射给药发生率最高。增加剂量过快、体质虚弱、老年患者及基础血压偏低者较易发生。主要表现为突然改变体位时，出现头晕、眼花、心率加快、面色苍白、血压下降，可引起晕厥、摔伤。个别病例可诱发心肌梗死、脑血管意外，严重者可出现休克症状。

2. 心电图改变　不同抗精神病药物引起心电图改变的概率不同，其中以氯丙嗪、氯氮平、硫利达嗪最易引起心电图改变。心电图改变多发生于药物治疗剂量较大时，老年人、患有心血管疾病者发生率较高。患者大多无自觉症状，通过对症处理、减药或停药，大多可以恢复。由抗精神病药物引起的心电图改变主要表现为：窦性心动过速、窦性心动过缓、窦性心律不齐、期前收缩、室上性或室性心动过速、Q-T间期延长、ST-T改变、房室传导阻滞。

（三）精神方面不良反应

1. 过度镇静　临床上常用的抗精神病药物，如氯丙嗪、氯氮平、奋乃静及非典型药物奥氮平、喹硫平等均可引起过度镇静。多为首次使用镇静作用较强的药物，或剂量过大、服药次数过多引起。老年患者更易出现，主要表现为思维、行为迟缓，乏力，嗜睡，迟钝，注意力不易唤起，无欲，主动性降低，对周围环境缺乏关注，睡眠过多，活动减少。严重者影响患者的生活质量和工作效率。轻者可不予处理，随着治疗时间的延长，机体能够逐渐适应或耐受，重者则予以减药。

2. 精神运动性兴奋　常见于哌嗪类和丁酰苯类等药物治疗的初期，少数患者可表现为兴奋、躁动、失眠、激动不安、情绪急躁、敌意、言语紊乱、冲动行为，往往伴有明显的锥体外系反应，兴奋症状可随锥体外系反应减轻而消失。多见于原有脑器质损害的患者，其兴奋症状常为一过性。

3. 紧张综合征　抗精神病药物引起的紧张综合征常与药物剂量偏大有关，往往发生与用药后1个月内。患者伴有明显的锥体外系反应，肌张力增加、肌肉强直，随即表现缄默、呆滞、刻板动作、违拗，或呈现木僵、蜡样屈曲等症状。停药或减药，或加用抗胆碱能药物，症状经1~4周逐渐消失。静脉注射劳拉西泮可缓解症状。

4. 意识障碍　抗精神病药物、抗焦虑药物、抗抑郁药物、抗胆碱能药物均可引起意识障碍。精神药物引起意识障碍的发生率为1%~3%。多见于服药早期（第一周）、药量剧增或骤停、更换药物时；联合应用多种抗精神病药物或合用三环类抗抑郁药物、抗胆碱能药物；高龄、器质性脑病、酒或药物依赖、手术、严重躯体疾病时。

部分患者有前驱期，表现为失眠、焦虑、抑郁、敌意、妄想、躁狂、震颤、肌强直、脉速、出汗等。继之出现定向障碍、意识模糊、谵妄状态、错乱状态等。意识障碍有白天轻、夜间重的特征。可伴有神经系统症状，如动作迟缓、手指震颤、构音不清、肌肉强直等。临床上可分为意识混浊、谵妄状态、错乱状态、昏迷。

（四）消化系统不良反应

1. 胃肠道不良反应　表现为口干、恶心、呕吐、食欲减退、上腹部饱满、腹泻、便秘、麻痹性肠梗阻。胃肠道不良反应多在用药初期出现，多数患者在治疗过程中可逐渐消失，反应较重者，经停药或减药症状可消失。

2. 肝脏不良反应　药物对肝脏的影响可分为：①毒性作用，即通过药物的中间代谢产物损伤肝细胞，常在服药后短期出现；②免疫反应：即药物变态反应性肝损害。临床症状、体征轻重不一，轻者常无明显自觉症状，仅有轻度的血清谷丙转氨酶增高。多数为无黄疸型药源性肝病，停药后常可迅速恢复。

3. 麻痹性肠梗阻　是指具有肠梗阻症状和体征，而无机械性梗阻的综合征。发病年龄以中老年多见，常在中等治疗剂量时发生。临床表现为显著腹胀，伴有胀满不适；呕吐出大量胃液、十二指肠液、胆汁，甚至呕吐出带有臭味的肠内容物；停止排便、排气；全腹鼓胀，肠鸣音极度减弱或消失。X线检查显示胃、小肠、结肠均有胀气。

（五）泌尿系统不良反应

最常见的泌尿系统不良反应为尿潴留，具有抗胆碱能作用的药物联合用药常易发生。具有抗胆碱能作用的药物能抑制逼尿肌收缩，抑制括约肌松弛，引起尿潴留，以吩噻嗪类最为多见，常发生在治疗初期。对老年人及前列腺肥大者尤应注意。

（六）造血系统不良反应

1. 白细胞减少症　周围血白细胞低于 $4.0 \times 10^9/L$，称为白细胞减少症。抗精神病药物氯氮平、氯丙嗪均可引起白细胞减少症，其中以氯氮平发生率最高。多数发生在治疗的前两个月内。主要表现为乏力、倦怠、头晕、发热等全身症状，以及轻重不等的继发性感染症状，如咽炎、支气管炎、泌尿系统感染等。一般预后良好，继续服药可自行恢复。绝大多数患者在 $5 \sim 30 \, d$ 恢复正常。

2. 粒细胞减少症　粒细胞绝对计数低于 $2.0 \times 10^9/L$，称为粒细胞减少症。如低于 $0.5 \times 10^9/L$，称为粒细胞缺乏症。抗精神病药物尤以二苯氧单氮类的氯氮平最为常见，大约是氯丙嗪的 10 倍，约 76% 的患者发生在治疗的第 $4 \sim 18$ 周，最危险期是治疗的第 3 个月。发生粒细胞减少时，粒细胞数量通常在 $3 \sim 5 \, d$ 迅速下降，早期停药并不能终止病程，粒细胞数将继续下降至小于 $0.5 \times 10^9/L$，持续 $14 \sim 24 \, d$。粒细胞缺乏症起病急骤，患者常表现为突然畏寒、高热、乏力、倦怠、咽痛、全身酸痛。由于粒细胞减少，机体抵抗力降低，可继发严重感染，或迅速发展至脓毒血症，预后差，死亡率高，患者常死于继发性感染性疾病。如治疗及时则病程较短，多在 $2 \sim 3$ 周恢复。

（七）代谢与内分泌的不良反应

1. 体重增加　抗精神病药物引起的体重增加比较常见，长期治疗更为明显。大部分体重增加可能是由于药源性高催乳素血症引起的胰岛素敏感性改变，以及性腺、肾上腺激素分泌失调。非典型抗精神病药物氯氮平、奥氮平、利培酮所致的体重增加是由于药物直接作用于进食有关的中枢神经受体导致。

2. 性功能障碍　抗精神病药物所致的性功能障碍表现为在性欲阶段，可出现性欲降低；在唤起阶段，男性可出现阳痿，女性可出现阴道干涩；在释放阶段，男性出现早泄、射精延迟或不能，女性则表现为快感延迟或消失。处理好药源性性功能障碍有助于改善治疗的依从性。

3. 月经异常　氯丙嗪、三氟拉嗪、奋乃静，新型的抗精神病药物氯氮平、利培酮等，可引起月经异常，多表现为闭经；还可出现月经提前、延迟、经血减少或增多；乳房肿胀或溢乳。

（八）皮肤的不良反应

皮肤的不良反应主要为药物性皮炎，即通过口服或注射药物后引起的皮肤、黏膜反应。吩噻嗪类以氯丙嗪最常见。从临床表现来看，药物性皮炎的疹型表现形态各异，如固定性药疹，服药后在一定部位出现过敏性皮疹，以红斑多见；荨麻疹常突然发生，表现为大小不等的局限性风疹块，剧烈瘙痒，部位不定，消退迅速不留痕迹；剥脱性皮炎属于严重的药物性皮疹，以氯丙嗪引起者居多。

（九）眼部不良反应

精神药物引起的视力障碍是由于药物的抗胆碱能作用所致，患者主诉远、近视物模糊，多为暂时性的，眼部检查并无视力下降的指征。停药后即可恢复，也可在继续治疗的情况下自行恢复。

（十）猝死

猝死是指突然发生的、出乎意料的死亡。世界卫生组织定义为发病后 6 h 内死亡的即为猝死。精神药物治疗过程中发生的猝死，有的与药物治疗无关，而是发生于其他疾病，如脑出血、心肌梗死、急性出血性胰腺炎等。但噎食、窒息、肺动脉栓塞、心源性猝死等，是否与药物有关，尚难以确定。也有死亡病例尸检后未发现死因。

三、抗精神病药物的观察要点

（1）在治疗初期，重点观察患者有无过度镇静及锥体外系反应，如静止性震颤、"面具样脸"及"慌张步态"；进食时有无吞咽困难及呛咳；另外，还需观察患者有无运动不能、主动言语少、自发活动少、姿势少变、流涎、多汗等。

（2）在用药后 1～2 周观察患者有无静坐不能，心神不宁，经常坐起躺下、来回走动，以及焦虑、易激惹、烦躁不安等，有无严重激越和冲动性自杀企图。

（3）在治疗初期，尤其是年老体弱、基础血压偏低的患者，在联合用药、剂量增加过快时、肌内注射或静脉注射后，观察血压情况，观察有无头晕、心慌表现，及时测量血压和心率。采取预防措施，防止体位性低血压，避免突然的改变体位，防摔伤、晕厥和休克。

（4）长期治疗或药量大时应定时检查白细胞计数与分类，有些药物在治疗的 4～6 周即产生粒细胞减少症。

（5）对于高龄或原有心血管疾病（如心衰、心肌梗死、传导异常）用后应加强心功能监测。定时监测心电图变化，如出现心律失常、传导阻滞或有心悸、胸闷等主诉，应减药或停药，并密切观察。

（6）在用药初期还应观察患者有无口干、恶心、呕吐、食欲减退，上腹部饱满、腹泻、便秘、麻痹性肠梗阻。定期检测肝功能、尿胆红素。观察是否出现尿潴留和便秘。

（7）观察患者皮肤黏膜变化，及时发现皮疹等过敏表现。

（8）定期监测体重变化。

第三节　抗抑郁药物的作用、不良反应及观察要点

一、抗抑郁药物的作用

抗抑郁药物是一类主要用于治疗各种抑郁障碍的药物，是临床上最常用、发展最快

的精神药物。目前抗抑郁药物的起效时间为服药后 2 周左右，故在起效前应注意加强对抑郁症患者的护理。抗抑郁药按其作用机制可分为三环类和四环类抗抑郁药、单胺氧化酶抑制剂、去甲肾上腺素和多巴胺再摄取抑制药、选择性 5－羟色胺再摄取抑制剂（SSRIs）、5－羟色胺和去甲肾上腺素再摄取抑制剂（SNRIs）、5－羟色胺 2A 拮抗药及 5－羟色胺再摄取抑制药、去甲肾上腺素和特异性 5－羟色胺抗抑郁药（NaSSAs）。抗抑郁药物多数通过对 5－羟色胺和去甲肾上腺素再摄取的抑制作用，阻断突触后膜的相应受体，促进突触前膜的递质释放，提高突触间隙的 5－羟色胺和去甲肾上腺素的浓度，从而起到抗抑郁的作用。具体代表药物和常用剂量见表 3－2。

表 3－2　抗抑郁代表药物与常用剂量

分类	代表药	常用治疗剂量
三环类和四环类抗抑郁药	阿米替林	150～300 mg/d
单胺氧化酶抑制剂	苯乙肼	15～75 mg/d
去甲肾上腺素与多巴胺再摄取抑制药	安非他酮	225～450 mg/d
选择性 5－羟色胺再摄取抑制剂	氟西汀	20～40 mg/d
	帕罗西汀	20～50 mg/d
	舍曲林	50～200 mg/d
	氟伏沙明	100～200 mg/d
	西酞普兰	20～40 mg/d
5－羟色胺和去甲肾上腺素再摄取抑制剂	文拉法辛	150～375 mg/d
5－羟色胺 2A 拮抗药及 5－羟色胺再摄取抑制药	曲唑酮	150～300 mg/d
去甲肾上腺素能与特异性 5－羟色胺抗抑郁药	米氮平	15～45 mg/d

（一）抗抑郁药物的临床应用

1. **适应证**　适用于治疗各类以抑郁症状为主的精神障碍。还可用于治疗焦虑症、惊恐发作、恐怖症、创伤后应激障碍、神经性贪食。氯米帕明可用于治疗强迫症。

抗抑郁药物的选用和注意事项

（1）根据症状特点和抗抑郁药物的作用特点选择药物。如患者以失眠、易激惹为主，应选择镇静作用较强的药物（如阿米替林、曲唑酮），起效较快；以精神运动抑制为主的患者，应选择镇静作用较小的药物，如氟西汀；有严重自杀倾向的患者应使用危险性较小的药物。

（2）充分考虑安全性和耐受性，选择不良反应轻，而且服用方便的药物，提高患者的依从性和耐受性。

（3）、首先选用第一线抗抑郁剂（SSRIs、SNRIs、NaSSAs）。如治疗无效可考虑换药，一般 4～6 周无效时可更换另一种药物。

---

2. **应用原则**　与抗精神病药物一样，应从小剂量开始，在 1～2 周逐步增加至最高有效剂量。当患者有效症状缓解后，应以有效剂量继续巩固治疗至少 6 个月。随后进入

维持治疗阶段，维持剂量一般低于有效治疗剂量，可视病情及不良反应的情况逐渐减少剂量。反复发作、病情不稳定者应长期维持用药。

（二）常用药物及主要特点

1. **阿米替林** 有抗抑郁作用，较强的镇静、催眠作用及抗胆碱作用。用于治疗各种抑郁症，对抑郁症伴有失眠者效果良好。其抗抑郁作用强，显效时间快。治疗初期可能出现抗胆碱反应如多汗、口干、视物模糊、排尿困难、便秘等，中枢神经系统不良反应可出现嗜睡、震颤、眩晕。

2. **帕罗西汀** 为较新的 SSRIs，能选择性抑制突触前膜对 5－羟色胺的再摄取，导致突触间隙 5－羟色胺积聚，从而增强 5－羟色胺传递效能，是几种 SSRIs 中抑制 5－羟色胺再摄取效力最强者。其抗抑郁作用强度与三环类抗抑郁剂相似，而副作用则相对较小。适用于各种抑郁症，尤其对焦虑性抑郁疗效显著。亦可用于惊恐障碍、强迫症。

3. **曲唑酮** 新型的抗抑郁药，口服吸收良好，不仅具有特异性 5－羟色胺再摄取抑制剂的作用，而且还具有 5－羟色胺受体拮抗作用。它具有明显的抗抑郁、镇静作用。在治疗单相和双相抑郁症、分裂情感性抑郁症显示出广谱的抗抑郁作用。适用于各种抑郁症，对睡眠障碍、烦躁不安、自杀观念等症状效果明显。

4. **氟西汀** 能高度选择性抑制突触前膜对 5－羟色胺的再摄取，对去甲肾上腺素的再摄取影响很小。易通过血脑屏障进入中枢神经系统。其抗抑郁疗效与三环类抗抑郁药相似，而抗胆碱及心血管副反应则比三环类抗抑郁药小得多。适用于各型抑郁症，尤宜用于老年抑郁症。还可用于强迫症、恐怖症、惊恐发作、神经性贪食症。

二、抗抑郁药物的不良反应

（一）对中枢神经系统的影响

1. **镇静作用** 可出现嗜睡、乏力、软弱等反应，多数患者能很快适应。

2. **诱发癫痫** 三环类抗抑郁药可以降低癫痫阈值，可能诱发癫痫。

3. **共济失调** 患者常双手出现细微震颤，若药量过大可出现共济失调，应用抗胆碱药可对症治疗。

（二）对自主神经的影响

常表现为多汗、口干、视物模糊、排尿困难、便秘等。这些反应多是由于抗抑郁药物抗胆碱能作用所致。

（三）对心血管系统的影响

心血管系统不良反应是严重的不良反应，临床上常见有窦性心动过速、直立性低血压，心电图有异常变化，如 PR 间期延长、Q－T 间期延长、S－T 改变，严重时可出现传导阻滞或其他心律失常。

（四）对代谢和内分泌的影响

患者可出现轻微的乳房胀满、溢乳，多数患者可出现程度不同的体重增加。抑郁症本身和抗抑郁药物均可引起性功能障碍，如性欲减退、勃起功能紊乱、性快感缺失、射精困难或月经失调。

（五）过敏反应

轻度过敏反应可出现皮疹，经对症治疗可继续用药；严重者应逐渐减药和停药。

（六）过量中毒

超量服药或误服可发生严重的毒性反应，临床表现为意识不清并伴有兴奋、躁动不安、幻觉、错觉、谵妄、高热、肠麻痹、瞳孔扩大、呼吸抑制等，严重时可危及生命，死亡率高。

三、抗抑郁药物应用后的观察要点

（1）临床病情恶化和自杀风险：成人或儿童重度抑郁症患者无论是否服用抗抑郁药物，都可能会出现抑郁症状恶化和（或）出现自杀意念和自杀行为（自杀倾向），患病期间这种危险性持续存在，直至病情得到显著缓解，故用药后也应加强对抑郁症患者的护理，防其自杀。

（2）用药期间注意观察患者情绪变化，当有转向躁狂倾向时应立即停药。

（3）肝肾功能严重不全、前列腺肥大、老年或心血管疾病患者慎用抗抑郁药物，使用期间应监测肝肾功能、心电图、心率变化，避免心动过速或体位性低血压的发生。对于老年男性患者应观察排尿情况，注意有无尿潴留发生。因三环类抗抑郁药易致尿潴留与高眼压，故前列腺肥大及青光眼患者禁用。

（4）用药期间不宜驾驶车辆、操作机械或高空作业，服药期内不宜饮酒。

（5）有癫痫史的患者应慎用，如发生惊厥应立即停用该药，并观察有无癫痫发作。

（6）注意观察用药后的反应，观察有无皮疹等过敏反应的发生，加强药物保管及管理，防患者误服或一次性吞服自杀。

第四节　心境稳定剂的作用、不良反应及观察要点

心境稳定剂又称抗躁狂药物，是治疗躁狂及预防双相情感障碍的躁狂或抑郁发作，且不会诱发躁狂或抑郁发作的一类药物。主要包括碳酸锂和某些抗癫痫药如卡马西平、丙戊酸盐等，以及新上市的拉莫三嗪。

碳酸锂治疗的由来

锂是天然金属元素。1949年，澳大利亚精神科医生约翰·凯德（John Cade）发现锂有抗躁狂作用，后来又发现它对双相情感障碍有预防作用，使该病的治疗有了重大突破。锂对复发性抑郁障碍和分裂情感性精神病也有预防作用。供临床使用的锂为碳酸锂。

一、心境稳定剂的作用

（一）碳酸锂的作用

作用机制尚未明确。据研究推测，本药具有稳定情感作用，可能系由于锂离子影响

钾、钠离子的腺苷三磷酸酶活性，使神经元间细胞膜钠离子转换功能改善，导致儿茶酚胺类神经递质含量降低而致。碳酸锂还有升高外周白细胞的作用，对再生障碍性贫血、放射治疗（简称放疗）和化学治疗（简称化疗）引起的粒细胞减少症及其他药源性白细胞减少，均有一定疗效。主要适应证是急性躁狂发作，但因起效慢需要在治疗早期合用镇静作用较强的抗精神病药物或苯二氮䓬类药物。除此之外，碳酸锂还可用于治疗精神分裂症的情感症状、冲动攻击行为等。应用时应从小剂量开始，逐渐增加剂量，饭后服用。由于碳酸锂的中毒剂量和治疗剂量非常接近，故在使用中要密切监测药物的副反应，有条件的可监测血锂浓度，以调整药量。急性期治疗最佳血锂浓度为 $0.8\sim1.2$ mmol/L，维持治疗为 $0.4\sim0.8$ mmol/L。超过 1.4 mmol/L 即可产生中毒反应。

（二）丙戊酸盐

常用的丙戊酸盐有丙戊酸钠和丙戊酸镁。空腹吸收完全，血药浓度 2 h 达高峰。控制急性躁狂的作用与碳酸锂相似。一般治疗急性躁狂的有效血药浓度在 $50\sim125$ $\mu g/$mL。丙戊酸盐心境稳定的机制尚不明确。

（三）卡马西平

卡马西平口服吸收缓慢且不规则，$2\sim8$ h 血药浓度达到峰值。卡马西平有明显的抗躁狂作用，对应用碳酸锂治疗无效或不能耐受的患者往往有效。临床不作为一线药物，是一种理想的替换药物。也可以与碳酸锂合用，但剂量要相应减少。

（四）拉莫三嗪

近年来拉莫三嗪主要用于治疗成人急性躁狂发作，也可作为双相障碍的长期维持治疗用药，以延迟情绪异常发作。拉莫三嗪能改善心境、反应灵敏度和社会功能，应用于双相抑郁发作和双相快速循环型心境障碍。

如何预防锂中毒？

（1）根据医生的建议，常规检测血锂浓度。如果血锂浓度过高，医生会减少药量，以免发生锂中毒。

（2）多饮水，每日至少饮 2 000 mL 开水或者果汁和软饮料。如果发生脱水，血锂浓度会升高。天气炎热、剧烈运动、呕吐或腹泻都会增加体内水的丢失，应注意补充水分。

（3）服用碳酸锂期间忌低盐饮食。盐摄入减少可使血锂浓度上升，而高盐饮食可使血锂浓度降低。

二、心境稳定剂的不良反应

（一）碳酸锂的不良反应

碳酸锂的不良反应较多，早期不良反应有消化系统、神经系统与心电图改变，长期用药则影响内分泌系统和肾脏功能。

1. 消化系统　最常见的表现为口干、烦渴、多饮、便秘、腹泻、恶心、呕吐、上腹部疼痛等。如出现频繁呕吐和严重腹泻，则可能是中毒先兆，应减量和停药。长期应用可引起体重增加及味觉减退。

2. **神经系统**　表现为乏力、精神萎靡、嗜睡、记忆力减退、视物模糊、双手细小震颤、腱反射亢进等。如出现粗大震颤，意识模糊则预示碳酸锂中毒，应停药并密切观察。

3. **心电图改变**　有 T 波低平，QRS 波群延长，心律不齐等症状。

4. **内分泌系统**　长期服用可引起甲状腺功能低下，发生率约为 5%，多见于女性。约 30% 的服用者出现促甲状腺激素增高，但甲状腺素并不明显降低，极少数患者可引起甲状腺功能亢进，出现血钙升高。

5. **肾脏功能损害**　早期表现为多尿，严重者可发生尿崩症。病理表现可见肾单位上皮细胞肿胀和糖原沉积，尿液浓缩功能降低，中毒时发生肾衰竭。

（二）丙戊酸盐的不良反应

丙戊酸盐的不良反应与碳酸锂及其他抗癫痫药、抗精神病药物相比，发生率低，患者耐受性好，且较少发生认知功能损害。常见的不良反应有消化系统反应，如恶心、呕吐、厌食、腹泻等；少数患者可出现嗜睡、震颤、共济失调、脱发、异常兴奋和烦躁不安等。少数人发生罕见的不良反应，虽与剂量无关，但都可能是致命的，包括不可逆的肝功能损害、急性出血性胰腺炎及粒细胞缺乏症。因此肝功能不良者及儿童慎用。用药期间注意定期检查肝功能和血常规。

（三）卡马西平的不良反应

卡马西平的常见的不良反应为眩晕、视物不清、共济失调、头痛、恶心、呕吐，亦可发生皮疹和心血管反应。少见的严重不良反应为骨髓抑制，可见粒细胞减少、可逆性血小板减少，严重者发生再生障碍性贫血。偶发肝损害。应定期检查血常规和肝功能。

（四）拉莫三嗪的不良反应

拉莫三嗪的最常见的不良反应是头痛，其次是皮疹。偶见过敏性红斑病，具有潜在致命危险。

三、心境稳定剂的观察要点

（一）服用碳酸锂后的观察要点

（1）口服是碳酸锂唯一的给药途径，临床上为了减少胃肠道反应，一般通常安排到饭后服用，由小剂量开始。

（2）老年患者使用后应注意观察用药后反应，因老年人代谢慢，易产生蓄积中毒。

（3）与抗精神病药物联合用药时，特别是合用氟哌啶醇，可能增加碳酸锂的神经毒性作用，引起共济失调、意识障碍、癫痫发作等。同时，抗精神病药物的镇吐作用会掩盖锂中毒的恶心、呕吐表现，应注意观察。

（4）应用碳酸锂期间应定时监测血锂浓度，当出现乏力、口渴、口齿不清、恶心、呕吐、腹泻、步态不稳、手颤等表现时，应警惕是锂中毒先兆，应预防锂中毒的发生。碳酸锂不良反应的严重程度除了与患者的年龄、用药剂量、肾脏功能状况、疗程及个体易感性有关外，血锂浓度是一个非常重要的因素。因此，在急性治疗期间，连续应用某一剂量 5 d 左右就应监测血锂浓度。有效血锂浓度应在 0.5～1.2 mmol/L（急性期治疗血锂浓度应维持在 0.8～1.2 mmol/L，维持治疗应在 0.4～0.8 mmol/L），血锂浓度的上限不应超过 1.4 mmol/L，超过即可出现毒性反应症状，一般血锂浓度超过 1.6 mmol/L 时，应立即停药。可见锂盐的安全范围很窄。早期中毒常为不良反应的加重，如频发的呕吐、腹泻、淡漠、无力、肢体细小震颤变为粗大震颤、腱反射亢进。血锂浓度超过 2.0 mmol/L，可出现严重中毒，表现为共济失调、意识模糊、构音困难、癫痫样发作、昏迷、休克、肾功能损害。血锂浓度超过 3.0 mmol/L，可危及生命。一旦发生中、重度中毒现象，应立即停药。静脉输液以糖盐水为主，注意水、电解平衡。用氨茶碱碱化尿液，以甘露醇渗透性利尿排锂，不宜使用排钠利尿剂。

（5）下列情况应禁用碳酸锂：心血管疾病、中枢神经系统疾病（如癫痫、帕金森病）、脱水、糖尿病、甲状腺功能低下、肾功能不全、严重感染、尿潴留及低钠饮食者。

（6）用药期间应定期随访检查：①肾功能。②甲状腺功能测定，由于碳酸锂可抑制甲状腺活动，必要时可在治疗期间加服甲状腺制剂。③白细胞计数与分类，服用碳酸锂可产生可逆性的白细胞增高。

> **服用碳酸锂的重要提示**
>
> 如果使用碳酸锂的患者反复出现呕吐和腹泻、手细颤变为粗颤、无力，且困倦和烦躁不安、轻度意识障碍时，应第一时间考虑锂中毒，并立即采用停药措施，通报主管医生急查血锂浓度。碳酸锂的不良反应和中毒之间并无截然分界线，严重的不良反应可能就是锂中毒的先兆。

（二）服用丙戊酸盐后的观察要点

（1）服用丙戊酸盐后应注意观察有无消化系统反应，如恶心、呕吐、厌食、腹泻等。观察患者有无出现嗜睡、震颤、共济失调、异常兴奋和烦躁不安等。

（2）肝功能不良者及儿童慎用。用药期间注意定期检查肝功能和血常规，警惕不可逆的肝损害和粒细胞缺乏症。

（3）不宜与氯硝西泮合用，因合用可引起失神性癫痫状态。

（4）在应用丙戊酸钠治疗早期，应注意观察患者有无恶心和胃痉挛，因丙戊酸钠主要在胃内吸收。

（三）服用卡马西平后的观察要点

（1）用药后注意观察患者有无眩晕、视物不清、共济失调、头痛、恶心、呕吐。

（2）用药期间注意观察患者有无皮疹发生，有无体位性低血压。

（3）在用药期间应定期检查血常规和肝功能，及时发现粒细胞减少和急性肝损害。

（四）服用拉莫三嗪后的观察要点

（1）服药期间观察患者有无头痛、乏力等表现。

（2）观察患者有无皮疹等过敏反应发生。

第五节　抗焦虑药物的作用、不良反应及观察要点

抗焦虑药物是一类主要用于消除或减轻焦虑、紧张、恐惧，稳定情绪，兼有镇静助

眠作用的药物。这类药物一般不引起自主神经症状和锥体外系反应，过去称为弱安定剂。目前，临床上使用的抗焦虑药物包括苯二氮䓬类和非苯二氮䓬类（表3-3）。

表3-3 抗焦虑药物分类及使用剂量

分类	药名	半衰期（h）	常用剂量（mg/d）
苯二氮䓬类	阿普唑仑	5～10	0.4～20
	地西泮	20～80	5～10
	硝西泮	23～29	5～20
	奥沙西泮	5～20	30～90
	氯硝西泮	20～50	1～6
	劳拉西泮	10～20	0.5～6
	艾司唑仑	18	1～6
	咪达唑仑	1.5～2	15～30
非苯二氮䓬类	丁螺环酮	2.5	30～90
	思诺思	2.4	10～20
	佐匹克隆	5	7.5～15
	扎来普隆	0.9～1.1	10

理想的抗焦虑药物的标准

耐受性好，应用范围广泛；能消除焦虑，但不引起过度镇静；能产生松弛作用，不引起锥体外系功能障碍或共济失调；不抑制呼吸中枢；不导致滥用与依赖。

一、抗焦虑药物的作用

（一）苯二氮䓬类

目前，苯二氮䓬类药物已成为抗焦虑的首选药物。它具有消除焦虑、紧张、稳定情绪和镇静催眠作用，同时还有中枢性松弛、抗惊厥作用。本类药物是作用于氨基丁酸受体，通过增强氨基丁酸的活性，进一步开放氯离子通道，使氯离子大量进入细胞内，引起神经细胞超极化，从而起到中枢抑制作用。因苯二氮䓬类药物作用谱广，故临床应用广泛。常用于治疗各类神经症、各种失眠及各种躯体疾病伴随出现的焦虑、紧张、失眠、自主神经功能紊乱等症状，也可用于各类伴有焦虑、紧张、恐惧、失眠的精神障碍及激越性抑郁、轻性抑郁的辅助治疗，还可用于癫痫治疗和酒戒断症状的替代治疗。使用药物时应根据患者的病情特点选择不同特性的药物，一般不提倡两种以上的药物同时使用。用药不宜超过6周，对确需长期服用者，连续用药不超过3～6个月。急性期患者剂量可稍大，药物剂量依病情而定，剂量由小到大依次为镇静催眠用药、抗焦虑用药、酒戒断替代治疗用药。

（二）非苯二氮䓬类

丁螺环酮是临床上常用的非苯二氮䓬类药物，与苯二氮䓬类不同，无镇静、肌肉松弛和抗惊厥作用，具有显著的抗焦虑作用。许多证据表明，中枢神经系统 5－羟色胺是参与焦虑紊乱的重要递质，抑制中枢 5－羟色胺递质系统具有抗焦虑效应。近年来发现了一系列参与 5－羟色胺受体亚型抗焦虑剂，丁螺环酮就是一个代表。主要不良反应为头晕、头痛及胃肠功能紊乱等，无明显的生理依赖性和成瘾性。

> **滥用镇静催眠药物的危害**
>
> 镇静催眠药物即抗焦虑药物，具有抗焦虑、控制情绪不稳、镇静、安眠等作用。近年来出现了对这些药物的滥用情况，应予以重视。患者长期服用这些药物后，耐药性增高。药量不断增加或合并服用多种类似药物，甚至长年累月的服用，部分患者可出现慢性中毒。个别患者甚至成瘾，表现为躯体和自主神经功能障碍，消瘦无力、食欲不佳、胃肠功能紊乱、皮肤苍白粗糙、多汗、性功能减退或消失等。药物依赖重者可出现人格变化，如易激惹、丧失进取心，对家庭和社会丧失责任感。
>
> 一般这类患者会极力否认服药史，长期不易被发现，而被医生当作神经衰弱在门诊长期用药，使病情一再延误，失去早期治疗的机会。

二、抗焦虑药物的不良反应

（一）苯二氮䓬类

（1）常见的不良反应有头晕、嗜睡、乏力、胃肠道反应等，长效类尤易发生。

（2）大剂量或老年人使用可以出现共济失调而引起跌倒。

（3）过量中毒可引起昏迷或呼吸抑制。

（4）静脉注射对心血管有抑制作用，治疗量口服则无此作用。

（5）同时应用其他中枢抑制药、吗啡及乙醇可显著增强其毒性。

（6）长期用药可产生一定耐受性，需增加药量。长期使用可引起记忆障碍，表现为长期记忆障碍和顺行性遗忘。

（7）久服可发生依赖性和成瘾，突然停药会出现反跳和戒断症状。

（8）苯二氮䓬类药物对胎儿、婴儿有明显影响，以地西泮最明显。

（二）非苯二氮䓬类

丁螺环酮的不良反应为头晕、头痛及胃肠功能紊乱等，无明显的生理依赖性和成瘾性。

三、服用抗焦虑药物后的观察要点

（1）观察患者的行为动作，有无共济失调，防止老年患者和大剂量使用者夜间跌倒。

（2）观察患者的意识状态、情绪变化、饮食睡眠情况，定期进行血液学检查。

（3）对于老年人、幼儿用药要小心，有呼吸系统疾病患者要慎重使用。

（4）避免长期大量使用而成瘾，如长期使用需停药时不宜骤停，应逐渐减量。

（5）出现呼吸抑制或低血压常提示超量；对本类药耐受量小的患者初用量宜小，逐渐增加剂量；高空作业、驾驶员、精细工作、危险工作慎用。

（6）服药期间勿饮酒。

（7）静脉注射速度过快可抑制呼吸和循环功能，严重者可使呼吸和心跳停止，饮酒或同时应用其他中枢抑制药尤易发生，故静脉注射速度宜慢，并密切监护患者。

抢救精神药物急性中毒时的处理原则

处理精神药物急性中毒时，需掌握以下原则：①保持呼吸道通畅和有效气体交换，维持呼吸循环功能是保持生命存活的首要条件。②对心血管功能进行监测和维持。③处理体温异常和惊厥。④促进药物迅速排出体外。只有当生命威胁已减轻、重要的并发症及时处置后，再考虑解毒、苏醒与排出体内药物的问题。

第六节　药物治疗过程的护理

护理人员在精神科药物治疗过程中起重要的作用。工作内容包括：①在治疗前收集基本资料。②参与患者治疗方式的选择与协调。③有关药物治疗的卫生宣教。④治疗效果与不良反应的观察和监测。⑤直接执行药物治疗。⑥继续治疗的跟踪。⑦参与临床药物的研究。

一、护理评估

在接受治疗前护理人员应收集相关资料，作为患者用药前后症状改善与否的评判依据。在治疗过程中还应不断评估患者用药后的反应，这样有助于识别药物不良反应及为今后患者能否坚持服药作为参考。具体评估内容包括：

（一）药物依从性评估

（1）患者对药物治疗的态度，积极的或是消极的。

（2）患者有无拒绝服药和治疗现象的发生。

（3）患者是否存在藏药的想法或行为。

（4）患者对药物不良反应有无担心和恐惧。

（5）有无影响治疗依从性的精神症状。

（6）患者对药物治疗的信念和关注点。

（7）患者对坚持服药的信心。

（8）是否按时复诊。

（二）躯体状况评估

（1）既往史及诊治情况。

（2）患者目前的身体状况（生化检查、脑电图、心电图、CT 或 MRI 检查等）。

（3）患者的进食、营养状况。

（4）患者的睡眠状况。

（5）患者的排泄状况。

（6）患者的基础代谢状况。

（7）患者的肢体活动状况。

（三）精神状况评估

（1）患者的思维情况。

（2）患者的情绪状态。

（3）患者的认知感知情况。

（4）患者的意志行为。

（四）药物不良反应的评估

（1）既往用药的不良反应。

（2）患者对不良反应的耐受性。

（3）患者本次用药发生不良反应的可能性

（4）拮抗药物对于缓解不良反应的效果。

（5）患者自我处理药物不良反应经验。

（6）哪些不良反应是患者无法接受的。

（五）药物知识评估

（1）患者对疾病或服用药物的关系是否了解。

（2）患者对所用药物的作用是否了解。

（3）患者对药物维持治疗重要性的认识。

（4）患者是否做好服药的准备。

（5）患者对坚持服药重要性的认识。

（六）社会支持评估

（1）患者的亲属掌握精神药物知识的情况。

（2）家庭支持力度。

（3）家庭成员是否有时间和精力照顾患者的治疗和生活。

（4）患者有无经济能力完成服药过程。

药物治疗的慎用、忌用、禁用有什么区别？

在药品说明书和标签上，常见有慎用、忌用、禁用的字样，虽然只有一字之差，但含义却不一样。

（1）慎用：是指谨慎应用，并不是绝对不用。慎用的药可能会产生不良反应，一般都是对小儿、老年人、孕妇、哺乳期妇女及心肝肾功能不好者。若一定要用，必须观察用药后的反应，并做必要的检查，一旦发生不良反应，应及时停药，请医生处理。

（2）忌用：是指避免使用，若强行使用，会给患者带来不良后果。虽然由于个体情况不一样，也不一定发生不良后果，但还需要提高警惕，尽可能避免使用。

（3）禁用：就是禁止使用。说明书上指出禁用者，如服用此药会出现严重的不良反应或中毒，故不能随便使用。

二、与精神药物治疗相关的常见护理问题

1. **不依从行为**　与缺乏自知力、拒绝服药或不能耐受不良反应等因素有关。

2. **自理缺陷（卫生、进食、如厕）**　与药物不良反应、运动障碍、活动迟缓等因素有关。

3. **便秘**　与药物不良反应、活动减少等因素有关。

4. **睡眠型态紊乱（失眠、嗜睡）**　与药物不良反应、过度镇静等因素有关。

5. **有感染的危险**　与药物反应所致的白细胞减少、过敏性皮炎等因素有关。

6. **有受伤的危险**　与药物不良反应所致的步态不稳、共济失调、体位性低血压等因素有关。

7. **焦虑**　与知识缺乏、药物不良反应等因素有关。

8. **知识缺乏**　缺乏疾病、药物和预防保健相关的知识。

9. **有对自己、他人施行暴力行为的危险**　与药物不良反应所致的激越、焦虑、难以耐受不良反应等因素有关。

10. **营养失调（低于机体需要量）**　与吞咽功能下降、进食少、自理能力下降有关。

11. **有窒息的危险**　与药物不良反应所致吞咽困难等因素有关。

三、护理措施

（一）药物依从性干预

依从性干预是指围绕提高精神障碍患者的药物治疗依从性而采取的综合形式干预，即针对精神障碍患者的、以动机访谈为基础的认知行为干预。这种干预基于健康信念模式，它强调患者的参与和责任，能帮助患者客观地分析服药的利弊，纠正患者在服药过程中的错误认知，增强患者的服药信心。了解患者药物依从性差的原因，并及时反馈给医生，使医生能针对患者的具体情况调整药物，如选择疗效肯定、不良反应较小且药品价格患者能够接受的药物，从而提高患者的依从性。对自知力恢复不完整，又抵触用药的患者，护士要定时给药，在患者服药后检查其口腔、水杯等处，严防藏药。

（二）给药护理措施

（1）发药时，确认患者将药物服下，提防患者弃药藏药。

（2）口服给药时，长效缓释片不可碾碎服用，以免降低药效。

（3）肌内注射时，须选择肌肉较厚的部位，注射时进针要深，并要两侧交替，注射后勿揉擦。使用长效针剂者可选择"Z"形注射法，减少药液外溢。

（4）静脉注射给药，速度必须缓慢，密切观察药物不良反应。

（5）治疗期间应密切观察病情，注意药物不良反应，倾听患者主诉，发现问题及时与主管医生联系。

（6）当患者处于兴奋冲动、意识障碍或者不合作时，可按医嘱强制给药，给药方式以肌内注射为宜，也可选择口崩片或水溶剂。

藏药行为的识别与预防

1. 藏药的常见原因及临床表现

(1) 常见原因：无自知力，出现严重的或难以接受的药物不良反应（如急性肌张力障碍、发胖、月经失调、性功能下降、过度镇静），自杀企图，精神病性症状（如被害妄想、命令性幻听等），对药物治疗存在误区或不信任（如"是药三分毒""长期服用精神科药物会损伤元气"）等。

(2) 临床表现：服药后立即去厕所或期待护理人员离开后去厕所，使用浓茶或带颜色的饮料送服药物，服药后回避护理人员检查，神情警惕，血药浓度降低或测不到，将药物压在舌下，趁乱将药物藏在手中。

2. 预防措施

(1) 护士向患者宣教，使用温开水或凉白开送服药物，服药前排空大小便。

(2) 要求患者当面服下，对有藏药可能性的患者进行口腔检查。

(3) 如怀疑患者有吐药的可能，可以在患者服药后将其安置在病室观察30 min。

(4) 建议家属为患者配置透明的软塑料水杯。

(5) 每日进行床单位的安全检查，检查患者有无藏药。

(6) 对于持续拒药、藏药且血药浓度持续偏低的患者可联系医生，由口服给药改为注射给药。

（三）密切观察并及时处理药物不良反应

精神药物的作用较为广泛，多数精神药物引起的不良反应在服药后1～4周出现，不良反应的严重程度与药量多少、增加药物的速度、个体对药物的敏感性等因素有密切的关系。因此，护理人员要密切观察患者用药后的反应，尤其是对初次用药第一周的患者及处于加药过程中患者的病情观察。发现不良反应，应及时报告医生并采取相关的护理措施，对症护理。患者在不良反应的作用下，易产生沮丧、悲观等负性情绪体验，此时护士要密切观察患者的言谈举止，严防意外事件的发生。同时给予患者积极的心理护理，消除不安和恐慌。

（四）维持基本生理需要，关注患者躯体情况

由于精神药物在人体内的浓度受体重的影响，因此保证患者的营养需求是药物治疗顺利进行的基础。患者因饮食习惯改变或药物不良反应而出现食欲下降、恶心、呕吐时，可指导患者少食多餐，对吞咽困难者，可缓慢进食或遵医嘱给予软食、流食、必要时行胃肠外营养。除此之外，注意观察患者用药后的睡眠情况，保持患者皮肤清洁。

（五）排泄方面的护理

尿潴留、便秘是药物治疗中常见的不良反应。对因药物影响而排尿困难者，应首先耐心解释，消除其紧张不安的情绪；设法诱导患者主动排尿，可采用变换体位、听流水声、温水刺激外阴部，必要时与医生联系给予药物或行导尿术。便秘多发生于服用大量药物、卧床少动的患者，应鼓励患者多饮水、多活动、多吃富含维生素的蔬菜、多吃水果；指导患者养成定时排便的习惯；对自行排便困难者，可给予缓泻剂，必要时用肥皂

水灌肠。

（六）对患者和其家属进行宣教

1. 对患者的健康教育　建议采用个体化的方式进行针对性的宣教，内容包括：①患者所用抗精神病药物的作用、特点及使用方式；②与患者一起探讨出现的药物不良反应，讨论可行的缓解措施；③结合患者既往的治疗经历讲解疾病的转归、复发及巩固治疗的重要性，促使患者坚定长期用药的信心；④嘱患者坚持随访、按时门诊，在医护人员指导下用药，切不可擅自停药减药。

2. 对患者家属的健康教育　采用集体宣教或一对一宣教的方式，内容包括：①疾病的发病机制、病情表现及治疗用药过程；②药物的不良反应和应对措施；③巩固和维持治疗的重要性；④定期带患者门诊随访，不可自行减药和停药；⑤复发的征兆。

鼓励患者坚持用药

患者只有按处方要求规律用药才会取得疗效。用药越不规律，疗效越差。患者不坚持用药的原因有很多，包括：①经济原因；②治疗方案是否简单明了；③患者是否知道为什么用药；④患者是否知道应该怎样正确用药；⑤患者是否了解可能出现的不良反应；⑥患者能否识别毒性作用。

许多患者在停药后基本不会立即复发，因此，他们会误认为没有必要继续用药。然而，许多精神药物特别是抗精神病药物具有高度脂溶性，需要很长的时间才能从身体里全部清除。因此，停药后的一段时间内，药物的疗效仍然会使患者受益，但以后，一旦药物从体内清除就有可能复发。让患者了解这些情况，使患者在掌握正确的知识基础上坚持服药是非常重要的。

美国 FDA 制定的妊娠期药物安全性分级

美国 FDA 将药物对胎儿的危害风险分为 A、B、C、D、X 五个等级。

A 级：在孕妇身上进行恰当的、良好的对照研究显示，胎儿发生异常的风险没有增加。

B 级：动物研究显示对胎儿无害，但缺少在孕妇身上进行恰当的、良好的对照研究；或者，动物研究显示对胎儿有不良影响，但在孕妇身上进行恰当的、良好的对照研究没有发现对胎儿有害。

C 级：动物研究显示有不良效应，但缺少在孕妇身上进行恰当的、良好的对照研究；或者，没做动物研究，也没有在孕妇身上进行恰当的、良好的对照研究。

D 级：在孕妇身上进行恰当的、良好的对照研究或观察性研究均显示对胎儿有害，但治疗益处大于潜在危害。

X 级：在动物或人类进行恰当的、良好的对照研究或观察性研究均明确证实对胎儿有害。对孕妇或即将怀孕的女性禁用。

目前的五级标注法对指导用药起到了一定的作用，但有可能误导医务人员和患者认为，药物标注从 A 依次到 X，其损害风险也依次增加。但实际并非如此。因为

C、D、X 三级是基于风险与效益的比较，C 级或 D 级拥有的损害风险可能与 X 级风险相同。另外，药物有害的证据是来自于人类实验还是来自于动物实验，其发生的频率、严重程度及是否有发育毒性，此种分类标注均不能反映，对结论不一致的情况也难以说明。由于缺少研究证据，大部分精神药物被归为 C 级，在妊娠期是否使用，还要依赖医生、患者和其家属权衡。

常用精神药物安全性美国 FDA 分级：

抗癫痫药：卡马西平、苯巴比妥、苯妥英钠、丙戊酸钠均为 D 级。拉莫三嗪、加巴喷丁、奥卡西平、托吡酯、噻加宾均为 C 级。

心境稳定剂：碳酸锂为 D 级。

抗抑郁药物：阿米替林、丙咪嗪、帕罗西汀均为 D 级。多塞平、氯米帕明、氟西汀、舍曲林、西酞普兰、氟伏沙明、米塔扎平、曲唑酮、文拉法辛、安非他酮、度洛西汀均为 C 级。

抗精神病药物：氯丙嗪、奋乃静、氟哌啶醇、利培酮、奥氮平、喹硫平、齐拉西酮、阿立哌唑均为 C 级。氯氮平为 B 级。用于治疗抗精神病药物不良反应的药物：苯海索、普萘洛尔均为 C 级。

抗焦虑药物：艾司唑仑、三唑仑均为 X 级。阿普唑仑、氯硝西泮、地西泮、劳拉西泮均为 D 级。扎来普隆为 C 级。唑吡坦为 B 级。

（职彦敏）

第四章 精神科护理常规

【导读】

根据优质护理服务的相关精神，为了规范各项护理工作、提高精神科临床护理水平，我们集聚大量的精神科理论知识、临床实践经验编制了精神专科护理常规，对精神科临床护理工作者有着重要的指导意义。本章系统介绍了精神科一般护理常规、常见精神症状的护理常规、特殊检查治疗护理常规，常见精神疾病护理常规，不仅能为临床护理人员提供帮助，而且也可供护理教育工作者、护理科研人员参考，同时也是护理管理人员实施护理质量管理的重要依据。

第一节 精神科一般护理常规

一、入院护理常规

（1）病区护士接到患者住院通知后，应立即准备好床单位及治疗用物。

（2）责任护士接待新入院患者，安排床铺，建病历，填写一览表卡片。测体温（T）、脉搏（P）、呼吸（R）、血压（BP）及体重。如有异常立即通知医生。

（3）指导患者家属向主管医生介绍病情。

（4）为患者更衣并进行安全检查，防止将危险物品带入病室。同时检查有无躯体外伤和女患者月经情况。

（5）向合作患者介绍住院制度和病区环境，以及主管医生、责任护士、病区主任、护士长，并告知患者在住院期间有需求可随时找护士等。

（6）及时进行卫生处置。对躁动不合作的患者，可在 24 h 内完成。

（7）进行入院护理评估，尤其是自杀、自伤、暴力行为、出走等危险行为的评估，并观察患者的精神症状、行为表现及躯体情况。

（8）责任护士向患者家属进行安全宣教，并讲解探视制度及要求。

二、出院（或假出院）护理常规

（1）接到出院医嘱后，护士执行后在体温单相应栏内注明"出院"字样，（如为假出院，在体温单相应栏内注明"假出院"字样，并在一览表上将卡片翻转），治疗护士应停止该患者所有医嘱，撤销该患者的治疗单、服药单、治疗卡、一览表中卡片。通知主班护士交班。

（2）护士携带出院证及出院（或假出院）带药处方，陪同家属到住院处办理出院（或假出院）相关手续。

（3）账目结清后，责任护士协助患者更换衣服、整理用物，将患者一切库存物品交给其家属。

（4）征求患者及其家属意见，进行出院宣教，说明服药方法、注意事项及药物的管理，向患者家属介绍出院后家庭护理的方法，复诊时间等，护送患者出病区。

（5）做好出院或假出院患者床单位的终末处理。

三、饮食护理常规

（1）开饭前主班护士负责督促二级患者洗手，副班护士协助一级患者洗手。

（2）餐具选择以不易损坏、易于消毒为原则，每餐后应清洗消毒，需隔离患者的餐具应分开消毒，并由保洁员妥善保管。

（3）病区开饭时，除必要的工作外，全体医护人员均应到患者身边，观察患者的饮食情况。

（4）对于兴奋躁动患者应分开单独进食，并由专人护理，必要时喂食。

（5）对于食欲减退或饮食较少的患者，应尽量劝导其进食或喂食，喂食时要耐心。

（6）对于因药物副作用引起吞咽困难或吞咽反射迟钝的患者，应给予半流质饮食，应特别关注，防止噎食。

（7）对于儿童及年老体弱者、发热患者应给予去骨剔刺易消化的食物。

（8）对于不良饮食习惯的患者，如挑食、偏食、捡食异物、异食癖者应给予纠正，不能过分迁就，使其养成良好的饮食习惯。

（9）拒食患者应了解其原因，采取相应护理措施，必要时鼻饲或补液，以保证营养。

（10）设立特殊饮食专座，如老年、防噎食、糖尿病、暴饮暴食、抢食的患者饮食应严格看护，防止意外发生。

四、睡眠护理常规

（1）患者入睡期间，应保持病区环境安静，及时请探视家属离开，并对兴奋躁动患者及时报告医生应用相关的药物控制。

（2）病室内装睡灯，使光线暗淡又易于观察，避免强光刺激。

（3）入睡前应尽量避免患者过度兴奋，规律作息制度，建立良好的睡眠习惯。

（4）工作人员做到"四轻"：走路轻、说话轻、关门轻、操作轻，白天应减少患者卧床时间，督促其起床活动，夜间尽量避免一切干扰。

（5）保持床铺温暖、舒适，室内温、湿度适宜、空气清新。

（6）了解不眠患者的原因，给予恰当的心理疏导，必要时遵医嘱应用镇静剂及安眠药。使用安眠药后，护士应观察患者睡眠情况并记录。

（7）夜间巡视应有重点，若发现患者辗转不安、经常去厕所，或患者抑郁早醒应引起注意，防止意外发生。

（8）患者睡眠时，劝其不得蒙头睡觉，以免发生意外。

五、日常生活护理常规

（1）督促、协助患者养成早晚刷牙、漱口的卫生习惯。对高热、危重、木僵、生活不能自理者，给予口腔护理。

（2）对新入院患者，做好卫生处置并检查有无外伤、皮肤病、头虱、体虱等，及时进行处理。

（3）督促患者饭前便后洗手，每日梳头、洗脸、洗脚，女患者清洗会阴。定期洗澡、理发、剃须、修剪指甲。生活自理困难者，护士协助或代为料理，包括女性患者经期的卫生护理，使患者整洁舒适。

（4）卧床患者予以床上沐浴，定时翻身、按摩骨隆突部位皮肤，帮助肢体功能活动，保持床褥干燥、平整，做好防压疮护理。

（5）保持衣着整齐干净，定期更衣，随季节变化及时督促和帮助患者增减衣服，鼓励患者适当修饰自己，保持良好的仪表。

（6）每周洗澡1～2次，二级护理患者可在护士监护下自行洗浴，一级护理患者、自理能力差或精神症状严重的患者应由护士协助洗浴。

六、分级护理常规

护士应当根据患者的护理级别和医生制订的诊疗计划，按照护理程序开展护理工作。

（一）特级护理患者的护理要点

（1）设专人护理，制订护理计划。

（2）严密观察病情变化，监测生命体征。

（3）据医嘱准确记录出入量。

（4）根据患者病情及生活自理能力提供基础护理服务项目，落实各项治疗和护理措施，严防并发症发生。

（5）实施安全保护措施。保持患者舒适和功能体位。

（6）实施床旁交接班，做好护理记录。

（二）一级护理患者的护理要点

（1）将患者安置于重症病室内，24 h集中管理，不离视线。

（2）密切观察病情，制订并实施护理计划。

（3）对严重自杀、自伤、冲动行为者，酌情给予约束保护，日夜三班观察并记录。

（4）根据医嘱，正确实施各项治疗和护理措施。

（5）根据患者病情及生活自理能力提供基础护理服务项目，预防压疮和约束并发症的发生，实施安全保护措施，做到床旁交接班。

（6）实施封闭式管理，限制患者活动范围；外出检查、治疗必须有护士陪同。

（三）二级护理患者的护理要点

（1）安置在一般病室。

（2）每 30 min 巡视患者一次。观察病情及治疗反应。

（3）根据医嘱，正确实施各项治疗和护理措施。

（4）督促或协助患者料理生活，如梳洗、饮食、衣着、大小便等。

（5）有计划地安排患者参加文娱、体育等各项活动，进行针对性健康教育、心理护理和康复训练。

（6）以半开放式管理为主，生活物品由患者自行管理。在病室内可自由活动，在工作人员陪同下可参加各种户外活动。

（四）三级护理患者的护理要点

（1）安置在一般病室，可酌情实施开放管理。在规定时间内可自行外出散步或购物。周末可回家或探友。

（2）每 1～2 h 巡视患者一次，观察病情，了解患者的心理状态。

（3）根据医嘱，正确实施各项治疗和护理措施。提供护理相关的健康指导。

（4）加强心理护理，鼓励患者参加文娱、体育活动和康复训练。

（5）做好出院指导。

第二节　常见精神症状的护理常规

一、兴奋、冲动患者护理常规

精神疾病患者的活动、意志行为障碍，出现精神运动性兴奋，常表现为行为动作和言语活动的增多，易激惹等。

（1）兴奋、躁动、有明显暴力行为的患者，应安置在一级病室，24 h 专人管理。

（2）当班护士应掌握暴力行为患者的床号、姓名和病情。严格交接班，防止意外。

（3）对言语增多或激惹性较高的患者加强引导，以诚恳的态度接触患者，避免与患者争执，减少激惹因素，据其特点或爱好安排适当的活动，稳定其情绪。

（4）对有伤人、损物行为的患者，严密观察，提高防范意识，切勿单独与患者同处一室，防止受伤害。

（5）对极度兴奋、躁动的患者，可遵医嘱给予约束保护；夜间影响他人休息的患者，及时报告医生处理。待情绪平稳后，做好心理护理，解除约束。

（6）对持续兴奋、躁动的患者，应注意观察其躯体情况，保证饮食与水分的摄入，同时，重视基础护理，防止并发症发生。

（7）一旦患者发生暴力行为，当班护士应立即呼叫其他工作人员协助，同时稳定患者情绪，疏散围观患者；如果患者手中有危险品，应与其他工作人员协作巧妙夺取，遵医嘱给予隔离或约束。

（8）做好病情记录和交接班。

二、自杀自伤患者护理常规

自杀自伤是自愿并主动结束自己生命或伤害自己身体的行为，多见于抑郁症及精神分裂症患者由于妄想、幻觉支配而出现自杀自伤行为者，严重焦虑患者。

（1）评估患者既往是否有自杀未遂史，了解自杀的相关因素及程度。

（2）对情绪低落的患者，鼓励其参加文娱、体育等集体活动，多与恢复期患者交流，减轻其消极观念。

（3）对严重消极言行的患者进行风险评估，将高风险自杀患者列入重点患者名单，应安置在一级病室，24 h不离视线，外出检查、治疗，专人陪护，严格交接班。

（4）对随时有自杀、自伤行为的患者，可遵医嘱给予保护性约束，必要时请家属陪护。

（5）对"突然好转"的消极患者，应提高警惕，防止患者以伪装达到自杀目的。

（6）加强对自杀自伤患者服药、测体温、如厕、洗澡等情况的观察，防止发生意外。

（7）观察患者的睡眠情况，了解患者入睡困难及早醒的原因，及时报告医生。

（8）每日进行护理查房，了解患者的心理状态，观察其言行变化，及时发现自杀、自伤苗头，采取防范措施。

（9）一旦发现患者自杀、自伤行为，当班者应迅速进行现场应急处理，并立即通知医生全力抢救。

（10）详细记录自杀发生的时间、方法及抢救经过，重点交接班。

三、出走患者护理常规

由于精神疾病患者对自身疾病无认识能力，不愿接受住院治疗，故导致在住院期间乘机出走行为。

（1）评估患者既往是否有出走史，出走的原因及时间等。

（2）对有严重出走企图的患者进行风险评估，将高风险出走患者列入重点患者名单，并安排在一级病室，重点监护，严格交接班。

（3）护理人员应主动与其谈心，了解其心理反应及出走动机，进行心理疏导，满足患者的合理要求，使其安心住院。

（4）鼓励患者参加文娱、体育等集体活动，安排丰富多彩的住院生活，分散患者的出走观念。

（5）加强病区安全管理，定期进行安全检查。门锁、窗户损坏及时修理，工作人员保管好钥匙，外出检查、治疗时专人陪护。

（6）发现患者出走，应立即组织寻找，同时报告上级部门，并通知其家属协助寻找。

（7）对出走被找回的患者，做好心理安抚工作，重点交接班。

四、噎食患者护理常规

噎食是指食物堵塞咽喉部或卡在食管的第一狭窄处，甚至误入气管，引起窒息。精神疾病患者或老年患者发生噎食窒息者较多，精神疾病患者发生噎食的原因多是服用抗精神病药物发生锥体外系副反应时，出现吞咽肌肉运动不协调而使食物误入气管。

（1）新入院患者需进行噎食风险评估，将高风险噎食患者列入重点患者名单，制订预防措施，定期风险评估。

（2）防噎食患者床头悬挂警示标识，餐厅设防噎食专座。重点交接班。

（3）进食过程中专人看护，观察进食情况，嘱患者细嚼慢咽，防止抢食或暴饮暴食。

（4）做好陪护家属的宣教工作，如不宜食用蛋糕、馒头、煮鸡蛋、糯米等食品，以免发生噎食。

（5）生活被动，需要喂食的患者，喂食速度要慢，切勿催促患者。

（6）锥体外系反应及吞咽困难较重的患者，给予流质饮食，必要时采取鼻饲饮食或静脉输液补充营养。

（7）进食过程中患者一旦发生噎食，应立即叩背，掏出口腔内食物，并迅速采用海姆利希手法（Heimlich maneuver），清除咽喉部梗塞的食物。

（8）清除口腔内积食后患者呼吸仍未改善，出现大汗、面色苍白、发绀，昏倒在地时，应立即将患者置仰卧位并肩下垫高，迅速用一粗针头在甲状软骨下缘和环状软骨上缘之间的凹陷处刺入气管，以改善缺氧状况。

（9）迅速通知医生，做好气管插管或切开准备，如有呼吸、心搏骤停者，立即进行胸外心脏按压等抢救措施。并做好相应护理和记录。

五、木僵患者护理常规

木僵是一种高度的精神运动性抑制状态，是指动作行为和言语活动的完全抑制或减少，并经常保持一种固定的姿势。严重的木僵患者表现为不言不语、不动、不食、面部表情固定、大小便潴留、对刺激缺乏反应，如不予治疗或护理不当，可维持很长时间，且可造成严重的后果及并发症。

（1）将患者安置在易于观察的床位，防止其他患者干扰和伤害。

（2）勿在患者面前议论病情或给予不良的言语刺激，以免发生意外。

（3）加强安全护理，防止患者突然冲动伤人、自伤或被其他患者伤害。

（4）做好基础护理，保持床单位、衣着整洁，口腔、皮肤清洁，及时清理大小便，保证患者营养的供给，预防各种并发症的发生。

（5）进食时可将饭菜放置于患者床旁，避免干扰，在安静环境下患者可自行进食。

（6）执行各项治疗操作时应向对待正常人一样，态度和蔼，耐心解释，做到"四轻"。

（7）严密观察病情变化，掌握患者进食和排便规律，如在环境安静或夜深人静时，患者可下床活动、进食、如厕等，护士不可干预，以免刺激患者又陷入木僵状态。

六、拒食患者护理常规

患者拒食可由多种原因引起，应针对不同病因施予相应的护理措施。

（1）评估患者拒食的原因，进行恰当的护理。

（2）尽量诱导患者进食，必要时可给予鼻饲或静脉补液。

（3）如患者怀疑饭中有毒，应安排集体就餐，饭菜分好后任其自选，或与其他患者交换，或工作人员先尝一口，消除其顾虑。

（4）对因罪恶妄想而拒食者，可将饭菜搅拌在一起，使其误认为残羹剩饭而进食。

（5）对因幻嗅、幻味、幻听而拒食者，可设法分散其注意力，诱导、督促患者进食。

（6）对因饮食习惯和宗教信仰而拒食者，应满足其合理要求，尽量给予照顾。

（7）对因躯体疾病或药物反应而拒食者，认真检查躯体情况，及时报告医生给予处理。

（8）顽固拒食者可遵医嘱给予鼻饲以保证患者摄入量。

七、幻觉妄想状态患者护理常规

幻觉是一种虚幻的知觉（如幻听、幻视等）；妄想是一种在病理基础上产生的歪曲的信念（如关系妄想、被害妄想等）。

（1）了解幻觉妄想的类型、内容和性质，澄清症状出现的频率、持续的时间及患者对症状的态度，如是否属于命令性幻听或被害妄想，是否可能导致患者伤人、自伤等情况发生，若是应及时采取安全防范措施。

（2）建立良好的护患关系，鼓励患者参加文娱、体育等集体活动，转移、分散其注意力。

（3）观察患者的言行和情绪变化，并适当给予安慰、支持和疏导。

（4）做各项检查治疗前，向患者做好解释工作，取得合作。

（5）为患者创造良好的睡眠环境，保证患者充足的睡眠。

（6）及时收集危险物品，严格执行交接班制度，防止意外发生。

（7）避免与患者争辩幻觉、妄想内容的真实性，尝试去体验患者的感受，产生同理心，舒缓患者的情绪。

（8）不要在患者面前低声交谈，以免引起患者猜疑，强化妄想内容。当工作人员或其他患者被涉及时，应尽量避免接触，防止意外发生。

（9）在幻觉妄想支配下患者出现自杀、自伤、冲动伤人等行为时，应立即采取措施，专人看护或约束保护。

八、约束患者护理常规

约束性保护是指在精神科医疗过程中，由于患者病情的特殊情况，医护人员为了最大限度地减少其他意外因素对患者的伤害，对其紧急实施的一种强制性的最大限度限制其行为活动的医疗保护措施。

（1）遵医嘱使用约束技术。紧急情况（患者出现自伤、伤人甚至危及患者生命时）下护士可先执行约束，再报告医生补开医嘱。

（2）约束前向患者做好解释工作，尽量取得其合作。

（3）约束过程中注意掌握手法和力度，避免动作粗暴，造成肢体骨折等意外。

（4）约束体位正确、舒适、松紧适宜，每2h更换体位一次。

（5）检查约束肢体有无红肿、发绀情况，有无自行解脱现象，一旦症状有所改善或患者安静入睡后即解除约束。

（6）对约束的患者，应定时喂水、喂饭，及时处理大小便，保持床褥清洁干燥，防止压疮发生。

（7）被保护约束的患者应安置在重症病室，加强巡视，防止受其他患者袭击、伤害并防止患者解脱约束带发生意外。

（8）约束带应班班交接，随时清点，发现丢失及时查找，防止患者作为自杀、自伤的工具。

（9）做好约束登记，包括约束的原因、约束带的数目、约束体位、时间及约束者签名等。

第三节　特殊检查治疗护理常规

一、外出检查护理常规

由于精神疾病患者临床表现的特殊性，其病情变化迅速，有时难以预测，精神疾病患者在外出检查期间，病区外各种便利条件，均易导致患者自杀、自伤、伤人、毁物、外逃等意外行为。故应采取防范和护理措施。

（1）外出检查前医生开具申请单，护士根据医嘱做好患者拟检查项目的准备工作，并与功能检查科联系（院外检查的与相应医院联系）、预约。

（2）重症患者需请主管医生进行可行性评估后，方可外出做检查，必要时请医生陪伴。

（3）外出检查时应有专人负责（护送队或病区护士），院外检查时，尽量与患者家属联系，一同前往。如无家属，必须由两名护士陪同，并认真核对患者、检查时间、检查项目，熟悉患者的面貌特征、病情及护理要点。

（4）检查前，应耐心向患者讲解相关检查的目的及注意事项，消除患者的疑虑，取得患者的配合。

（5）离开病区时，陪检人员应对患者进行安全评估，并与主班护士做好交接，对重点患者应向陪检人员进行风险告知。

（6）根据外出检查患者数目、病情，选择至少两人或以上的工作人员陪同，根据天气情况检查患者着装是否适宜、整洁。

（7）对待患者及其家属，特别是动作缓慢及年老体弱的患者，要有耐心。必要时用轮椅或担架护送。

（8）陪送患者检查途中，护士应一前一后相互照应，随时观察患者的反应，防止意外事件发生。

（9）协助患者做好检查配合，检查过程中应随时清点患者人数、观察患者病情变化，对严重自杀、冲动、外逃倾向患者应向检查人员告知。院外检查者，做到不离视线，防止意外。

（10）检查结束回病区后，应与主班护士进行交接，并将检查结果交主管医生。

二、无抽搐电休克治疗护理常规

无抽搐电休克治疗（MECT）原理是通过适量的脉冲电流刺激，使大脑皮层广泛性放电，促使脑细胞发生一系列生理变化反应，从而达到治疗的目的。适用于以下患者：①抑郁状态，有强烈的自杀、自伤企图或行为者；②极度兴奋、躁动、冲动伤人者；③拒食、违拗、紧张性木僵者；④精神药物治疗无效或对药物治疗不能耐受者。心肺疾病患者慎用。

（一）治疗前护理常规

（1）治疗前由医生开具 MECT 医嘱，负责护士提前与 MECT 室联系，预约治疗时间。

（2）治疗前，做好患者的准备工作，与患者沟通，讲解治疗的效果及注意事项，取得患者配合。

（3）治疗前 12 h 禁食、禁水，治疗当天早晨将患者集中管理。

（4）治疗前 30 min 测量生命体征，如患者 T＞37.5 ℃，P＞120 次/min 或＜50 次/min，BP＞150/100 mmHg 或＜90/50 mmHg，应暂停治疗。

（5）每次治疗前，陪送工作人员均应携带患者的病历，交治疗医生参阅。

（6）带患者做治疗前与主班护士做好交接，途中对患者做到不离视线，治疗等待期间做好安全管理。

（二）治疗时的护理常规

（1）治疗护士提前备好治疗中所用药品。

（2）治疗前嘱患者排空大小便，取出患者活动义齿发卡等，以免治疗中受伤。

（3）协助患者平卧于治疗台上，四肢自然伸直，遵医嘱将血氧饱和度探头夹于患者右手中指上，观察血氧饱和度。

（4）严格执行查对制度，用两种以上方法确认患者身份，建立静脉通路。遵医嘱静脉注入抗胆碱药、麻醉药及肌松药。

（5）密切观察患者意识、肌张力及呼吸情况，另一护士将牙垫置于患者上下臼齿间，以保护唇齿和舌头。

（6）通电治疗后，给氧，待自主呼吸恢复后拔出静脉针头，撤除静脉通路。将患者推入观察室，专人监护。

（三）治疗后护理常规

（1）治疗后，护理人员应在床旁看护，密切观察患者的意识、脉搏、呼吸变化，必要时协助患者将头偏向一侧，防止患者窒息。

（2）如患者清醒过程中出现躁动不安，可给予短暂的保护性约束。

（3）一旦患者出现呼吸困难、窒息等意外情况，应立即启动应急预案，按照程序进行抢救。

（4）患者完全清醒后，返回病区，与主班护士交接，根据医嘱给予饮食或服药等，治疗当日中午密切观察患者进食情况，发现异常及时报告医生。

（5）了解患者对治疗的感受，给予必要的讲解，消除患者的疑虑。

三、核磁共振（或CT扫描）检查护理常规

（1）患者外出检查由专人负责（护送队或病区护士）。检查前提前与放射科登记室联系，预约检查时间。

（2）行核磁共振检查（或 CT 扫描）的患者需病情相对稳定，能配合检查。

（3）检查前向患者解释检查的项目、目的及注意事项，消除患者疑虑，取得合作。

（4）做好检查前的准备工作：

1）患者进入检查室前，必须取出身上的一切金属物品，如手表、钥匙、钢笔、硬币、眼镜及各种磁卡等。

2）给予幼儿及烦躁不安和抑郁、恐惧症患者适量镇静剂。

3）腹部检查最好空腹，口服胃肠道造影剂者，可用腹带裹扎腹部以减少呼吸运动引起的伪影。

4）女性患者检查盆腔时应无节育器。

5）对于体内有各种金属植入物者、妊娠期妇女、危重患者及癫痫、恐惧症者，检查时应慎重对待。

6）CT 扫描检查前禁食 4 h。腹部扫描者，在检查前 1 周内不能进行钡剂造影；前 3 d 内不能进行其他各种腹部脏器的造影；前 2 d 内不服泻剂，少食水果、蔬菜、豆制品等多渣、易产气的食物。

7）CT 增强扫描如用造影剂，根据药物性质做静脉注射造影剂碘过敏试验，20 min 后无反应，方可进行检查。

（5）检查时，在技师指导下，协助患者取合适卧位。

（6）检查中告诉患者应听从技师的指导，保持体位不动，配合检查进行平静呼吸、屏气等。注意观察患者病情变化，安抚患者，取得合作，同时应防范患者突发意外情况。

（7）检查完毕，协助患者穿好衣服，带领患者回病区。

（8）在检查途中及检查过程中做好患者安全管理，视线不可离开患者。

（9）出入病区应与主班护士做好交接工作。

四、超声波检查（或脑电图检查）护理常规

（1）患者外出检查由专人负责（护送队或病区护士），负责人持检查单陪同患者至超声波室（或脑电图检查）进行检查，途中及检查过程中保证患者安全。

（2）行超声波检查（或脑电图检查）的患者需病情相对稳定，能配合检查。

（3）检查前向患者解释检查的项目、目的及注意事项，消除患者疑虑，取得合作。

（4）超声波检查前的准备工作：

1）肝、胆、脾超声检查前应于检查当日晨禁食、禁水。

2）妇产科及泌尿科患者检查前45 min，须饮水500 mL，使膀胱充盈，待有尿意再做检查。

3）检查心脏疾病时应嘱患者在24 h内停服对心血管功能有影响的药物，如洋地黄、降压药、利尿药等。

4）探扫胰腺时，于检查前嘱患者大量饮水，须饮水750～1 500 mL。

5）超声检查前2 d内应避免做胃镜和胃肠钡餐检查，以免钡剂影响检查结果。

（5）脑电图检查前的准备工作：

1）头发洗净，不要搽油，以免影响检查。

2）饱餐，以防低血糖影响结果。

3）检查前3 d停用各种药物，不能停药者要说明药名、剂量和用法，以便医生参考。

4）检查时，在技师指导下，协助患者取合适卧位。

5）检查中注意观察患者病情变化，安抚患者，取得合作，同时应防范患者突发意外情况。

6）检查完毕，协助患者擦去身上油类接触剂，穿好衣服，取得报告单后，伴随患者回病区。

第四节　常见精神疾病护理常规

一、精神分裂症护理常规

精神分裂症是一组病因未明的重型精神疾病，具有思维、情感、行为等多方面的障碍，以精神活动和周围环境不协调，自身知、情、意不协调和人格解体等"分裂"症状为主要特征。多在青壮年起病，通常意识清晰，智能尚好。常缓慢起病，病程多迁延，呈反复加重或恶化，部分最终发展为整体功能衰退，但部分患者可保持痊愈或基本痊愈状态。

根据疾病的发展，一般分为三个阶段：前驱阶段、发展阶段、后期阶段。前驱阶段是精神分裂症的早期阶段，特征性症状未充分表现、症状不典型，不易发现或易被忽视，主要表现为性格改变、类神经症症状、语言和行为的改变；发展阶段表现出精神分裂症最典型、最突出的精神症状，精神"分裂"为其特征性症状，患者的精神活动脱离现实，与周围环境不协调，思维、情感、意志活动之间不协调，主要表现为思维障碍、情感障碍、意志及行为障碍等相关症状；后期阶段是经治疗后，部分患者可获临床痊愈，部分患者呈发作性，少部分患者迁延恶化，以衰退为转归。

1. 一般护理

(1) 提供安静舒适的睡眠环境，保证充足的睡眠。

(2) 注意患者饮食及排便，对生活不能自理者，协助喂水、喂饭。

(3) 做好病房的安全管理，预防患者冲动行为的发生。

2. 病情观察

(1) 一般情况：观察患者的仪态、接触交往、生活自理情况、合作程度等。

(2) 精神症状观察：熟悉患者的病情，观察有无感知觉、思维、情感、意志行为障碍，有无自杀、自伤、暴力行为、出走等危险行为或企图；及时发现患者的异常行为及情感变化，采取有效的防范措施，防止意外事件发生。

(3) 躯体情况观察：观察生命体征是否正常，有无躯体疾病，有无脱水、呕吐、腹泻、外伤等。

(4) 治疗效果观察：熟悉患者所用药物、对治疗的态度，观察有无拒药、藏药行为，服药后有无不良反应。

3. 心理护理

(1) 与患者建立良好的护患关系，评估患者的心理问题及相关因素。

(2) 正确运用沟通技巧，使患者主动表达内心感受，适时给予心理疏导，以利病情缓解。

(3) 向患者和其家属宣教精神分裂症的基本知识，相关治疗（尤其是药物治疗）基本知识，以及应对各种危机（如自杀、自伤、冲动）的方法，争取家庭和社会的支持。

(4) 保持良好生活习惯，避免精神刺激。

二、心境障碍护理常规

心境障碍是以显著而持久的心境或情感改变为主要特征的一组疾病。大多数有周期发作的特点，间歇期间精神状态正常。心境障碍包括躁狂发作、双相障碍、抑郁发作、持续性心境障碍等几个类型。

躁狂发作的基本表现是"三高"症状，即情感高涨、思维奔逸和活动增多，同时有较多患者表现出精神病性症状（幻觉、妄想等），躁狂症状必须持续存在 1 周以上才考虑躁狂症的诊断；抑郁发作的典型症状是"三低"症状，即情感低落、思维迟缓、意志活动减退，抑郁症状必须持续存在 2 周以上才考虑为抑郁发作；双相障碍是指反复（至少 2 次）出现心境和活动水平紊乱的发作，有时表现为情感高涨、活动增加等躁狂症状，有时表现为情感低落、活动减少等抑郁症状，发作间期基本缓解。如果躁狂和抑郁症状同时存在，临床表现都很突出，且持续病期不短于 2 周，可诊断为双相障碍混合发作。

1. 一般护理

(1) 提供安静舒适的居室环境。

(2) 保证患者定时足量进食和饮水，注意大小便情况。

2. 病情观察

(1) 一般情况：观察患者的仪态，接触交往、生活自理情况，合作程度等。

（2）精神症状观察：熟悉患者的病情，观察有无情绪高涨或低落、易激惹、恐惧、焦虑、紧张及精神病性症状，有无自杀、自伤、暴力、出走等危险行为或企图。及时发现患者的异常行为及情感变化，采取有效的防范措施，防止意外事件发生。

（3）躯体情况观察：观察患者生命体征是否正常，有无躯体疾病，有无脱水、呕吐、腹泻、外伤等。

（4）治疗效果观察：熟悉患者所用药物，观察有无拒药、藏药行为，服药后有无不良反应。

3. 心理护理

（1）与患者建立良好的护患关系，主动照顾其生活、饮食，取得患者信任。

（2）掌握接触患者的技巧：与躁狂患者接触时，避免刺激性的语言激惹患者；与抑郁患者接触时，应给予积极的言语刺激。

（3）帮助患者分析病情，认识病态表现，促进自知力恢复。

（4）向患者讲解心境障碍的相关知识、保持情绪稳定的重要性及情绪自我控制的方法等。

（5）讲解患者所服药物的作用、不良反应及应对方法。

三、创伤后应激障碍护理常规

急剧、严重的精神创伤为创伤后应激障碍的直接原因。

创伤后应激障碍的核心症状有三组，即闯入性症状、回避症状和警觉性增高症状。闯入性症状表现为无法控制地以各种形式重新回忆创伤经历和体验。回避症状表现为回避与创伤性事件有关的刺激，以及对一般事物的反应显得麻木，如与人疏远，很少参加活动或没有兴趣参加，情感淡漠，对未来失去憧憬等。警觉性增高症状表现为难以入睡或易醒，遇到一些类似的场面或轻微的感觉刺激表现出容易受惊吓，出现紧张、恐惧、心慌、面色苍白、出冷汗等，注意力难以集中。

1. 一般护理

（1）执行精神科一般护理常规。

（2）做好新入院患者的卫生处置及晨、晚间护理。

（3）保持病区整洁、空气流通和舒适安静，创造良好的治疗和休养环境。

2. 病情观察

患者由于强烈的精神刺激出现退缩行为，抑郁心境占优势，对前途感到悲观失望，易出现消极、自杀行为。应观察其情绪变化，及时发现异常言行，采取防范措施，注意危险物品的收集，防止意外事件发生。

3. 心理护理

对安静合作的患者要热情接待，主动介绍，耐心倾听患者的诉说，适时给予心理支持，帮助患者树立战胜疾病的信心。

（1）向患者及其家属介绍应激相关障碍的知识，帮助患者正确认识疾病，消除模糊观念引起的焦虑、抑郁情绪。教给患者应对压力和挫折的方法，使其学会适应与应对技巧。

（2）做好家属的教育，做到既要关心和尊重患者，又不过分迁就或强制患者。

四、老年性精神障碍护理常规

老年期容易发生急性脑综合征和慢性脑综合征。急性脑综合征的主要症状是患者出现意识障碍，多为阵发性或一过性，常伴幻觉和神经兴奋症状。慢性脑综合征主要症状是痴呆，又可分为脑血管性痴呆和老年性痴呆两大类，痴呆是不可逆的，病情往往会加重。

常见的精神症状有睡眠障碍、情绪障碍、人格改变、痴呆症状群、生活自理困难或不能自理等，精神病性症状（幻觉、妄想）和行为紊乱。

（一）一般护理常规

1. 一般护理

（1）执行精神科一般护理常规。

（2）保持病区清洁、安静、舒适、空气流通、地面防滑。根据病情进行分级护理。

（3）注意患者饮食及排便，对生活不能自理者，协助喂水、喂饭，进食速度不宜过快，防止呛食、噎食，3 d无大便者给予缓泻剂、灌肠等处理。

（4）做好晨、晚间护理。

（5）老年人步态不稳、合并躯体疾病多，易发生意外，应做好安全防护措施。

2. 病情观察

（1）掌握老年精神障碍的特点，主动观察、询问，善于识别精神症状和躯体并发症的表现。

（2）加强巡视，对意识不清、行走不便、服镇静药后、精神运动性兴奋或抑郁状态等重症患者，重点护理，预防坠床、跌倒、骨折等意外事件发生。

（3）观察精神症状变化，注意有无自杀、自伤、冲动伤人、出走等危险行为或企图，采取防范措施。

（4）观察躯体症状变化及药物不良反应。

3. 心理护理

（1）与患者建立良好的护患关系，护士要以同情、理解、耐心、细致的态度对待患者，言语温和，避免激惹患者的情绪，减少不良心理反应。

（2）耐心向住院患者讲解有关疾病的知识，所用药物、可能出现的不良反应，以及应对措施等。

（二）老年痴呆护理常规

痴呆是脑部广泛性病变的基础上出现的一种常见的脑部慢性综合征。通常是慢性、进行性、不可逆的智能减退与人格衰退；记忆力、思考能力、理解、判断、计算及言语能力都受到损害，并由此严重影响患者的职业或社会功能。

早期表现为近记忆力下降，学习新知识能力下降，个性变化有缺少活动和多疑固执等；中期表现为近、远记忆力均受损，理解、判断、计算、定向力均受损，出现片段的妄想，行为变笨，控制力下降；晚期表现为智能、人格衰退严重，如记忆力极差，事情刚过即忘，出门不知归家，甚至找不到床铺、厕所，个人生活自理能力丧失，语言和行为刻板，重者发展为失语、大小便失禁、肢体瘫痪。

1. 一般护理

执行精神科一般护理常规。

2. 病情观察

（1）安置于重点病室的安全位置，不宜与兴奋躁动的患者住在一起，以免受到伤害。

（2）观察患者的远、近记忆力及定向障碍程度。

（3）观察患者有无认知、情感障碍及行为异常，如攻击行为、不停踱步、坐卧不宁、大叫大嚷、骂人、无目的闲荡和走失，幻觉妄想等。

（4）观察有无失语、失认、错认、运用不能、言语障碍、大小便自控困难、睡眠颠倒现象等。

（5）老年痴呆患者在片断幻觉妄想作用下可突然发生自杀及自伤行为。护士应留心观察患者情绪和行为表现。

（6）观察有无药物副反应，如锥体外系反应、体位性低血压、谵妄状态等。

3. 心理护理

（1）尊重患者、理解患者，对生活不能自理的患者给予耐心帮助、照顾。

（2）情绪不良时，护士可多与其聊天，与其谈论以往幸福和卓有成就的过去，以增加老年人的幸福感、新鲜感。

（3）鼓励患者参加文娱、体育活动，了解患者的心理问题，及时给予心理疏导，预防意外事件发生。

（4）进行认知功能训练：协助老年人确认现实环境；诱导正向行为；进行记忆训练，理解和表达能力训练，社会适应能力训练等。

（5）向患者及其家属介绍老年痴呆的特征、临床表现，指导家属为患者提供日常生活照顾，防止发生并发症。

（6）进行饮食指导，饮食以清淡、低脂、低胆固醇、低盐、低糖为宜，防止过度肥胖和营养不良，戒烟、限酒等。

（7）向患者及其家属讲解所服药物的名称、剂量、服药方法及药物的常见不良反应、应对方法等。

（8）进行家庭照顾指导，维持患者的生活功能和社会功能，延缓痴呆进展速度。

五、儿童精神障碍护理常规

儿童精神障碍是指多发生于或仅发生于儿童期的精神障碍。本部分的儿童期是指18岁以内。

（一）一般护理常规

1. 一般护理

（1）执行精神科一般护理常规。

（2）加强生活护理，密切观察患者的饮食和大小便。

（3）做好晨、晚间护理，保持口腔清洁。每晚督促患者洗脚、女患者洗会阴，生活不能自理者，护士给予协助。

2. 病情观察

（1）密切观察患者的症状特点，动态记录其精神症状及情绪反应，为医生的临床诊断和治疗提供必要的参考依据。

（2）观察患者有无自杀、自伤、暴力、出走等危险行为或企图；及时发现患者的异常行为及情感变化，采取有效的防范措施，防止意外事件发生。

（3）观察用药后效果，有无药物不良反应，有无拒药、藏药现象。

3. 心理护理

（1）与患者建立良好的医患关系，支持和鼓励患者树立战胜疾病的信心。

（2）护理人员应理解、关心患者，认真听取患者的叙述，了解患者的内心世界，这样可对患者起到安慰和情绪稳定的作用。

（3）护理人员应掌握沟通技巧，从医学角度给患者解释，提供心理支持和疏导。缓解不良情绪。

4. 健康教育

（1）向患者及其家属介绍儿童精神障碍的相关知识，如病因、临床表现、治疗方法等。

（2）向患者介绍所服药物的名称、作用、不良反应及应对方法。

（3）教会患者及其家属识别疾病复发的早期征兆。

（4）教会患者应对压力和挫折的方法，避免过度应激。做好家庭康复指导。

（5）动员家庭、学校和社会等方面的力量，通力协作，采取有效的教育干预和医疗护理措施，制订切实有效的教育训练计划。

（二）孤独症护理常规

孤独症属广泛性发育障碍的一种类型，男性多见，起病于婴幼儿期，主要表现为不同程度的言语发育障碍、人际交往障碍、兴趣狭窄和行为方式刻板。约 3/4 的患儿伴有明显的精神发育迟滞，部分患者在一般性智力落后的背景下某方面具有较好的能力。

社交缺陷是孤独症的主要症状，表现为年幼时与别人无目光对视，分不清亲疏关系，不能与父母建立正常的依恋关系；语言障碍为常见症状之一，患者很少、甚至完全不会使用语言进行正常的人际交流，语言单调平淡，不能与同龄儿童建立正常的伙伴关系，不主动接触别人；兴趣范围狭窄，行为模式刻板；智能障碍表现为约半数患者智商低于 50；非特异症状表现为多数合并注意缺陷和多动，约 20% 的患者有抽动症状。

1. 一般护理　执行精神科一般护理常规。

2. 病情观察　详细观察患者的精神症状，协助医生做出正确诊断。

3. 心理护理　采用综合性心理护理措施，如特殊教育训练，即按照学习原理，通过奖励建立和维持合适行为，通过惩罚减弱和消除不良行为。特殊教育训练一般包括生活习惯、言语运动技能的训练，矫正病态行为和其他不适行为。

言语训练应从以下几方面进行：

（1）进行家庭康复指导，如行为和发育指导、必要的咨询，使家庭成员学会照管和训练孤独症患者的基本方法。

（2）对一个刚开始理解语言的患者，父母对其说话应尽量使用孩子能理解的简短语句，因为多余的词、句会把孩子弄糊涂。

（3）训练时要尽量使用具体形象的物品、图片、动作、行为、演示等，帮助患儿理解、记忆。

（4）创造条件、情景、鼓励患者用语言来提要求，与人交流。

（5）患者在说话时，常常会出现一些用词不当，词语颠倒等现象。父母和老师要耐心倾听，不能表现出不耐烦、不在意等，以免损伤其自尊心，使其失去说话的兴趣。

（6）注意患者饮食情况及良好卫生习惯的培养。遵医嘱给予药物治疗。

（三）儿童多动症护理常规

儿童多动症的主要特征是明显的注意障碍、活动过多和冲动、神经系统发育异常，常伴有学习困难或品行障碍。

注意障碍表现为注意力不集中、注意难以持久，做事丢三落四，有始无终；活动过多或冲动表现为不能较长时间静坐，到处乱跑或攀爬，难以从事安静的活动或游戏，情绪不稳，若渴望不能即时满足，就哭闹、发脾气；学习困难，因注意缺陷和多动，致使学习成绩差；神经系统发育异常表现为患儿的精细动作、协调运动、空间位置觉等发育较差，如翻手、系鞋带和扣纽扣都不灵便；约半数患儿合并品行障碍，表现为攻击性或一些不符合道德规范及社会准则的行为。

1. 一般护理

（1）执行精神科一般护理常规。

（2）合理安排作息时间，培养良好的生活习惯。

2. 病情观察 密切观察病情变化，对多动症状明显且严重影响学习和集体活动者，可遵医嘱给予中枢兴奋剂，如哌甲酯（利他林）或匹莫林进行治疗，以增强患者的注意力，减轻多动，改善行为。

3. 心理护理 医护人员应态度和蔼，多与患者接触，帮助消除各种刺激因素。

（1）建立良好的护患关系，针对患者的特点，耐心进行心理干预，避免歧视、惩罚等不良态度和行为。

（2）采用表扬、鼓励等支持性心理治疗的方法，使患者提高学习的主动性，克服注意涣散和多动。

（3）对患者进行行为指导，采用一些适合儿童的认知训练来改善患者的注意力，减少患者的过多活动和不良行为。

（4）通过开展多种形式的娱乐活动来调节气氛、陶冶情操，在实施心理护理过程中，医护人员要不断给予鼓励，对患者微小的进步也要及时表扬。

（四）儿童抽动障碍护理常规

儿童抽动障碍起病于儿童期和青少年期，表现为一个或多个部位肌群不自主地、无目的、反复、快速地运动抽动和发声抽动。可伴发其他行为症状。

儿童抽动障碍可分为短暂性抽动障碍、抽动秽语综合征、慢性运动或发声抽动障碍。①短暂性抽动障碍：最常见，主要表现为简单性运动抽动，如眨眼、皱额、咬唇、点头、摇头、耸肩等不自主抽动；少数病例为简单发声抽动，表现反复咳声、哼气或清嗓等。②抽动秽语综合征：临床特征为多部位、形式多种多样的运动抽动，常从眼、面开始，尔后逐步发展到肢体，以至全身多部位肌肉抽动；同时出现或先后出现发声抽动。③慢性运动或发声抽动障碍：多见于成人，具有抽动障碍的特征，但运动抽动和发声抽动并不同时存在，症状相对不变，可持续数年，甚至终生。

1. 一般护理

（1）执行精神科一般护理常规。

（2）病室应安静舒适，光线柔和，避免各种不良刺激。床旁应加用床挡，以免发生坠床和碰伤。

（3）加强生活护理，注意患者的饮食情况，给予高蛋白、高维生素饮食，加强营养。

2. 病情观察 密切观察患者的病情变化，抽动发作时，根据发作的程度，给予分级护理。

3. 心理护理

（1）此类患者大多情绪焦虑、紧张不安、易激动、烦躁，护理人员要态度和蔼、关心患者，做好解释、疏导工作，使患者树立战胜疾病的信心。

（2）鼓励患者参加文娱、体育活动，分散患者的注意力，避免过度紧张疲劳。

（3）观察治疗效果及服药后反应，教会患者及其家属应对不良反应的方法。

（4）做好健康教育。向患者及其家属讲解儿童抽动障碍的发病原因、临床表现、治疗方法、家庭护理等，取得他们的配合和支持。纠正不良的教育方式，如对孩子的过分保护或过分严格苛求、恐吓等。

六、神经症患者护理常规

神经症起病常与心理因素有关；病情多有一定的素质和人格基础；不伴有器质性病变；患者无精神病性症状，对疾病有相当的自知力；社会功能相对完好；病情大多持续迁延。

脑功能失调症状：注意增强或注意力不集中，躯体不适感觉增加，精神易疲劳，记忆力差，工作效率低，做事丢三落四，茫无头绪。情绪症状：以焦虑、恐惧、抑郁、易激惹多见，而且常混合存在；有的存在强迫症状和疑病症状。躯体不适症状：可有多个系统的躯体不适症状，为此就诊于各科，均查不到器质性证据，其中最常见的为慢性疼痛、头晕头昏、自主神经功能紊乱引起的各系统症状及睡眠障碍等。

（一）一般护理常规

1. 一般护理

（1）提供安静舒适的睡眠环境，保证充足的睡眠。

（2）注意患者饮食及排便。对生活不能自理者，协助料理个人卫生，保持口腔、皮肤、床单位清洁。

（3）做好病房的安全管理，预防患者自杀、自伤等意外事件发生。

2. 病情观察

（1）评估患者的症状特点、生活自理状况、对治疗的态度、病前性格特征、心理应对方式等。

（2）观察患者的精神症状表现，如抑郁、焦虑、恐惧、强迫、内感性不适，有无精神病性症状，有无自杀、自伤、伤人、出走等危险行为或企图；采取必要的防范措施。

（3）观察患者的睡眠情况。加强巡视，深入患者床前，观察患者睡眠姿势、呼吸声音、是否入睡等。对有消极意念的患者要及时做好心理疏导，防意外发生。

（4）观察治疗效果，熟悉患者所服药物，观察有无不良反应发生。

3. 心理护理

（1）与患者建立良好的护患关系，同情、关心、理解、尊重患者，取得患者的信任。

（2）运用支持性心理治疗技术，如倾听、解释、支持、保证、指导等，鼓励患者表达不愉快的情绪和内心感受，减轻患者痛苦。运用放松训练、瑜伽等方法，指导患者进行自我心理调节。

（3）经常与患者沟通，找出其对生活事件的不良认知，如非此即彼、以偏概全、糟糕之极等歪曲、不合理、消极的信念，进行认知调整。

（4）与患者共同探讨与疾病有关的应激源应对方法，提供环境和机会让患者学习和训练新的应对技巧。

4. 健康教育

（1）向患者介绍所患疾病的相关知识。

（2）向患者介绍所服药物的名称、作用及可能出现的不良反应及应对方法。

（3）向患者宣传睡眠与疾病的关系及有助睡眠的方法。例如，睡前忌服引起兴奋的药物或饮料，避免参加易引起兴奋的娱乐活动或谈心活动，不过量饮茶水，临睡前要排尿等。

（4）向患者介绍压力及挫折的应对方法，培养良好的性格。

（5）做好家属的教育：理解患者的痛苦，既要关心、尊重患者，又不过分迁就或强制，帮助患者合理安排生活、工作和学习，恢复社会功能，防止复发。

（二）焦虑症护理常规

焦虑症是一种以焦虑情绪为主的神经症，以广泛和持续性焦虑或反复发作的惊恐不安为主要特征，常伴有自主神经功能紊乱、肌肉紧张与运动性不安，临床上分为广泛性焦虑（GAD）与惊恐障碍两种形式。

广泛性焦虑又称慢性焦虑，常缓慢起病，以经常或持续存在的焦虑为主要临床相。精神焦虑表现为对未来可能发生的、难以预料的某种危险或不幸事件的经常担心，终日心烦意乱、忧心忡忡、坐卧不宁，似有大祸临头；躯体焦虑表现为搓手顿足，不能静坐，不停地来回走动，胸骨后的压缩感，常伴有气短；自主神经功能紊乱表现为心动过速、皮肤潮红或苍白，口干，便秘或腹泻，出汗，尿频；觉醒度提高表现为注意力难以集中，难以入睡，易惊醒，易激惹，感觉过敏等症状。

1. 一般护理　执行神经症患者的一般护理常规。

2. 病情观察

（1）提供安静舒适的环境，避免不良刺激，减少焦虑发作。

（2）观察患者焦虑发作的形式、频次、程度，以及有无诱发因素等。

（3）遵医嘱给予相应治疗药物，如抗焦虑药、抗抑郁药等。观察药物效果，教会患者应对药物副作用的方法。

（4）加强对患者的安全护理，密切观察，防止在焦虑情绪下出现自杀行为。

（5）注意观察失眠者，加强巡视，及时处理，防止意外发生。

3. 心理护理

（1）建立良好的护患关系，倾听患者诉说。尊重患者，允许患者保留自己的私人空间，尊重其隐私；鼓励患者倾诉焦虑发作时的感受和应对方法，与患者讨论处理焦虑发作和相关恶劣情绪的方法。

（2）反复强调患者的能力和优点，鼓励其勇于面对焦虑发作，并应用正确的应对方式。

（3）鼓励患者参加较简单、容易完成、喜欢并可以自控的活动。减少白天卧床时间，增加活动内容，减少对焦虑过分关注。

（三）癔症护理常规

癔症又称歇斯底里，是指由于明显的心理因素，如生活事件、内心冲突或强烈的情绪体验、暗示或自我暗示等作用于易感个体引起的一组病症。症状具有做作、夸大或富有情感色彩等特点，有时可由暗示诱发，也可由暗示而消失，有反复发作的倾向。

癔症的临床表现分为三类。①癔症性精神障碍：又称分离性障碍，表现为意识范围狭窄，以朦胧状态或昏睡较多见，严重者可出现癔症性木僵。也有的患者表现为癔症性神游，交替人格、双重人格、多重人格；情感爆发表现为精神刺激后突然发作，时哭时笑、捶胸顿足、呼天撞地、吵闹不安，有的自伤、伤人、毁物，在人多时表现得更明显，历时数十分钟可自行缓解；癔症性精神障碍表现为在有意识朦胧或漫游症的背景下出现行为紊乱、思维联想障碍或片断的幻觉妄想以及人格解体症状。②癔症性躯体障碍：又称转换障碍，表现为痉挛发作、局部肌肉抽动或阵挛、肢体瘫痪、行走不能等，感觉过敏、感觉缺失、感觉异常、癔症性失明、失聪等。③癔症的特殊表现形式：为流行性癔症或称癔症的集体发作。

1. 一般护理 执行神经症患者的一般护理常规。

2. 病情观察

（1）提供安静舒适的环境，减少外界刺激。由于患者富有暗示性，不能将同症状较多的患者安排在同一病室，以免增加新症状或使原有症状更顽固。

（2）加强病情观察，注意不安全因素和危险物品的管理，以便及时发现自杀、自伤或冲动行为的先兆，防患于未然。

（3）癔症发作时将患者与其家属隔离，避免众人围观。出现情感爆发或痉挛发作时，安置单独房间，适当约束；为癔症性瘫痪或木僵患者定时翻身，做好皮肤、口腔护理，进行肢体功能锻炼。

（4）严密观察患者情绪反应，了解其心理变化。对不合理要求应认真解释和说服，防止患者的做作性自杀企图，弄假成真。

（5）遵医嘱给予相应治疗药物，如抗焦虑药、抗抑郁药、抗精神病药等，观察药物疗效及不良反应。

3. **心理护理**

（1）建立良好的护患关系。与患者交谈时，态度和蔼，注意倾听，给予简明的指导。鼓励患者回忆自己病情发作时的感受，并讨论和教会应对发作的简易方法。

（2）每日定时接触患者，分析癔症症状和焦虑等恶劣心境的原因和危害。应用支持性言语帮助患者渡过困境，协助患者有效地应对困难。

（3）选择适当时机，结合检查的正常结果，使患者相信其障碍并非器质性病变所致，积极配合治疗；并针对其自我为中心的特点，加强心理疏导及个性教育。

（4）对患者当前的应对机制表示认同和支持。鼓励患者按可控制和可接受的方式表达焦虑、激动，允许自我发泄，但不要过分关注。

（5）在间歇期教会患者放松技术，与医生合作做好暗示治疗、行为治疗、反馈治疗等，使其增强治疗信心，并要争取病友、家庭和社会支持。

（6）指导患者家属理解患者的痛苦和困境，既要关心和尊重患者，又不能过分迁就或强制。协助患者合理安排工作、生活，恰当处理人际关系。

（7）协助患者认识自己，帮助分析自身性格的缺陷及与疾病的关系，预防复发。

（四）强迫症护理常规

强迫症是以强迫观念和强迫动作为主要表现的一种神经症。以有意识的自我强迫与有意识的自我反强迫同时存在为特征，患者明知强迫症状的持续存在毫无意义且不合理，却不能克制地反复出现，越是企图努力抵制，反越感到紧张和痛苦。病程迁延者可以仪式性动作为主要表现，虽精神痛苦显著缓解，但其社会功能已严重受损。

强迫症的症状多种多样，既可为某一症状单独出现，也可为数种症状同时存在。①强迫联想：反复思虑不幸事件会发生，虽明知不可能，却不能克制，并激起情绪紧张和恐惧。②强迫回忆：反复回忆曾经经历过的无关紧要的事，虽明知无任何意义，却不能克制。③强迫疑虑：对自己的行动是否正确，产生不必要的疑虑，要反复核实。④强迫性穷思竭虑：对自然现象或日常生活中的事件进行反复思考，明知毫无意义，却不能克制。⑤强迫对立思维：两种对立的词句或概念反复在脑中相继出现，而感到苦恼和紧张。⑥强迫动作和行为：强迫洗涤、强迫检查、强迫计数。⑦强迫意向：在某种场合下，患者出现一种明知与当时情况相违背的念头，却不能控制这种意向的出现，十分苦恼。

1. **一般护理** 执行神经症患者的一般护理常规。

2. **病情观察**

（1）观察患者强迫症状出现的时间、次数、形式等，做到心中有数。

（2）观察患者的情绪变化，了解其思想动态。及时发现异常言行，做好安全护理，防范意外发生。

（3）观察药物效果及不良反应。

3. **心理护理**

（1）建立良好的护患关系，理解、同情、关心患者。

（2）掌握并熟练地应用森田疗法和行为矫正疗法，协助医生做好治疗。帮助患者体验积极的生活，指导患者改变消极的生活态度而将其行为逐渐投入到向上的、有建设性的生活中去。

> 森田疗法：其核心是"顺其自然，为所当为"。主要意义在于认识情感活动规律，接受令人不安的情绪，接受自身可能出现的各种想法和观念，同时积极行动，带着症状、烦恼去做自己应该做的事情。
>
> 行为矫正疗法：是帮助患者消除或建立某种行为，从而达到治疗目的的一门医学技术。

（3）鼓励参加较简单、容易完成、喜欢并可以自控的活动，转移患者的注意力。

（4）评估患者的性格特点，给予相应指导，克服其不良个性，对患者的进步适时给予表扬和肯定，增强其自信心。

（五）躯体形式障碍护理常规

躯体形式障碍是一种以持久的担心或相信各种躯体症状的优势观念为特征的神经症，包括躯体化障碍、未分化躯体形式障碍、疑病症、躯体形式的自主神经功能紊乱、躯体形式的疼痛障碍等多种形式。女性多见，起病年龄多在 30 岁以前。

①躯体化障碍表现为涉及部位广泛的疼痛、嗳气、反酸、恶心、呕吐、腹胀、腹痛、便秘、腹泻、尿频、月经紊乱、胸闷、气短、心悸，以及假性神经系统症状如共济失调、肢体瘫痪或无力、吞咽困难、失明、失聪、皮肤感觉缺失、抽搐等。②未分化躯体形式障碍表现类似躯体化障碍，但症状不如躯体化障碍广泛、丰富，病程在半年以上，但不足 2 年。③疑病症表现为担心或相信自己患有某种严重的躯体疾病，常因为这种症状而反复就医、检查，检查阴性结论和医生的解释不能消除患者的顾虑。多数伴有焦虑与抑郁情绪。有的表现为疑病性不适感，疑病观念突出。④躯体形式的疼痛障碍表现为头痛、非典型面部痛、腰背痛，疼痛部位可位于体表、深部组织或内脏器官，病程常迁延，持续 6 个月以上。

1. 一般护理　执行神经症患者的一般护理常规。

2. 病情观察

（1）观察患者躯体形式障碍的表现形式、症状特点、有无诱发因素等。

（2）当患者主诉躯体不适时，要进行体格检查，客观评估，并结合正常的结果进行解释，使患者相信并非器质性病变所致。

（3）注意患者的情绪变化，了解其思想动态，做好安全护理，防止意外事件发生。

（4）观察药物疗效及不良反应。

3. 心理护理

（1）建立良好的护患关系，同情、关心患者，理解其内心体验，取得患者的信任。

（2）运用心理支持技术，配合医生进行认知行为矫正，提高患者认知能力。

（3）鼓励患者参加有意义的集体活动，转移其注意力，减少自我关注，摆脱疑病观念。正确运用暗示治疗，以帮助患者摆脱疾病阴影。

（4）评估患者的性格特点，给予相应指导，克服其不良个性，增强其自信心。

（5）协助患者了解生活事件与身心健康、个性特点、应对方式、家庭社会环境之间的关系，提高患者对疾病的认知能力。

（6）向患者讲解自我心理调适、改变不良的认知及应对方式对预防疾病复发的重要性。鼓励患者积极参加社会活动和人际交往。

七、酒精所致精神障碍护理常规

酒精是亲神经物质，被吸收后广泛分布到身体的各器官系统。中枢神经系统是最敏感的器官，心血管系统、胃肠道、肝脏等也会受到明显影响。当少量饮酒时，可使人产生欣快、健谈、控制能力下降及轻度的行为障碍；一次大量饮酒可引起急性精神神经症状。

急性酒精中毒分为单纯性醉酒、病理性醉酒和复杂性醉酒。①单纯性醉酒是由一次大量饮酒引起的急性中毒，表现为兴奋话多、情绪不稳、步态不稳、言语凌乱等。②病理性醉酒是个体特异性体质引起的酒精过敏反应，表现为意识障碍、定向力受损、多伴有紧张性恐慌、片断的幻觉妄想、突然产生目的不明的攻击性行为。③复杂性醉酒是介于单纯性醉酒和病理性醉酒之间的一种中间状态。

慢性酒精中毒包括酒精依赖、戒断综合征。①酒精依赖是指由于长期反复饮酒所致的对酒渴求的一种特殊心理状态。其特征为对饮酒的渴求、强迫饮酒、无法控制；固定的饮酒模式，定时饮酒；饮酒高于一切活动，不顾事业、家庭和社交活动；耐受性逐渐增加，饮酒量增多；但酒精依赖后期耐受性会下降，每次饮酒量减少，饮酒频数可增多；反复出现戒断症状（当患者减少饮酒量或延长饮酒间隔时，就出现手、足和四肢震颤，出汗、恶心、呕吐等）。若饮酒及时，戒断症状迅速消失；反复出现戒酒后重新饮酒，并会在较短的时间内再现原来的依赖症状。②戒断综合征是指停用或减少饮酒，可引起的一系列躯体和精神症状，或社会功能受损。戒断综合征包括单纯性戒断反应、震颤谵妄等。单纯性戒断反应是指长期大量饮酒者停止或骤然减少饮酒量，数小时后出现自主神经功能亢进如出汗、心动过速与血压升高，双手粗大震颤，失眠，厌食，焦虑，头痛，恶心，呕吐，短暂的视、触、听幻觉或错觉。震颤谵妄是指在慢性酒精中毒、长期酒精依赖的基础上，突然停酒或减少酒量时，引发的一种历时短暂并有躯体症状的急性意识模糊状态，经典的三联征包括伴有生动幻觉或错觉的谵妄、全身肌肉震颤和行为紊乱。酒精所致精神障碍还包括酒精性幻觉症、酒精性妄想症（如嫉妒妄想、被害妄想等）、酒精性脑病［长期（大于 5 年）大量饮酒引起严重的脑器质性损害，临床以谵妄、记忆缺损、人格改变、痴呆为主要特征］等。

1. 一般护理

（1）执行精神科一般护理常规。

（2）安全护理：将患者安排在安静、安全、便于观察的房间内。对震颤、步态不稳的患者，行动有人跟随，严重者绝对卧床，必要时给予保护性约束，并派专人守护。

（3）生活护理：做好入院卫生处置，每日督促患者洗漱，协助其料理个人卫生；定期组织患者洗澡、更衣，保持衣着、床铺的清洁、干燥、舒适。

（4）饮食护理：给予高热量、高蛋白、高维生素饮食，根据患者喜好提供面食、稀饭或米饭等。协助恶心呕吐者保持口腔清洁，并可给予温开水。不能进食者及时遵医嘱给予静脉营养治疗，保持水、电解质平衡。

（5）睡眠护理：为患者提供良好的睡眠环境，睡前温水泡脚，必要时遵医嘱给予镇静催眠药物。对新入院、睡眠浅、情绪低落的患者加强巡视。

2. 病情观察

（1）密切观察患者有无戒断反应，发现异常立即报告医生，及时治疗。

（2）有些患者由于受幻觉、妄想的支配，出现惊恐症状或企图自伤、伤人等冲动行为，要注意危险物品的保管，确保患者安全，必要时予以保护性约束。

（3）观察患者的饮食、睡眠、大小便情况，观察用药后效果，有无不良反应等，做好相应的护理。

3. 心理护理

（1）急性期心理护理：

1）建立良好的护患关系：急性期患者主要表现为焦虑、恐惧、抑郁、有强烈饮酒欲望、不愿治疗等，与患者戒断饮酒后对酒精的依赖、精神症状及对疾病认识不足有关。应为患者创造良好的治疗与休养环境，关心体贴患者，照顾其生活，主动与患者交流，建立有利于治疗的护患关系。

2）接触患者时态度应和蔼亲切，尊重、理解患者，将患者引入治疗的轨道。如患者的治疗动机不够明确，犹豫不决，护理人员应与患者交流使其意识到其患的是一种疾病，并不存在过失问题。坚定其治疗信心。

3）对饮酒欲望强烈的患者，应耐心解释，正面引导，及时消除患者的不适与焦虑。对抑郁情绪严重的患者，适时陪伴，加强监护，及时发现其异常言行，做好心理疏导。

4）用通俗的语言向患者讲明病态体验与饮酒之间的关系，讲明酒精对人身体的危害，对家庭、社会的危害。患者出现躯体不适和情绪焦虑时，鼓励患者坚持治疗，及时表扬患者的任何进步，树立患者的治疗信心。

（2）恢复期心理护理：

1）改变患者的认知：通过口头讲解、集体讲座、现身说法等方法让患者了解饮酒所带来的种种危害，认识嗜酒问题的严重性，从而产生必须加以控制和转变的戒酒动机。

2）行为疗法：改变不良的生活习惯，重建积极健康的生活方式。如不良情绪的疏泄方式、回避饮酒场所、拒绝饮酒邀请等。也可结合使用厌恶疗法使患者只要饮酒便会产生恶心、呕吐的条件反射，最终主动回避饮酒行为。

3）集体心理治疗：鼓励患者积极参与，通过与治疗小组成员的沟通与交往，互相了解，促进对嗜酒问题的领悟和认识，解决心理冲突，缓解抑郁情绪，矫正不良行为。可采用支持性集体心理治疗及治愈患者现身说法等。

4）文娱、体育疗法：鼓励患者参与病区各项文娱、体育活动，可转移患者注意力，解除某些不适，从中获取乐趣，并体现自我价值，树立信心，同时也为患者劳动能力的恢复与重回社会奠定基础。

5）帮助患者认识不良行为：评估患者的工作、经济、家庭、一般生活及躯体健康等情况，寻找酒精依赖的促发因素、素质因素及维持因素，采取有效的应对措施，肯定患者的积极行为，增强戒酒的决心。

4. 健康教育

（1）讲解戒断反应的表现，消除患者的恐惧心理，帮助患者安全渡过急性戒断反应期。

（2）向患者及其家属介绍饮酒的危害、酒精依赖常见临床表现、患者的心理、药物的作用及不良反应等。

（3）采取角色扮演、场景模拟、个体指导、集体讨论的形式将健康教育与生活技能训练相结合，向患者讲解如何安全停酒、如何应对心瘾发作、如何管理想喝酒的念头、怎样有效地拒酒、如何控制不良情绪等知识。

（4）做好家属的健康教育工作，使其对酗酒有充分认识，关心、同情、理解患者，有目的地安排患者参与各种社会活动，肯定其积极行为，鼓励其微小进步，培养正常、规律的生活习惯，创造有利于戒酒的生活环境，促进社会角色的恢复。

八、器质性精神障碍患者护理常规

器质性精神障碍是指具有明确的生物学病因，患者发病与某种生物学因素有关的精神异常。急性、广泛损害导致谵妄，慢性、广泛损害导致痴呆、记忆障碍、人格改变。前额叶、顶叶病变引起人格改变，边缘系统损害引起情绪障碍，海马沟、乳头体、丘脑背内侧核损伤引起记忆障碍，常见脑器质性综合征包括谵妄、痴呆、遗忘综合征、幻觉、妄想等。

本病大多急性起病，突然发生，部分患者可有 1～2 d 的前驱期，表现为倦怠、焦虑、恐惧、失眠、多梦等。意识障碍、知觉障碍、思维障碍、记忆障碍、情绪障碍、精神运动障碍、不自主运动、自主神经功能障碍、睡眠节律紊乱、1 d 之内病情波动为昼轻夜重；意识障碍、定向障碍、记忆障碍、睡眠-觉醒周期不规律，可有错觉、幻觉。常伴有带恐怖性的、生动的错视或幻视、被害妄想，以致患者有情绪恐惧、抑郁、易怒或欣快；自知力和判断力不良，生活不能自理。谵妄的常见特征是症状的波动性，可表现为白天嗜睡而晚上活跃。

1. 一般护理

（1）提供安静、舒适的治疗和休养环境。

（2）评估患者的自理能力，做好日常生活护理。协助生活不能自理的患者料理个人卫生，保持床单清洁、整齐、干燥，防止压疮；预防患者继发感染。

（3）饮食护理：对患者的营养状况进行评估，提供合适的饮食。保证患者的营养、水分的补充及维持电解质的平衡。

（4）睡眠护理：为患者创造良好的睡眠环境，除必要的观察和操作外，不要干扰患者睡眠。协助睡眠障碍者了解失眠的原因，并进行针对性处理。必要时，遵医嘱给予药物辅助入眠。

（5）大小便护理：保持大便通畅。便秘者，应增加粗纤维饮食，3 d 以上无大便者遵照医嘱给予缓泻剂或灌肠。

2. 病情观察

（1）根据病情，观察患者的体温、脉搏、呼吸、血压、意识、缺氧程度、出入液量等；保持呼吸道通畅，防止痰液、分泌物阻塞呼吸道，避免和消除诱发因素。

（2）将患者安置在易观察的房间，并在工作人员的视线内活动，定时巡视，必要时专人陪护；严格病室内危险物品管理，防止意外事件发生。

（3）患者意识不清、谵妄状态时，加强安全防护，必要时加床挡或给予约束，防止跌倒、坠床等不良事件发生。

（4）密切观察病情、药物疗效及不良反应，发现异常情况立即报告医生，并做好抢救的准备。

3. 心理护理

（1）建立良好的护患关系。对新入院的患者，要热情接待、耐心安慰，稳定患者的情绪。消除患者对住院的恐惧心理。

（2）根据患者的年龄、文化程度等特点制订相应的心理护理策略。做好心理支持，帮助患者树立战胜疾病的信心，使其能够配合治疗和护理，建立接受治疗和康复的最佳心理状态。

（3）鼓励患者表达自己的想法和需要，从而减轻其焦虑、恐惧和抑郁等负性情绪。促进疾病康复。

4. 健康教育

（1）向患者及其家属讲解器质性精神障碍的相关知识。做好入院介绍和安全教育。

（2）指导患者及其家属掌握完成特定康复目标所需要的技术方法。

（3）告知患者及其家属用药的名称、作用、注意事项及对药物不良反应的处理方法。

（4）鼓励患者适当参加有益的活动，多与社会接触交往，保持乐观情绪，防止疾病复发。

九、躯体疾病所致精神障碍护理常规

躯体疾病所致精神障碍是指在内脏器官疾病、内分泌或营养代谢障碍、感染及其他内科疾病的整个病程中所表现的精神障碍。在原发躯体疾病的基础上以产生急性精神障碍表现为多见。

急性期症状以意识障碍为多见。过渡期症状包括幻觉状态（幻视、幻听等）、躁狂或抑郁状态、紧张综合征或木僵状态。后期症状包括神经衰弱综合征、人格改变、遗忘、科萨科夫综合征，痴呆状态少见。神经症状可有癫痫样痉挛发作、瞳孔改变、震颤、神经炎、脑膜刺激征、瘫痪等。

1. 一般护理

（1）病房环境安静、舒适、整洁，尽量避免外界不良刺激。工作人员注意自己的言行，避免激惹患者。

（2）饮食护理：针对不同的疾病给予相应的饮食，认真观察患者的进食情况，保证营养及水分的供给，必要时记录出入液量。

（3）生活护理：协助和督促患者料理个人卫生，保持床单清洁、整齐、干燥，防止压疮等并发症的发生。

2. **病情观察**

（1）观察患者精神症状的类型、特点、持续的时间及与躯体疾病之间的关系等，观察有无潜在或存在的危险行为，做好记录，为诊断治疗提供依据。

（2）根据病情需要观察生命体征及意识状态，意识障碍的程度可从意识模糊到严重的谵妄、昏迷，且常与体温的升降相平行，当患者出现意识模糊和谵妄状态时应注意与精神症状相鉴别。

（3）观察患者的睡眠情况，避免激惹因素，劝说、诱导患者卧床休息。必要时遵医嘱使用催眠药物。

（4）认真观察用药后的效果及反应，发现异常及时报告医生。

3. **心理护理**

体贴、关心与同情患者，及时解答患者提出的问题；用安慰、解释、保证、暗示的方法，鼓励患者参加有益的活动，调动其主观能动性，消除顾虑，稳定情绪，增强战胜疾病信心。

4. **健康教育**

（1）向患者及其家属讲解所患疾病常识及疾病复发先兆，指导患者及其家属掌握预防复发的方法和技巧。

（2）教育患者多与社会接触交往，保持乐观情绪，增强战胜疾病的意志和信心。

（3）讲解用药的注意事项、有关药物不良反应的处理方法等。

（马红英）

第五章　精神科护理工作制度及岗位职责

【导读】

随着护理学科的发展及优质护理服务的进一步深化，精神科护理管理模式也从身份管理向岗位管理转变，过去一些工作制度及岗位职责已经不能适应现代护理的需要。为了进一步规范精神科临床护理行为，使护理人员在工作中有章可循，有据可依，特将精神科工作制度即核心制度及主要护理管理制度编写如下。

第一节　精神科护理核心制度

一、分级护理制度

（一）特级护理

1. 分级依据

（1）精神障碍伴有严重躯体疾病，病情危重，随时可能危及生命而需要进行抢救的患者。

（2）因药物中毒而导致意识障碍或伴有多器官功能衰竭的患者。

（3）谵妄状态或昏迷、癫痫发作的患者。

（4）严重的精神药物副反应（如急性粒细胞减少、恶性综合征、严重药物过敏等），病情危重，随时可能危及生命的患者。

（5）自杀未遂或严重外伤、生命体征不稳定的患者。

（6）有严重的自杀或自伤、攻击、出走、极度行为紊乱，风险评估得分为重度的患者；自杀、攻击、出走，日常生活自理能力（Barthel 指数量表）评定为中度以上的患者。

2. 护理要点

（1）住重症监护室，24 h 集中管理，不脱离视线。进行护理风险评估，制订与实施护理计划，设立警示标识。

（2）病情危重需住抢救室的患者，专人护理，严密观察病情变化，根据医嘱监测生命体征，记录出入液量。

（3）有严重的自杀或自伤、攻击、出走、极度行为紊乱的患者，劝说无效时遵医嘱实施保护性约束或隔离措施。

（4）根据患者病情，正确实施基础护理及专科护理，落实各项治疗、护理措施，防止并发症。

（5）实施患者安全保护措施，保持患者的舒适和功能体位。

（6）患者外出治疗、检查有专人陪同。

（7）实施床旁交接班，每班监测生命体征一次，书写护理记录；住抢救室者书写特护记录单。

（8）开窗通风，2 次/d，防止院内感染。

（二）一级护理

1. 分级依据

（1）有自杀或自伤、攻击、出走行为，风险评估得分为中度以上的患者。

（2）兴奋躁动、行为紊乱或有木僵、拒食、拒药、治疗不合作的患者。

（3）伴有躯体疾病需严格卧床休息，日常生活自理能力（Barthel 指数量表）评定为中度以上的患者。

（4）抗精神病药物不良反应严重，需密切观察的患者。

（5）有癫痫发作史需要密切观察的患者。

2. 护理要点

（1）安置于重症监护室或重点病室内，限制活动范围，24 h 集中管理，每 15～30 min 巡视一次。

（2）密切观察病情，制订与实施护理计划；设立警示标识。

（3）对严重自杀或自伤、攻击行为的患者，劝说无效时遵医嘱实施保护性约束。做好约束记录。

（4）根据患者病情，正确实施基础护理及专科护理，落实各项治疗、护理措施，防止并发症的发生。

（5）实施患者安全保护措施，保持患者的舒适和功能体位。

（6）患者外出治疗、检查有专人陪同。

（7）做到床旁交接班，及时做好病情监护记录。

（8）开窗通风，2 次/d，防止院内感染。

（三）二级护理

1. 分级依据

（1）原一级护理，经治疗病情稳定，无明显的自杀或自伤、攻击、出走等行为，但仍需密切观察的患者。

（2）年老体弱或伴有躯体疾病，生活能自理或需协助的患者。

（3）无精神病性症状的身心疾病患者。

2. 护理要点

（1）安置在一般病室。

（2）每 30 min（开放病房为每小时）巡视患者一次，观察病情及治疗反应。

（3）遵医嘱实施各项治疗和护理措施，做好基础护理及专科护理。

（4）实施个性化健康教育和心理护理，鼓励患者参加文娱、体育及康复训练活动。

（5）以半开放式管理为主，生活用品由患者自行管理。参加户外活动时由工作人员陪同。

（6）开窗通风，2 次/d，防止院内感染。

（7）做好出院前指导。

（四）三级护理

1. 分级依据　经治疗精神症状缓解、病情稳定，处于恢复期或待出院的患者。

2. 护理要点

（1）安置在康复病室，酌情实施开放管理。

（2）每 1~2 h 巡视一次，观察病情，了解患者的心理状态；遵医嘱实施各项治疗和护理措施。

（3）实施个性化健康教育和心理护理，鼓励患者参加文娱、体育活动和各项康复训练。

（4）开窗通风，2 次/d，防止院内感染。

（5）做好出院指导。

二、护理安全管理制度

1. 树立安全意识　护理人员应提高安全意识，出入病区、治疗室、办公室、餐厅时，随手关门落锁，钥匙随身携带，一旦遗失立即报告护士长组织查找，严防落入患者手中。

2. 评估有危险行为的患者管理措施　对评估有自杀、自伤、伤人、出走等危险行为的患者及保护性约束患者设立警示标识，重点监护，做到床旁交接班。

3. 外出、洗澡、巡视、安全检查、急救、给药、操作时的安全措施

（1）患者外出检查、活动时，认真清点人数，合理安排护理人力。

（2）患者洗澡时，应有专人负责，严防烫伤、摔伤或其他意外。

（3）按照分级护理要求定时巡视，白天重点关注留在病室的二级患者，夜间对蒙头睡觉、上卫生间等患者及时查看，严防意外。

（4）每周进行安全检查一次，内容包括收集危险物品、核心制度执行情况、护理人员责任心及安全意识、重症患者的护理、环境安全等。

（5）病区的急救药品、器械、设备等由专人管理，定期检查、维护，随时处于备用状态。

（6）认真落实给药制度，服药时双人核对，看服到口，不咽不走，严防患者扔药、藏药。

（7）进行一切治疗操作时，严格执行查对制度。

三、精神科保护性约束使用制度

1. 约束指征　严格掌握保护性约束的指征，避免滥用约束现象的发生。凡具有下列情况的患者，在无其他可替代措施的情况下可考虑实施保护性约束。

（1）强烈的自杀观念和行为。

（2）明显的攻击行为，危害自身或他人安全。

（3）极度兴奋、冲动，扰乱医疗秩序。

（4）自伤或伤人行为。

（5）意识障碍危及自身安全。

（6）特殊治疗的需要，如进行肌内注射、输液或其他治疗时患者不合作，需强制执行。

2. 实施措施、注意事项

（1）入院时，应向患者监护人告知约束有关事项，并签订《保护性约束知情同意书》。

（2）约束前医护人员对患者进行评估，医生开具保护性约束医嘱，护理人员遵医嘱执行约束（不得擅自约束患者）。

（3）紧急情况下（精神症状支配下突然发生冲动伤人、自伤甚至危及其他患者生命时），护士可按医生口头医嘱先实施约束，由当班医生及时补开医嘱。

（4）约束时应按保护性约束操作规范进行，无论患者接受与否，都应耐心解释，说明约束目的。

（5）约束过程中应注意掌握手法和力度，避免动作粗暴，造成肢体骨折、扭伤等意外。

3. 约束患者的护理要点

（1）约束患者应安置在重症病室，实行一级护理，加强巡视，防止受其他患者袭击、伤害或挣脱约束带发生意外。

（2）约束肢体应始终处于功能位置，松紧适宜；避免双上肢呈"倒八字"姿势约束。护士每 15～30 min 巡视一次，每小时评估一次，每 2 h 松解活动肢体一次，更换体位；做好约束相关记录。

（3）患者入睡后要解除约束，如病情需要持续约束者，应减少约束部位，调节约束长度至患者可翻身的余地。

（4）持续约束时间，白天不超过 4 h，夜间不超过 12 h。超过时间需由医生重新评估，再开医嘱。

（5）约束期间，做好生活护理（喂水、喂饭、协助排便、料理个人卫生等），保持床铺清洁干燥，防止压疮发生。严格执行床头交接班。

（6）患者情绪稳定后，应及时与医生联系进行评估，解除约束，做好心理疏导工作。

四、病区巡视制度

1. 巡视基本要求

（1）护理人员应加强责任心，提高安全防范意识。对病区重点患者做到心中有数，按照分级护理要求进行巡视。

（2）病区应建立巡视记录本，重点记录有异常情况的患者。

（3）主班巡视期间有特殊情况需处理时，与当班护士协调好，不得间断病房巡视。

2. 巡视内容及重点

（1）白天患者集中活动，不得将患者独自留在二级病室内。特殊情况需要告知主班护士定时巡视。

（2）夜间巡视要有重点，对辗转反侧、唉声叹气或多次起床活动、走廊徘徊、不眠的患者应引起重视，发现情绪、行为异常或有不适主诉，应及时报告医生查看并交班。

（3）巡视内容包括患者的面部表情、呼吸、睡眠（深浅，有无假寐、嗜睡）及环境（门、窗）安全等，加强巡视厕所、走廊尽头等病区死角，一旦发生意外，积极配合医生做好抢救工作。

五、护理交接班制度

1. 交班前准备工作 交班前整理好所用物品，保持治疗室、护士站清洁，做好交班准备。接班者提前 10～15 min 到科室，当面清点药品、医疗物品、器械、约束带、病区钥匙等。阅读交接班报告和护理记录单。

2. 晨会交班过程 每日晨会集体交接班，全体医护人员参加。夜班护士详细报告危重及新入院患者的病情、诊断及护理等有关事项。护士长进行总结，扼要布置当天的工作。

3. 晨会交班后工作 集体交班后，由护士长带领接班者共同巡视病房，对危重患者、"三防"患者、约束患者、新入院患者及有特殊情况的患者进行床头交接班。

4. 交班内容 患者的诊断、防范重点、病情变化、心理状况、个人卫生、特殊检查，治疗患者的准备工作及注意事项，当天患者的总数，新入院、出院、假出院、病危、死亡、转科（院）患者等，以及急救药品器械、特殊治疗和特殊标本的留取等。

5. 交班方法

（1）文字交接：每班书写护理记录单，进行交班。

（2）床头交接：与接班者共同巡视病房，重点交接危重患者、"三防"患者、约束患者、新入院患者及特殊情况的患者。

（3）口头交接：一般患者采取口头交接。

6. 交接不清时 未交接清楚前，交班者不得离开岗位，因交接不清所出现的问题由接班者负责。

六、查对制度

1. 处理医嘱 处理医嘱时，必须认真核对，确保准确无误。医嘱要班班查对，每日总查对，参与查对者每次登记签名。每周大查对一次，护士长参加并签名。

2. 执行医嘱 执行医嘱及各项处置时要做到"三查七对"。

（1）三查：操作前、操作中、操作后查对。

（2）七对：对床号、姓名、药名、剂量、时间、用法、浓度。

3. 执行口头医嘱 一般情况下不执行口头医嘱。抢救时医生可下达口头医嘱，护士执行时必须复述一遍，确认无误后执行，并保留用过的空安瓿。

4. 输血查对　取血时应和血库发血者共同查对。

（1）三查：血的有效期、血的质量及输血装置是否完好。

（2）八对：姓名、床号、住院号、血瓶（袋）号、血型、交叉配血试验结果、血液种类及剂量。

（3）在确定无误后方可取回，输血前由两人按上述项目复查一遍。

（4）输血完毕应保留血袋 12～24 h，以备必要时查对。将血袋上的条形码粘贴于交叉配血报告单上，入病历保存。

5. 使用药品前查对　使用药品前要检查药瓶标签上的药名、失效期、批号和药品质量，不符合要求者不得使用。摆药后须经两人查对后再执行。

6. 抽取各种血标本查对　抽取的各种血标本在注入容器前，应再次查对标签上的各项内容，确保无误。

七、给药制度

1. 给药前的准备工作

（1）护士必须严格根据医嘱给药，对有疑问的医嘱，了解清楚后方可给药。

（2）了解患者病情及治疗目的，熟悉各种常用药物的性能、用法、用量及副反应，向患者进行药物知识的介绍。

（3）严格执行"三查七对"制度。

2. 给药程序及注意事项

（1）给药前要询问患者有无药物过敏史（需要时做过敏试验），给药后要注意观察药物反应及治疗效果，如有不良反应及时报告医生，并记录于护理记录单，填写药物不良反应登记本。

（2）给药时要检查药物有效期及有无变质。多种药物联合应用时，要注意配伍禁忌。

（3）安全正确给药，药物要做到现配现用，避免久置引起药物污染或药效降低。

（4）精神科服药时应做到服药到口，咽下才走。

（5）给药时，如患者不合作，遵医嘱处理；当班未完成给药的，做好交接班。

（6）治疗完毕，清点、收回器械及药品。

3. 给药错误处理　如发现给药错误，应及时报告、处理，积极采取补救措施。向患者做好解释工作。

八、患者健康教育制度

1. 健康教育对象　护理人员对住院及门诊就诊患者必须进行一般卫生知识的宣教及疾病健康教育。

2. 健康教育方式　健康教育方式包括个体指导、集体讲解、文字宣传等。

3. 健康教育实施　对患者的卫生宣教要贯穿患者就医的全过程。

（1）门诊患者在挂号、分诊、诊治等各个环节均应有相应的卫生知识宣传。

（2）住院患者按照标准健康教育计划进行宣教，在"健康教育计划""评价记录单"

中记录，并及时评价效果，责任护士签名。

（3）假出院、出院患者应提供院外服药、抗复发、社会心理应对等方面的指导。根据患者意愿进行随访，提供健康指导。

4. 健康教育要求

（1）集体健康教育每周一次。每次不少于 30 min。

（2）新入院患者 24 h 内完成入院阶段的健康教育内容（极度不合作的患者待病情好转后补做）。

（3）健康教育内容主要包括住院须知、饮食及特殊检查指导、服药指导、疾病相关知识、康复指导、假出院及出院指导等。

九、护理查房制度

1. 护理部主任查房

（1）护理部主任轮流巡回查房，重点检查安全管理、重症患者护理、消毒隔离、护士岗位职责等落实情况，并记录查房结果。

（2）每月按护理质量管理项目，进行行政查房，严格考核、评价，促使护理质量达标。

（3）每月选择疑难病例、危重患者或特殊病种进行专科护理大查房一次，事先通知查房内容，病区护士长指定人员简单报告病史、诊断、护理问题、治疗护理措施等，参加人员积极讨论发言，详细记录查房内容。查房完毕及时修订护理计划。

2. 科护士长查房

（1）每日上午巡视病房，查病房秩序和护士岗位责任制执行情况。

（2）每月一次护理业务查房与行政查房，方法同护理部主任查房的要求。

3. 病区护士长查房

（1）护士长随时巡视病房，查各班护士岗位职责、劳动纪律、核心制度等执行情况。

（2）每月两次护理查房，包含临床护理查房、个案查房及教学查房，典型病例或危重患者随时查房，并做好查房记录。

4. 参加医疗查房 病区护士长或责任护士每周参加主任或科室大查房，以便进一步了解病情和护理工作质量。

十、护理会诊制度

1. 会诊适应证 凡属复杂、疑难或跨科室和专业的护理问题和护理操作技术等均可申请护理会诊。

2. 会诊人员资质 参加会诊人员原则上应为副主任护师以上人员，或由被邀请科室护士长指派人员承担。

3. 科间、科内、集体会诊要求

（1）科间会诊时，由要求会诊科室的责任护士提出，护士长同意后填写会诊申请单，送至被邀请科室。被邀请科室接到通知后 2 d 内完成（急会诊应及时完成），并书写会诊记录，保存至邀请科室及护理部。

（2）科内会诊，由责任护士提出，护士长或主管护师主持，召集本科室人员参加，并进行总结。责任护士负责汇总会诊意见。

（3）集体会诊，由护理部组织，申请科室主管护士负责介绍患者的病情，并认真记录会诊意见。会诊结果须记录在护理记录中。

十一、护理安全（不良）事件上报管理制度

1. **登记**　建立护理安全（不良）事件登记本，登记事件发生的时间、地点、类型、后果等。

2. **上报流程**

（1）发生护理安全（不良）事件后，当班护士应立即向护士长报告，并积极采取补救措施。

（2）发生护理安全（不良）事件后，护士长 24 h 内上报科护士长及护理部，重大事件立即上报，并及时了解事件发生的经过。护理部接到报告后，组织护理安全小组成员进行调查，及时向主管院长汇报。

3. **处理措施**　与护理安全（不良）事件有关的记录、药品、器械、标本等均应妥善保管。

4. **讨论**　上报科室组织护理人员在 1 周内讨论并将讨论结果上报科护士长。科护士长接到报告后，应亲临事发科室了解情况，在 2 周内组织所辖科室护士长进行讨论并上报护理部。护理部每月汇总各科室不良事件组织讨论分析，每季度通报护理安全（不良）事件及安全隐患，对不良事件进行讲评。

5. **护理安全（不良）事件的性质划分与定义**

Ⅰ级警告事件：是指患者非预期的死亡，或是非疾病自然进展过程中造成永久性功能丧失。

Ⅱ级不良后果事件：在疾病医疗过程中是因诊疗活动而非疾病本身造成的患者机体与功能损害。

Ⅲ级未造成后果的事件：虽然发生了错误事实，但未给患者机体与功能造成任何损害，或有轻微后果而不需任何处理可完全康复。

Ⅳ级隐患事件：由于及时发现错误，未形成事实。

6. **激励机制及处罚措施**

（1）实行护理安全（不良事件）上报的激励机制，对主动上报护理安全（不良）事件的个人和科室给予表扬，处理恰当未对医院造成损失者给予奖励，造成医疗纠纷者按医院相关规定处理。

（2）对护理安全（不良）事件有意隐瞒不报者，扣分并通报批评。

十二、抢救工作制度

1. **对抢救人员的要求**

（1）定期对护理人员进行急救知识培训，提高其抢救意识和抢救水平。

（2）抢救人员熟练掌握各种抢救技术和抢救常规，确保抢救顺利进行。

（3）抢救时做到明确分工，密切配合，听从指挥，有条不紊。

2. 各种抢救物品的管理　抢救物品班班交接，与固定基数相符。各种急救药品、器材及物品应做到"五定"：定数量品种、定点放置、定专人管理、定期消毒灭菌、定期检查维修。抢救物品不准任意挪用或外借，必须处于应急状态。

3. 抢救的护理工作要点

（1）严格交接班制度和查对制度，执行口头医嘱前，护士必须复述一遍，确认无误后执行；保留用过的安瓿以备事后查对。

（2）密切观察病情变化，准确、及时填写患者护理记录单，来不及记录的于抢救结束后 6 h 内据实补记，并加以说明。

（3）抢救结束后及时清理各种物品并进行初步处理、登记。

（4）做好抢救患者的各项基础护理及生活护理。烦躁、昏迷及神志不清者，加床挡并采取保护性约束，确保患者安全。预防和减少并发症的发生。

十三、病房管理制度

1. 对护理人员的要求

（1）病房管理由护士长负责，全体医护人员参与。

（2）责任护士向新入院患者及其家属介绍住院须知、探视陪伴制度，做好安全教育。

（3）定期召开工休座谈会，听取患者及其家属的意见，不断改进工作。

（4）医务人员按要求着装，遵守病房秩序"八不准"（不准吸烟；不准上班时间吃零食；不准在工作场所及冰箱内存放私人物品；不准上班时间聊天、会客、带孩子；不准干私活、看小说、杂志；不准在岗位上玩手机或电脑游戏；不准在查房或做治疗时接电话；不准串岗及在护士站闲说）。

2. 对病房的要求

（1）保持病房整洁、舒适、安静、安全，做到四轻（走路轻、关门轻、操作轻、说话轻）。

（2）统一病房陈设和物品摆放位置，做到五常法（详见第十二章第二节）管理。

（3）患者被服、用具按基数配发，出院时清点收回并做终末处理。

（4）病房财产、设备等应有专人管理，账目清楚，定期清点。

（5）保持病房清洁卫生，定时通风，卫生间清洁、无味。节约水电，杜绝长流水、长明灯。

十四、患者身份识别制度

1. 执行规定

（1）进行各项治疗和操作前，严格执行查对制度，对患者的身份进行识别，确认后方可进行。

（2）至少应同时使用 2 项患者身份识别方法，如姓名、年龄、床号、性别等。禁止以患者的房间号或床号作为识别患者的唯一依据。

（3）任何科室和个人在进行诊疗活动中，均应按上述要求做，不得简化程序或凭主观印象判断确认患者的身份，严防差错发生。

（4）医务科、护理部定期对各临床、医技科室对本制度执行情况进行检查落实，保证医疗安全。

2. **佩戴腕带的适应证及腕带的内容**　重型精神障碍患者及介入手术、昏迷、神志不清、无自主能力的重点患者必须佩戴腕带。腕带上应标明患者的床号、姓名、性别、年龄、科室、住院号、科室联系电话及药物过敏的名称等内容。

3. **对患者进行身份识别**

（1）住院患者进行检查、治疗、标本采集、给药或输血等操作前，双核对（看腕带、叫姓名）信息一致。

（2）门诊各科在为患者进行各项治疗和检查时，核对治疗、检查申请单与腕带信息一致，必要时与患者家属或科室医护人员复核，确保准确无误。

（3）为患者实施任何有创诊疗前，实施者应亲自与患者或其家属沟通，作为最后确认患者的手段，确保患者治疗、操作安全。

（4）介入手术患者、MECT患者、急诊科对护送到病区的患者应进行交接登记，交接双方人员签字。

十五、护理质量管理制度

1. **护理质量管理委员会的组成及职责**　医院成立由分管院长、护理部主任（副主任）、科护士长组成的护理质量管理委员会，负责全院护理质量管理目标及各项护理质量标准制定，并对护理质量实施控制与管理。

2. **医院护理质控体系**

（1）护理质量实行护理部、科室、病区三级控制和管理。

（2）病区护理质量控制组（Ⅰ级）：由2～3人组成，病区护士长参加并负责，按照质量标准对护理质量实施全面控制；科护理质量控制组（Ⅱ级）：由4～6人组成，科护士长参加并负责，每月有计划地或根据科室护理质量的薄弱环节进行检查；护理部护理质量控制组（Ⅲ级）：由8～10人组成，护理部主任参加并负责，每月按护理质量控制项目有计划、有目的、有针对性地对各病区护理工作进行检查评价。

3. **开展质量控制工作**

（1）各级质控组对检查中发现的质量缺陷进行总结、反馈，运用质量管理工具进行统计分析，制订改进措施，落实跟踪检查，使质量管理符合PDCA循环原理。

（2）病区及大科于每月30日前将质量检查结果报上一级质控组，护理部对全院质控结果进行综合评价，随时向主管院长汇报护理质量控制与管理情况。

（3）护理部每季度组织召开一次护理质量分析会，每年进行护理质量控制与管理总结并向全院护理人员通报。

（4）护理工作质量检查考评结果作为各级护理人员的考核内容。

十六、病房一般消毒隔离管理制度

1. 病房消毒隔离管理基本要求

（1）严格执行医务人员手卫生规范，掌握卫生洗手指征及流程。

（2）一般情况下，病房应定时开窗通风，每日2次，必要时进行空气消毒。地面湿式清扫。发现明确污染时，应立即消毒。患者出院、转院、转科、死亡后均要进行终末消毒。

（3）患者的床头柜做到一桌一巾，每日擦拭1～2次。病床湿式清扫，做到一床一巾，每日清扫1～2次。

（4）患者的衣服、被单每周更换一次。被血液、体液污染时及时更换，在规定地点清点。

（5）病房卫生清洁用具分开使用，标记清楚。用后应用消毒液浸泡，并清洗后晾挂备用。

（6）各种诊疗护理用品用后按医院感染管理要求进行处理，各种医疗废物按规定收集、包装、专人回收。

2. 感染患者的消毒隔离

（1）住院感染性疾病患者在一览表中做标记。严格执行相应疾病的消毒隔离及防护措施。

（2）对特殊感染患者严格限制探视及陪护人员，必要时穿隔离衣裤、戴口罩及帽子。特殊感染患者的餐具、便器固定使用，排泄物及剩余饭菜按相关规定进行处理。

（3）特殊感染患者的用品，用后装入黄色塑料袋内并粘贴标识，专人负责回收。

3. 重点部门的消毒隔离

重点部门，如消毒供应中心、导管介入治疗室、MECT室等执行相应部门的消毒隔离要求。

十七、患者风险评估制度

1. 新入院患者风险评估项目及内容

（1）新入院患者必须进行风险评估，包括自杀、自伤、攻击、出走、跌倒、坠床、噎食、压疮等风险。

（2）精神科患者重点从住院依从性、治疗依从性、精神症状及应对方式、既往危险行为史、生理状况、社会功能、支持系统等七个方面收集资料，确定存在或潜在的护理风险。

2. 依据患者的风险程度开展护理工作

（1）根据各专项风险评估表得分，确定风险严重程度。有严重自杀、伤人、出走等风险的患者，应同时将风险告知其家属，必要时留陪护。

（2）将中、重度护理风险者列入重点患者名单，床头悬挂相应的警示标识。

（3）根据病情制订护理计划，采取有针对性的防范措施，评价护理效果。

（4）加强巡视，严格交接班，实施安全监护，每日动态评估。

（5）重点患者每周集中评估一次。对疑难、危重患者，可向护理部提出全院会诊。

3. 护理质控组规范护理评估行为

（1）各级质控组定期检查高风险患者的风险评估和防范措施落实情况，对评估中存在的问题进行原因分析，制订改进措施。

（2）完善危重患者护理常规及应急预案等，实现管理的规范化和制度化。

第二节　护理管理制度

一、患者外出检查、治疗制度

（1）病区对外出检查、治疗的患者要进行交接。

（2）检查前向患者说明检查的目的、注意事项、检查方法和步骤，消除患者的紧张、恐惧心理，取得患者的合作。

（3）陪同患者到医技科室检查时，对有严重自杀、出走行为者，护送者应与检查人员做好互交互接，确保患者安全。

（4）多名患者外出检查途中，护理人员要密切注意观察患者动向，保证患者在工作人员视线之内，尤其是在交叉路口、转弯处要密切注意，如厕应有工作人员陪同，防止意外。

（5）检查过程中，工作人员注意力应高度集中，观察患者病情变化；检查完毕护送其回病区，不能让患者自行回病区。

（6）一般情况下，外出检查患者数在 3～10 人时，至少应有 2 名工作人员陪同；多于10 人时，至少应有 3 名以上工作人员陪同或分批护送。特殊情况可适当增加护送人员。

（7）晨空腹检查患者返回病区后，应及时协助进食，观察进食情况。

（8）需要做特殊检查的患者，如 CT 增强、钡餐透视、拍腰椎片时，放射科护士应协助完成。

（9）接送到康复科治疗的患者时，合理安排人力，男患者必须有男护士参与接送；治疗期间如有特殊情况，康复科护士应正确评估患者，及时与病房护士做好交接，必要时协同病房护士护送患者回病区。

二、自杀、自伤风险患者护理管理制度

（1）做好入院风险评估，防自杀、自伤的患者床头悬挂警示标识。

（2）中、重度风险者列入重点患者名单，在办公室记事栏中显示，提醒各班注意。

（3）有严重自杀、自伤企图的患者安排在一级病室内，24 h 重点监护。当班护士应熟知患者病情，做到"七知道"。

（4）对严重自伤、自杀行为的患者，可根据医嘱予以保护性约束，必要时可请家属陪护，严格交接班，加强病情观察，重点巡视。

（5）轻度风险者安排在二级护理病室内，二级护理患者评估为重度风险者，应先安置在便于观察的重点病室，并提醒医生及时更改护理级别。

（6）每日对防自杀、自伤的患者进行常规安全检查，及时查收危险物品。

（7）患者一旦发生自杀、自伤行为，应按自杀、自伤患者应急处理预案执行。

三、攻击行为风险患者的护理管理制度

（1）做好入院风险评估，在有暴力攻击行为风险的患者床头悬挂警示标识。

（2）中、重度风险者列入重点患者名单，在办公室记事栏中显示，提醒各班注意。

（3）有严重攻击行为企图的患者安排在一级病室或专用隔离室，24 h重点监护。当班护士熟知患者病情，做到"七知道"。

（4）掌握与暴力行为患者的接触方法和技巧。

（5）对有明显伤人、毁物行为者，劝阻无效时，遵医嘱给予保护性约束。

（6）密切观察病情，注意患者的言行举止，提高警惕，防止意外事件发生。

（7）每日行安全检查，及时查收危险物品，防止患者将其作为伤人毁物的工具。

（8）患者一旦发生攻击行为，应按攻击行为应急处理预案执行。

四、防出走患者护理管理制度

（1）做好入院风险评估，在有出走企图或行为患者的床头悬挂警示标识。

（2）中、重度风险者列入重点患者名单，在办公室记事栏中显示，提醒各班注意。

（3）对有强烈出走企图或行为的患者应安置在一级病室内，严密观察其病情动态，当班护士熟知患者病情，做到"七知道"。

（4）对有出走企图的患者，严格交接班，清点人数时作为重点；在外出检查、治疗、活动时，由专人护送，注意途中安全。

（5）了解患者出走的原因和常见的出走方式，采取针对性的防范措施。

（6）一旦发生出走行为，按出走患者应急处理预案执行。

五、防噎食患者护理管理制度

（1）新入院患者需进行噎食风险评估，高风险者列入重点患者名单，制订预防措施。

（2）床头悬挂防噎食警示标识，餐厅设防噎食专座，重点交接班。

（3）进餐过程中由专人看护，按照防噎食患者护理常规进行护理。

（4）做好家属的宣教工作，讲解噎食的临床表现及防噎食的具体措施。

（5）需要喂食的患者，应有专人协助进餐；喂食时不要催促患者，嘱患者细嚼慢咽。

（6）锥体外系反应及吞咽困难较重的患者，应报告医生，给予流质饮食，必要时采取鼻饲饮食或静脉输液补充营养。

（7）进餐过程中一旦发生噎食，应立即按噎食患者应急预案进行处理。

六、药物不良反应观察制度

（1）病区建立药物不良反应登记本，及时记录患者用药过程中出现的不良反应。

（2）临床医护人员应了解各类常用药品的主要不良反应和观察要点。

（3）用药前告知患者可能出现的药物不良反应，用药后询问患者有无不适，及时发

现药物不良反应。

（4）出现不良反应及时报告医生，遵医嘱给予相应处理。出现严重药物不良反应时，立即停药，并积极采取措施减轻对身体的伤害。

（5）各临床科室应依据本科情况，制定重点药物清单、用药后观察制度及观察程序。

（6）药物不良反应引发医患纠纷时，除采取积极救治措施外，还应填写"不良事件报告单"，报医务科或护理部。

七、口服药发放制度

（1）正确执行医嘱，取药时核对口服药执行单与药袋信息是否一致。

（2）掌握科室常用口服药物的形状、颜色、性能。

（3）发药时严格执行查对制度，如有疑问，须按照医嘱核对，无误后再发放。

（4）发药时认真执行患者身份识别制度，双人核对，确认患者身份无误后方可发药。

（5）口服药发放应做到发放到手，看服到口，咽下才走。防止患者扔药、藏药。危重及儿童或不能自行服药者应协助喂药或鼻饲给药。

（6）发药后再次核对并在服药记录单上签名。患者暂不能服药者，应做好交班。

（7）发药后观察药物效果及药物不良反应。

八、输液安全管理制度

（1）执行输液治疗的护士必须具备熟练的操作技术和病情观察能力。

（2）输液开始前认真核对，包括药物名称、剂量、给药途径、给药方法，给药的频率或速度，药物稀释方式，遇到有疑问的医嘱应与医嘱下达者当面核实无误后方可执行。

（3）输液开始时，对患者的评估，包括医疗诊断、病史、用药史、药物过敏史、血管穿刺史、患者及其家属对穿刺工具类型的选择。

（4）护士应掌握药物配伍禁忌、常用药物的疗效和不良反应及药物相关知识，包括药物的相容性、稳定性、储存方法、药物间的相互作用及计量换算。

（5）输液时严格执行无菌技术操作原则。

（6）输液过程中应注意自我防护，并按消毒隔离原则处置被血液污染的一次性物品或仪器设备。

（7）使用符合标准的一次性医疗用品和输液用仪器设备，并在使用前、使用中及使用后检查仪器或设备运作是否正常，功能是否良好。

（8）输液前核对患者姓名、腕带及床头卡，向患者告知用药的目的及注意事项，严格按操作规程进行操作。

（9）根据患者的年龄、病情、体质及输入液体的总量及药物的性质等调整输液滴速。并告知患者不能随意调整，预防输液反应发生。

（10）输液过程中应每30 min巡视一次，观察输液的速度、液体余量，观察有无液体外渗、肢体肿胀，询问患者有无不适，及时更换液体，记录巡视卡。

（11）观察有无药物过敏反应发生，如患者皮肤出现丘疹、有痒感，并有心慌、气短或颜面苍白、口唇发绀、四肢发冷，测血压有下降趋势，即为过敏反应。

（12）病区应配备完善的抢救设备和条件，输液患者如果发生输液反应或药物过敏反应，巡视护士要冷静处理，及时停止或更换液体，安慰患者及其家属，通知医生，按照静脉输液处理预案执行。

（13）使用中心静脉导管输液的患者，护士应评估穿刺部位情况及穿刺侧肢体有无异常，检查导管的完整性，并按规定时间对导管进行维护。

（14）使用输液泵、微量泵或化疗药物时，应及时巡视，密切观察用药效果和不良反应，及时处理，确保用药安全。

（15）做好患者的用药指导，使其了解药物的一般作用、不良反应及用药注意事项。

九、患者饮食管理制度

（1）住院患者饮食均由医院营养科供应，送餐时间为：早餐，07：00；中餐，11：00；晚餐，17：00。夏季晚餐延迟 30 min。

（2）医生应根据患者疾病的特点、年龄、民族习惯等情况开立饮食医嘱，护士应及时通知营养科，并在饮食单上做好记录。

（3）凡住院患者入院时均应进行营养状况初筛，对评估分值≥4 分者，通知营养科进行营养测评，根据测评情况及医嘱配制饮食。

（4）治疗饮食应显示在床头卡上，并及时根据医嘱进行更改。鼻饲患者一律由营养科配制鼻饲液。

（5）开饭前停止一切治疗活动，督促患者饭前洗手；工作人员应洗手，统一将饭菜分好，再让患者依次进入就餐。

（6）注意饭菜温度要适中，一级护理患者的饭菜应提前准备好，晾至合适的温度再分给患者，防止出现意外烫伤事件。

（7）设立特殊饮食专座，如老年患者、防噎食患者、糖尿病患者饮食专座。

（8）医护人员应积极参加开饭，观察患者进食情况，对生活自理差者给予喂食，必要时给予鼻饲。

（9）食具每餐用后进行清洁消毒。

（10）征求患者对饭菜质量方面的意见，及时向营养科反馈。

（11）做好配餐室的消毒隔离工作，碗柜、桌面、水池保持清洁。室内每日紫外线空气消毒，餐具每餐消毒，有专用抹布、拖把，并固定放置，保持清洁，用后消毒。

十、精神科护士职业防护制度

（1）精神科护士上岗前必须进行职业防护及护理安全教育，掌握接触患者的基本技能。

（2）精神科护士应定期接受暴力行为防范技能培训及考核，掌握科学有效的应对暴力行为的方法。

（3）在临床工作中，护士应熟悉患者的精神症状，评估患者有无暴力行为倾向或征兆。对具有严重攻击行为风险的患者做到心中有数，分析其可能攻击的对象，采取恰当的防范措施。

（4）掌握一般安全技巧：与对方保持一定的距离，避免直接的目光对视（具对抗性），不要随便打断患者的谈话，要有安全的逃离通道，及时发现患者愤怒的迹象，取走患者携带的危险物品。

（5）掌握与兴奋躁动患者的沟通技巧，勿用刺激性的言语激惹患者。

（6）与患者接触时应尽量使自己处于有利位置，不可站在死角处，以免使自己处于被动地位，无法快速脱离困境。

（7）工作人员不可单独与有暴力行为的患者同处一室，须有两人协同工作，以免受到伤害。

（8）一旦发生患者冲动，当班护士应立即呼叫其他工作人员协助，不可正面接触，应从背面或侧面阻止患者的冲动行为，以保护患者及自身的安全。

（9）如果患者手中有危险物品，应与其他工作人员一起，设法劝导患者放下危险物品，也可转移患者的注意力，乘其不备时拿掉，不可强行夺取，以免引起伤人行为。

（10）在控制具有暴力行为的患者时，既要防止自己受伤害，又要掌握手法和力度，避免动作粗暴、保护不当或用力过猛，造成患者肢体骨折等意外伤害。

第三节　精神科病区护理人员岗位职责

一、护士长岗位职责

（1）在护理部、科主任和科护士长领导下，负责病区管理和优质护理工作。

（2）认真落实各项护理核心制度及各级各类护理人员职责，指导本病区护理人员"以患者为中心"履行岗位职责，增强责任心，改善服务态度，为患者提供满意服务。

（3）根据护理部及本科室"优质护理服务示范病房"工作计划、工作进度，制订本病区具体计划，并组织实施，认真做好督促、检查、考核。

（4）认真组织实施《分级护理指导原则》，严格按照各级护理标准为患者实施相应的级别护理，保证基础护理工作的有效落实。

（5）根据护理工作量、技术难度等要素，适时调整护理人员的工作时间及排班模式，做到合理分工、科学管理，满足临床护理工作需要。

（6）参加并指导急危重及抢救患者的护理，督促护理人员严格执行各项规章制度及技术操作规程。掌握重患者病情，参加疑难病例讨论，及时组织护理查房，解决科室疑难护理问题。

（7）做好一级护理质量控制，确保护理安全，持续改进和提高护理质量。

（8）积极组织开展护理新业务、新技术和护理科研，认真落实护理人员三基三严及分层级培训计划。

（9）定期召开工休座谈会，听取患者及其家属对医疗、护理和饮食等方面的意见和建议，提高患者满意度。

（10）督促检查卫生员做好清洁和消毒隔离工作。

二、一级岗护士岗位职责

（1）在护士长领导下，协同主班护士认真完成临床护理工作。

（2）落实交接班制度，重点交接危重患者、新入院患者、夜间有病情变化及有特殊情况的患者，掌握患者病情动态变化，清点一级护理患者数。

（3）认真落实各项护理措施，包括生活护理及约束患者的护理。

（4）有严重自杀、冲动、伤人毁物、出走企图的患者做到严格集中管理，不离视线，防意外发生。

（5）坚守岗位，因事离开时必须有人接替并认真交接患者情况及物品（如保护带等）。

（6）负责填写一级护理患者名单，遵医嘱及时更改护理级别、护理要点，对所管患者做到"五关心"（关心患者的安全、饮食、睡眠、卫生、冷暖）、"七知道"（知道患者的床号、姓名、诊断、病情、用药、饮食、护理要点）。

（7）对所管患者进行查房，掌握患者的病情情况，做好心理护理，并及时与医生沟通。

三、二级岗护士岗位职责

（1）在护士长领导下，负责安排当日在班人员的护理工作，护士长不在时负责全面工作（无准假权）。

（2）落实交接班制度，新入院患者及重点危重患者做到床边交接。

（3）组织好患者查房，查房后及时整理床铺。

（4）负责清点外出检查、做治疗、送康复科患者数。

（5）督促和检查各班次岗位工作完成情况，协助特级、一级护理工作。

（6）严格执行"三查七对"制度，发药时协助检查患者服药情况，治疗时严格执行无菌操作原则。

（7）定时巡视病房，严密观察病情，做到心中有数。

（8）午、夜班负责接待新入院患者，进行护理风险评估。按医嘱测体温、呼吸、脉搏和血压，填写各种表格，书写交班报告及护理记录。

（9）定期参加护理查房，参与重症患者护理方案的制订。

（10）完成进修及实习护士临床护理带教工作。

四、治疗班岗位职责

（1）在护士长领导下，认真履行职责，完成各项工作。

（2）严格执行交接班制度和查对制度。

（3）负责病区长期、临时液体的摆放和配制。

（4）做好治疗前准备，检查各种药品、治疗包、器械、敷料、用品等是否齐全、合格。

（5）核对夜班处理的医嘱。

（6）负责处理、核对当日医嘱，及时通知负责护士及临床护士执行有关医嘱，区分轻重缓急，特殊治疗交代清楚。每日执行医嘱后进行核对、登记。

（7）治疗室的各种药品、器械、敷料、治疗包等，定位放置，标签明显，经常检查、补充，防止过期。

（8）保持治疗室清洁、整齐，每日紫外线消毒一次，每月进行空气培养一次并记录。

（9）治疗室的冰箱按规定放置有关药品和物品，并保持清洁，每日监测冰箱温度并记录。不得随意放置私人物品。

（10）严格执行消毒隔离制度及无菌操作原则，做好医疗废物的处置。

（11）负责领取病区输液用液体和药品，领取分装口服药品，并核对。

（12）严格执行给药制度，及时准确给药，特殊情况做好交班。

五、办公班岗位职责

（1）参加晨会交接班，了解和核对住院患者信息。

（2）做好每日与洗衣房污、洁被服的兑换工作，每周更换被套、床单、枕套一次。注意患者冷暖，按季节更换衣服。负责医护人员工作服的收集、清点。

（3）负责病房物品、用具、器械的维修等工作。

（4）有计划地领取各种医用表格、清洁用具、办公用品、医疗器械等，严格管理，避免浪费。做好划价、记账工作。

（5）负责库房、护士站及办公室清洁卫生及物品管理。

（6）与治疗班护士共同核对当日医嘱，与护士长每周大查对医嘱并填写查对登记本。

（7）负责办理出、入院手续。送患者出院通知单及信件。

（8）及时完成患者的各种检查。患者的特殊治疗、检查要做好预约、交接班。

（9）对所管患者进行查房，掌握患者的病情情况，做好心理护理，并及时与医生沟通。

（10）协助护士长做好病区护理质量检查及考评工作，认真完成护士长临时交办的各项工作。

六、责护班岗位职责

（1）每日对所管患者进行护理查房，了解病情及护理措施的落实情况。

（2）检查晨间护理工作执行情况，为患者提供清洁、整齐、安静、舒适的休养环境。

（3）以系统方式完成入院患者基本资料的收集，24 h 内完成基本资料分析。做好护理风险评估，根据患者情况制订护理计划，按计划落实患者的各项治疗护理措施。

（4）做好患者的健康教育，包括入院教育、住院教育和出院教育，根据患者疾病、治疗、检查、手术、饮食、心理等方面进行个性化的健康教育指导。

（5）参加主任、副主任医师查房，了解病情，及时与主管医生交流患者的需要。

（6）负责制订危重患者的护理计划并认真实施，根据患者病情进展，随时修订护理诊断和计划。对疑难重症患者及时提请护理查房或护理会诊。

（7）每日下班前向夜班护士进行书面及床头交接班。

（8）对整体护理工作中存在的问题应及时向护士长进行反馈，改进工作。

（9）积极参加临床教学、科研工作，完成继续教育计划。

（10）做好新入职护士及进修护士的临床带教工作。

七、康复班岗位职责

（1）做好患者的娱乐活动安排及康复指导。

（2）根据病情选择患者适合的康复训练项目，制订具体的训练计划，每日认真落实。训练前应做好各项准备工作，训练后评价并记录效果，及时向主管医生沟通反馈。

（3）定期组织患者进行户外活动，包括院内活动和院外活动，如游园、购物等。

（4）了解患者病情、兴趣爱好及社会功能状态，每日组织患者进行室内外康复活动。

（5）每月组织患者进行大型活动两次，并记录。

（6）配合康复科按要求承办大型活动。

（7）及时组织患者选举病区休管会（休养员管理委员会）成员，明确各自职责，指导休管会成员按照职责进行活动。

（8）定期召开工休座谈会（工作人员与休养员共同参与的座谈会），听取患者及其家属的意见，做好卫生及规章制度的宣教。

（9）负责探视家属的接待工作，认真检查家属送来的食品和物品，防止刀、剪、绳、带类危险物品和发霉变质食品入病房，每周协助护士长做好病区安全检查工作。

（10）康复活动有计划、有记录，在护士长指导下积极开展护理新业务、新技术。

（11）协助护士长做好病区护理质量检查及考评工作，认真完成各项指令性任务。

八、理疗班岗位职责

（1）在护士长领导下，做好患者的物理治疗及心理护理工作。

（2）熟练掌握各种物理治疗的操作流程，准备治疗用物，保证各项治疗顺利实施。

（3）治疗过程中坚守工作岗位，密切观察治疗进展情况及病情变化，遇有兴奋躁动患者时，及时告知医生并进行处理。

（4）治疗结束后，及时把患者送交主班护士；做好理疗室床铺的整理及卫生处置工作；做好各项治疗的登记，疗程结束后及时将治疗单放入病历。

（5）做好理疗设备的管理、维护，按要求对治疗用物进行消毒灭菌。

（6）做好体温、脉搏、呼吸的测量及绘制，详细询问患者大、小便情况，发现异常及时报告医生。

（7）配合其他班次做好患者的管理工作；协助完成患者的进食或鼻饲工作。

九、帮班岗位职责

（1）参加晨会，并随同夜班进行书面、口头、床头交接班。

（2）协助一级岗或二级岗护士完成各项护理工作。

（3）落实晨、晚间护理及床单位整理工作。

（4）落实给药制度，按时发放口服药。

（5）及时完成患者的各项检查。

（6）接待新入院患者，并做好相关护理措施。

（7）进餐时间观察患者的饮食情况，重症患者给予鼻饲或喂食。MECT 治疗、B 超检查患者早餐禁食。

（8）对所管患者进行查房，掌握患者的病情情况，做好心理护理，及时完成护理病历书写，与医生沟通。

（9）认真落实交接班制度，对各项工作及所管患者病情与下一班次做好交接。

（王剑英）

第六章 精神科护理工作流程及演练脚本

【导读】

本章的编写秉承"以患者为中心"的服务理念，结合临床实际进行修订和完善精神科护理工作流程，以流程图形式呈现，内容简洁、直观，且附有主要工作流程的演练脚本，可操作性强，对于规范护理实践、提高护理质量有重要的指导作用。

第一节　精神科护理工作流程

一、患者入院流程

患者入院流程见图6-1。

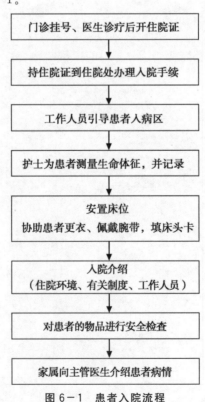

图6-1　患者入院流程

二、患者出院流程

患者出院流程见图 6-2。

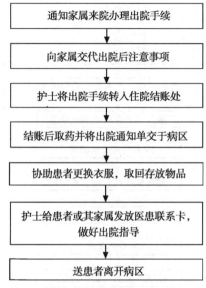

图 6-2 患者出院流程

三、病区交接班流程

病区交接班流程见图 6-3（以患者自缢为例）。

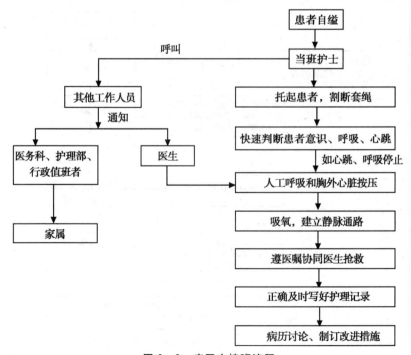

图 6-3 病区交接班流程

四、病区安全检查流程

病区安全检查流程见图 6-4。

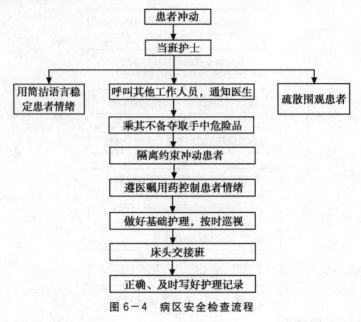

图 6-4 病区安全检查流程

五、病区巡视流程

病区巡视流程见图 6-5（以患者出走为例）。

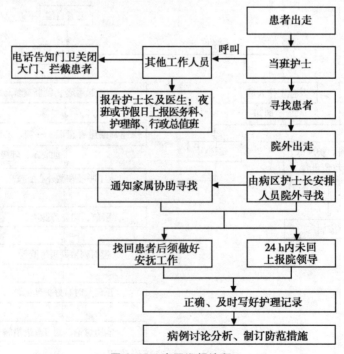

图 6-5 病区巡视流程

六、病区护理查房流程

病区护理查房流程见图 6-6。

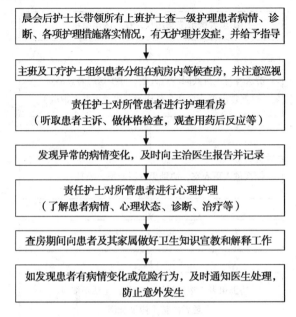

图 6-6　病区护理查房流程

七、患者开饭流程

患者开饭流程见图 6-7。

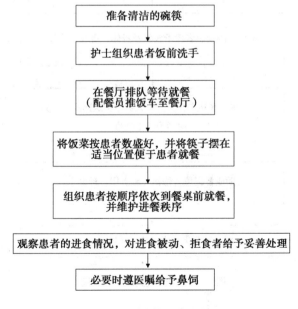

图 6-7　患者开饭流程

八、组织患者洗澡流程

组织患者洗澡流程见图 6－8。

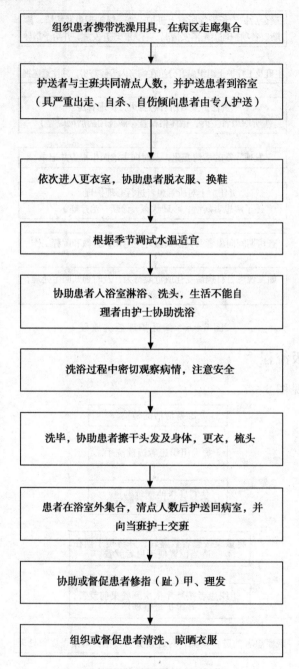

图6－8　组织患者洗澡流程

注：不能集体沐浴者，在病区内进行床上沐浴。

九、口服药发放流程

口服药发放流程见图 6 - 9。

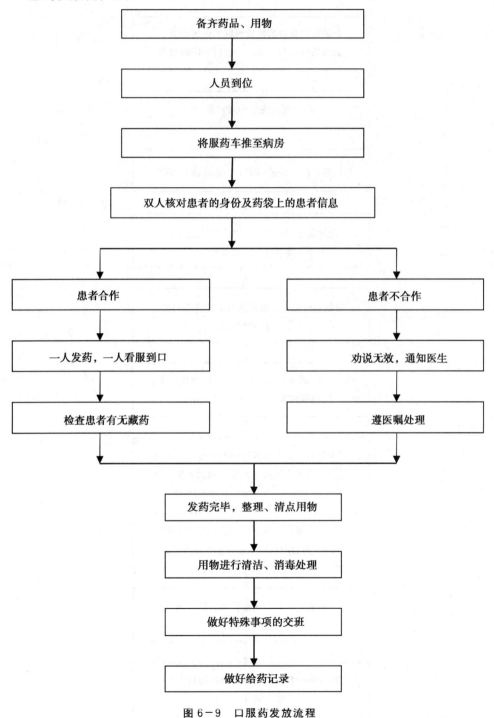

图 6 - 9　口服药发放流程

十、保护性约束流程

保护性约束流程见图 6 - 10。

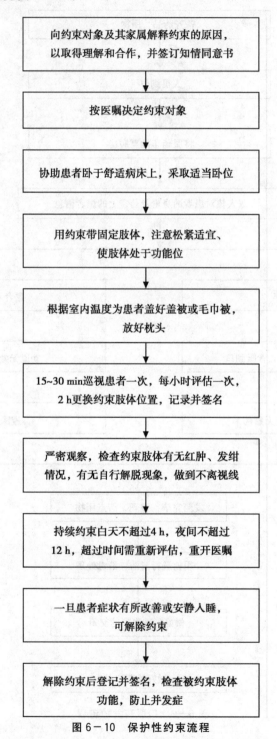

图 6 - 10 保护性约束流程

十一、组织患者户外活动流程

组织患者户外活动流程见图 6－11。

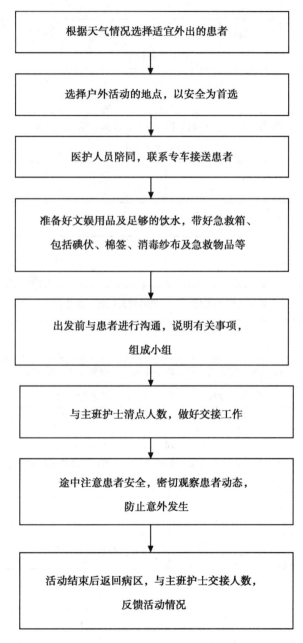

图 6－11　组织患者户外活动流程

十二、护送患者外出检查流程

护送患者外出检查流程见图 6－12。

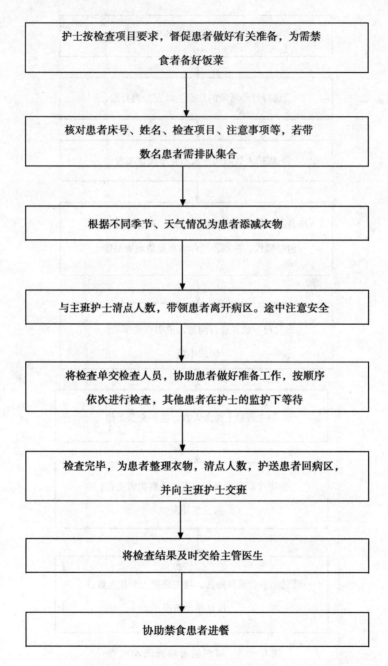

图 6－12　护送患者外出检查流程

十三、精神科住院患者院内康复技能训练流程

精神科住院患者院内康复技能训练流程见图 6 - 13。

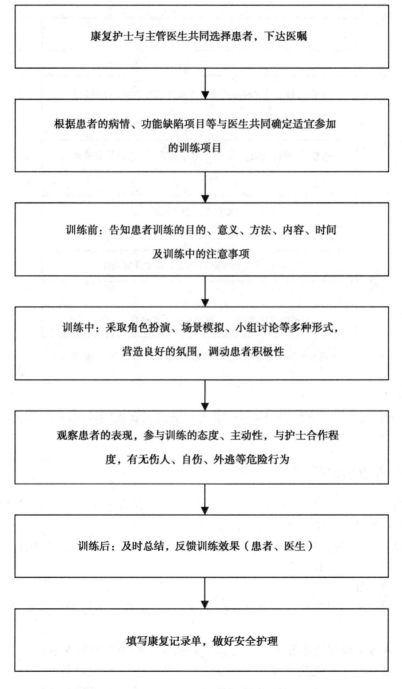

图 6 - 13 精神科住院患者院内康复技能训练流程

十四、精神科鼓励患者参与医疗安全活动流程

精神科鼓励患者参与医疗安全活动流程见图 6-14。

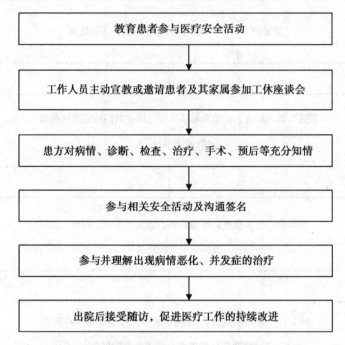

图 6-14　精神科鼓励患者参与医疗安全活动流程

第二节　精神科主要护理工作流程演练脚本

一、护理查房演练脚本

【背景】　患者，女性，32 岁，已婚，在家时怀疑丈夫有外遇，和丈夫大吵大闹，住院 1 个月，现精神症状已缓解。

【场景】　早饭后查房时间，某病室内，患者正在看书，护士进来查房。

护士：早上好，在看书呢？

患者：护士好。

护士：你今天的辫子梳得不错，你的手真巧。（一看：看患者的基础护理、个人卫生）

患者：我今天脸洗得也很干净，还擦了香香呢，护士你闻闻香不香？

护士：真香。你昨晚几点睡觉了，今天几点起的床，晚上睡得好不好？（二问：问患者睡眠、饮食、大小便；问患者精神症状、应对方式、情绪及心理变化）

患者：睡得很好，看完新闻就睡了，睡到护士喊起床的时候才醒。

护士：不错，吃饭呢？

患者：吃饭也很好，你看我现在都胖了。

护士：你前两天告诉我大便有点干，现在怎么样？

患者：这两天可正常了，一天一次，多亏了你给我买的香蕉和苹果，我也按你说的多喝水，谢谢护士。

护士：不客气。我看你今天情绪不错，比前几天精神看着好多了，真的替你开心。

患者：昨天我老公过来看我，给我买了好多好吃的，和我说了很多，我才知道我老公都是为了我好，他很爱我，还说会尽快接我出院，我当然开心了。

护士：你以前为什么会觉得你老公不爱你了呢？

患者：我以前看见他和别的女人说话，就觉得他和那个女人搞外遇。就会和他吵架，甚至打架。但是我现在知道我错了，我这样都是病，我现在认识到了，我会好好地配合医生和护士，争取早些出院。

护士：听你这么说我很开心，真心祝福你。现在你能配合一下我的工作吗？我需要看一下你的口袋和床头柜。（三查：查药物副反应及躯体并发症；查治疗依从性；查危险物品。）

患者：你看吧。

护士：（检查患者衣服的口袋和床头柜）谢谢你的配合，如果你有什么需要或不明白的地方可以随时找我和其他当班护士帮助。

患者：好的，谢谢你。

护士总结护理问题及风险评估，向三班护士交班。

二、患者开饭流程演练脚本

【背景】　精神科病房中午 11：00 开饭时间。

【人物】　护士甲、护士乙、护士丙、护士丁、患者甲（抢食）、患者乙（约束拒食）、患者丙（被害拒食）、患者丁（低盐低脂饮食）。

【场景1】　组织 PCU（精神科重症监护室）患者开饭。

护士甲组织并协助患者洗手、按座位坐好，等待开饭。

护士乙推来饭车，将已准备好的饭菜和餐具放在患者面前。

患者甲狼吞虎咽地吃饭，同时还把旁边患者丙的饭菜拿到自己面前，对患者丙说，"你不吃我帮你吃"。

护士甲和颜悦色地劝说患者甲，同时把患者甲抢过来的饭菜还给患者丙。对患者甲讲解抢食的危害并告诉她饭菜还有很多，吃完了可以再盛。

患者甲在护士的劝说下正常进食。

患者丙呆呆地坐着，两手下垂，拒绝进食。

护士丙询问其不吃饭的原因。

患者丙：饭里有异味，怀疑有人下毒。

护士丙：（让患者自己选自己的饭菜或者自己先吃一口消除患者的疑虑，同时心理疏导）你看，我都吃了，没问题。（患者丙开始进食）

护士乙询问患者乙是否吃饭，端着饭菜来到患者乙的床前准备喂食。

患者乙拒绝吃饭并再三将护士喂进口里的饭菜吐出。

护士乙劝说无效后报告医生患者乙拒食。

患者丁：护士，饭菜太淡了，我不想吃，我想吃红烧肉，你给我买红烧肉吃吧。

护士丁：你的血脂较高，医生评估后给你开的是低脂饮食。

护士丁对患者丁进行饮食的健康指导。

患者丁：好吧，我知道是对我身体好的，我好好吃饭。

进餐结束，护士整理餐桌。

【场景2】　组织二级护理患者开饭，清洁员将饭车推至餐厅。

餐厅外，主班护士组织患者洗手、在餐厅门口排队等待开饭同时通知医生准备开饭。餐厅内，清洁员和护士准备饭菜，特殊饮食和重点观察患者的座位安排在醒目易观察的地方。

饭菜准备好后，打开餐厅的门，组织患者有序进入并入座。有特殊情况的患者，护士应及时给予帮助。

医生和护士共同观察患者的饮食情况，重点观察饮食差、防噎食、特殊饮食患者的饮食情况，必要时给予协助进餐。

进餐结束后，主班护士组织患者离开餐厅。清洁员整理餐厅卫生。

三、患者洗澡流程演练脚本

【背景】　15：30，风和日丽，精神科病房护士甲进入洗澡间，进行安全检查并调节水温；组织患者准备洗澡用具，将患者集合在病区走廊，与主班护士乙交接、清点患者数。护士丙协助护士甲护送患者依次进入浴室。

【人物】　护士甲（负责洗澡护士）、护士乙（协助洗澡护士）、护士丙（主班护士）、患者甲（防自伤、跌倒）、患者乙（头晕）。

护士甲：一共15位患者，请你清点。与主班护士丙交接、清点患者人数。

护士乙：患者甲防自伤轻度，防跌倒中度，需专人看护洗澡；其余有14位患者。

护士甲：大家把衣服鞋子都脱下来，并记好你放的位置；水温已调好，不要再随意调整水温。

患者乙：护士我有点头晕、恶心。

护士甲：里面太闷气，赶快到窗户前透透气。（迅速将患者乙搀扶至窗前，并坐在凳子上休息）。

护士丙：心率92次/min，呼吸23次/min，血压124/86 mmHg，你是因为太热了，不用紧张，休息一会儿就好了。

患者乙：护士我不敢去里面洗澡了。

护士甲：你不用担心，一会儿我给你洗洗头，再擦擦身子（生活不能完全自理者由护士协助洗头、沐浴）。

护士丙：大家有什么不舒服要及时告诉我们护士，注意安全，不要滑到了（沐浴过程中密切观察病情，注意安全）。

护士甲：大家穿好衣服后，来我这里把头发吹干，梳理一下头发（洗毕，协助患者擦干头发、更衣、洗漱）。

护士甲：患者已经洗澡完毕，请清点人数。与主班护士再次清点人数。

护士乙：一共15人。大家过晚饭把换洗的脏衣服洗一下，18：30，夜班护士会准时给大家晾晒衣服（组织督促患者清洗、晾晒衣服）。

四、发放口服药演练脚本

【背景】　精神科病房口服药发放时间，两名精神科护士备齐用物（服药、服药核对单、温开水、水杯、服药车，必要时备压舌板）到患者病室床头服药。

【场景1】　精神科午饭后，两名护士准备发药，走进一个两人间病室。该病室内住着患者甲（1床，精神分裂症患者）和患者乙（2床）。患者乙外出，患者丙（5床）住隔壁房间来串门，坐在2床上。

患者甲：我睡觉不好，医生说今天给我加了一片氯硝西泮，需要注意什么？

护士进行健康宣教……

患者丙看到护士前来发药，上前说："护士护士，先把我的药给我吃吧。我舌头发麻，好难受，先给我发吧"（吐字不清）。

护士床头服药、药物副反应观察……

【场景2】　精神科午饭后，两名护士准备发药，走进一个两人间病室。该病室内住着患者甲（1床，精神分裂症恢复期患者）和患者乙（2床，躁狂症患者）。

患者甲：护士，我这两天觉得口干，是不是吃药的原因，怎么办哪？

护士进行健康教育……

患者乙兴奋话多，见到护士进来，热情迎上："别当护士了，跟我干吧，赶紧让我出院，我能让你赚大钱……我怎么觉得今天的药比平常的多两片，不会给我弄错了吧，弄错了我可不吃，想让我变笨吗……"

护士正确处理疑问医嘱……

【场景3】　精神科午饭后，两名护士准备发药，走进一个两人间病室。该病室内住着患者甲（1床，精神分裂症恢复期患者）和患者乙（2床，抑郁症患者）。

患者甲：护士，今天的药比平常的多两片，不会给我弄错了吧。

护士正确处理疑问医嘱……

患者乙表情痛苦，唉声叹气："浑身上下不好受，浑身疼，头蒙，出虚汗，全身有火烧的感觉。这病能看好吗？"

护士进行健康教育……

【场景4】　精神科午饭后，两名护士准备发药，走进一个两人间病室。该病室内住着患者甲（1床，精神分裂症恢复期患者）和患者乙（2床，精神分裂症患者）。

患者甲：护士，今天的药比平常的多两片，不会给我弄错了吧。

护士正确处理疑问医嘱……

患者乙有幻听，饭量大，认为护士害自己，没让自己吃饱，医院就知道收钱，不让吃饭。情绪不稳，行为冲动，见护士发药，说："我不吃。"经劝说后同意吃药，但是吃到嘴里又吐出来。护士有效应对不合作患者。

【场景5】　精神科午饭后，两名护士准备发药，走进一个两人间病室。该病室内住着患者甲（1床，精神分裂症恢复期患者）和患者乙（2床，精神分裂症患者）。

患者甲：护士，我这两天觉得口干，是不是吃药的原因，怎么办哪？

护士进行健康教育……

患者乙生活懒散被动，发呆，觉得有人监视自己，身边很不安全，有严重的藏药行为……

护士能够发现患者藏药……

【场景6】　精神科午饭后，两名护士准备发药，走进一个两人间病室。该病室内住着患者甲（1床，精神分裂症恢复期患者）和患者乙（2床，发热、浑身无力患者）。

患者甲：护士，今天的药比平常的多两片，不会给我弄错了吧。

护士正确处理疑问医嘱……

患者乙卧床，看见护士，想坐起又没有力气的样子。护士协助服药，其有呛咳现象。

护士喂药并观察药物副反应的严重程度，报告医生处理，书写记录。

五、保护性约束患者流程演练脚本

【背景】　中午12：30半急诊科护士将新入院患者护送至精神科病房，患者情绪激动、极度不合作。

【人物】　护士甲（一级岗护士）、护士乙（责任护士）、护士丙（治疗室护士）、护士丁（急诊科护士）、医生一名、患者（新入院）一名、家属一名。

【场景】

护士丁：你好，一位新入院患者，请接诊。

护士乙：你好（安排患者至护士站坐下，并测量生命体征，填写急诊新入院登记本）。

护士丙：你好，请您配合一下换病号服吧。

患者：我不住院，我只做检查，如果再让我换衣服，我一头撞死（随身拿起椅子作势）。

护士乙：可以，请你暂时调整一下情绪，不要太激动（迅速告知医生，建议及时给予保护性约束）。

医生：患者情绪不稳，为保护患者及其他人员安全，暂时需要给予患者保护性约束，希望你能理解并配合。

家属：我同意约束（签署保护性约束知情同意书）。

护士丙：医生已开医嘱，给予保护性约束，并且医嘱已校对。按医嘱决定约束对象，护士甲、乙、丙利用"三人控制法"将患者控制住。三人将患者四肢约束在一张床上，并置于功能位，约束松紧度以容下一指为宜。

护士甲：你现在情绪不稳定需暂时将你保护约束起来，帮助你控制情绪，我们能确保你的安全，如有需要请及时告诉我们护理人员（填写约束记录单，时间：12：30）按要求 15～30 min 巡视一次。

护士丙：你需不需要喝水（12：50 巡视一次）。

患者：不喝，别装好人，你水里有毒。

护士丙：你现在感觉怎么样，安全吗？有没有人要害你（13：30 评估一次）（每小时评估一次）。

患者：我害怕，好多人都要过来害我。

护士甲：你这样平躺不舒服，我们协助你改变一下体位，这样你会更舒服一点。检查约束肢体有无红肿、发绀情况；及时填写约束记录单（14：30 更换约束肢体位置一次）（2 小时更换一次约束肢体位置）。

护士甲：现在给你松开，能控制好你的情绪吗？（16：30 再次评估）

患者：他们说让我去死，我害怕。

护士甲请患者的医生进行评估，需继续约束，再开约束医嘱。

17：00 患者入睡，护士甲为患者解除约束，认真检查约束肢体情况，并填写登记本。

（邱玉华）

第七章 精神科常用护理技术操作规范及常见操作并发症的预防与处理

【导读】

护理技术操作是临床护理工作的重要组成部分，技术操作的质量直接影响患者的治疗和康复。进行任何一项操作，由于患者自身、操作材料和操作者技术水平等原因，均有可能引起各种操作并发症。针对这些常见问题采取相应的预防措施，可以更好地指导临床护理工作，从而降低并发症的发生，提高技术操作水平和护理工作质量。

第一节 精神科常用护理技术操作规范

一、精神科常用基础护理技术操作规范

（一）口腔护理法

【目的】

（1）保持口腔清洁、湿润，预防口腔感染等并发症。

（2）预防或减轻口腔异味，清除牙垢，增进食欲，确保患者舒适。

（3）评估口腔内的变化，提供患者病情动态变化的信息。

【用物准备】

（1）治疗盘内备：治疗碗2个、镊子、止血钳、弯盘、压舌板、吸管、棉签、液状石蜡棉球、手电筒、纱布数块、治疗巾。必要时备开口器。

（2）治疗盘外备：常用漱口液（生理盐水等）、口腔外用药、消毒液。治疗车下层备医疗垃圾桶和生活垃圾桶。

【操作方法及程序】

（1）评估患者的年龄、病情、意识、心理状态、配合程度及口腔卫生情况，向患者及其家属解释操作的目的、方法、注意事项及配合要点，取得患者的配合。

（2）护士衣帽整洁，修剪指甲，洗手，戴口罩。

（3）核对：备齐用物，携至患者床旁，核对患者床头卡及腕带信息（床号、姓名、住院号等）。

（4）体位：协助患者侧卧或仰卧，头偏向一侧，面向护士。

（5）铺巾置盘：铺治疗巾于患者颈下，弯盘置于患者口角旁。

（6）湿润口唇。

（7）漱口：协助患者用吸管吸水漱口。

（8）口腔评估：嘱患者张口，护士一手持手电筒，一手持压舌板观察口腔情况。昏迷患者或牙关紧闭者可用开口器协助张口。

（9）按顺序擦拭：用弯止血钳夹取含有无菌溶液的棉球，拧干棉球。

1）嘱患者咬合上、下齿，轻轻撑开左侧颊部，纵向擦洗左侧牙齿的外面，按顺序由臼齿擦向门齿。同法擦洗右侧牙齿。

2）嘱患者张开上、下牙齿，擦洗牙齿左上内侧面、左上咬合面、左下内侧面、左下咬合面，弧形擦洗左侧颊部。同法擦洗右侧。

3）擦洗舌面及硬腭部。

（10）再次漱口：协助患者用吸管吸水漱口，将漱口水吐入弯盘，纱布擦净口唇。

（11）再次评估口腔状况。

（12）润唇：口唇涂液状石蜡，酌情涂药。

（13）操作后处理：

1）撤去弯盘及治疗巾。

2）协助患者取舒适卧位，整理床单位。

3）整理用物。

4）洗手。

5）记录：记录口腔卫生状况及护理效果。

【注意事项】

（1）昏迷患者禁止漱口，以免引起误吸。

（2）观察口腔时，对长期使用抗生素和激素的患者应注意观察口腔内有无真菌感染。

（3）擦洗时应夹紧棉球，每次一个，防止棉球遗留在口腔内，棉球不可过湿，以不能挤出液体为宜，防止因水分过多造成误吸。

（4）传染病患者的用物需按消毒隔离原则进行处理。

（二）鼻饲法

【目的】　对不能自行经口进食者，如昏迷、口腔疾病、口腔手术后患者、早产儿和病情危重症的患者、拒绝进食者等，以胃管供给食物和药物，以维持患者营养和治疗的需要。

【用物准备】

1. 插管用物

（1）治疗盘内备：治疗碗、压舌板、镊子、止血钳、纱布、50 mL 注射器、治疗巾、胃管（胃管可根据鼻饲持续时间、患者的耐受程度选择橡胶胃管、硅胶胃管或新型胃管）、液状石蜡棉球、棉签、胶布、别针、手电筒、弯盘。

（2）另备：听诊器、温开水、水杯、鼻饲饮食（200 mL，温度为 38～40 ℃）。

2. 拔管用物　治疗盘内备液状石蜡棉球、棉签、纱布、酒精棉球。

【操作方法及程序】

1. 准备　护士衣帽整洁，修剪指甲，洗手，戴口罩。

2. **插胃管法**

(1) 备齐用物至患者床旁，核对床头卡及腕带信息（床号、姓名、住院号等）。

(2) 评估患者的年龄、病情、意识、鼻腔的通畅性、心理状态及合作程度，向患者及其家属解释操作目的、过程及操作中配合方法，取得患者的配合。

(3) 摆体位：有义齿者需取下义齿；能配合者取半坐位或坐位，无法坐起者取右侧卧位，昏迷患者去枕平卧位，头向后仰。

(4) 保护床单位：将治疗巾围于患者颌下，弯盘置于便于取用处。

(5) 鼻腔准备：观察鼻腔是否通畅，选择通畅的一侧，用棉签清洁鼻腔。

(6) 标记胃管：测量胃管插入的长度（成人为 40～55 cm，婴幼儿为 14～18 cm，即从鼻尖经耳垂至胸骨剑突处的距离）并标记。

(7) 润滑胃管：以液状石蜡棉球润滑胃管前端。

(8) 开始插管：

1) 一手持纱布托住胃管，一手持镊子夹住胃管前端，沿选定侧鼻孔轻轻插入。

2) 插入胃管 10～15 cm（咽喉部）时，根据患者具体情况进行插管。

A. 清醒患者：嘱患者做吞咽动作，顺势将胃管向前推进至预定长度。

B. 昏迷患者：左手将患者头部托起，使其下颌靠近胸骨柄，缓缓插入胃管至预定长度。

插管过程中如出现呛咳、呼吸困难、发绀等情况，表示误入气管应立即拔管，休息后重新插入，插入不畅时应检查胃管是否盘在口中。

(9) 证实胃管在胃内后，视胃管种类，撤出导丝，用胶布固定于一侧鼻翼及颊部。

(10) 鉴别胃管是否在胃内的方法：①胃管末端接注射器抽吸，有胃液抽出；②置听诊器于胃部，用注射器从胃管注入 10 mL 空气，听到气过水声；③当患者呼气时，将胃管末端置于水杯液体中，无气泡逸出。

3. **灌注食物**

(1) 连接注射器于胃管末端。先回抽见有胃液抽出后注入少量温开水，再抽吸 50～60 mL 流质食物，接于管口上，缓缓将其推入，注食完毕后注入 20～50 mL 温开水，冲净胃管。

(2) 注食毕将胃管末端接口盖好，用别针固定于患者枕旁或衣服上。

4. **操作后处理**

(1) 协助患者清理鼻孔、口腔。

(2) 整理床单位。

(3) 指导患者维持原卧位 20～30 min，防止呕吐。

(4) 洗净鼻饲用的注射器，放于治疗盘内，用纱布盖好；所有用物每日消毒一次。

(5) 洗手后记录鼻饲的时间、种类、量及患者的反应。

5. **拔管法**

(1) 携拔管用物至患者床旁，核对患者床号及腕带信息，向患者解释，取得合作。

(2) 弯盘置于患者颌下，夹紧胃管末端，轻轻揭去固定的胶布。用纱布包裹近鼻孔处的胃管，嘱患者深呼吸，在患者呼气时拔管，边拔边用纱布擦胃管，拔到咽喉处时快速拔出，以免液体滴入气管。

（3）将拔出的胃管盘放在弯盘中。清洁患者口鼻、面部，使用酒精棉球擦净胶布痕迹，协助患者漱口。

（4）协助患者取舒适卧位，整理床单位。

（5）清理用物，洗手，记录。

【注意事项】

（1）插管动作应轻柔，通过食管 3 个狭窄处（环状软骨水平处、平气管分叉处、食管通过膈肌处）时尤需注意，避受损伤食管黏膜。

（2）插入胃管至 10～15 cm（咽喉部）时，若为清醒患者，嘱其做吞咽动作；若为昏迷患者，则用左手将其头部托起，使下颌靠近胸骨柄，以利插管。

（3）成人插入胃管长度为 45～55 cm，应根据患者的个体身高差异确定长度。为防止反流、误吸，插管长度可在 55 cm 以上，若需经胃管注入刺激性药物，可将胃管再向深部插入 10 cm。

（4）插入胃管过程中如果患者出现呛咳、呼吸困难、发绀等，表明胃管误入气管，应立即拔出胃管。

（5）每次鼻饲前应证实胃管在胃内，用少量温水冲管后方可进行喂食，鼻饲完毕后，再次注入少量温开水，防止鼻饲液凝结。

（6）鼻饲液温度应保持在 38～40 ℃，避免过冷或过热；新鲜果汁与牛奶应分别注入，防止产生凝块；药片应研碎溶解后注入。

（7）长期鼻饲者应每日进行两次口腔护理，并定期更换胃管，普通胃管每周更换一次，硅胶胃管应每月更换一次。

（8）食管静脉曲张、食管梗阻的患者禁忌使用鼻饲法。

（9）因精神障碍不合作的患者，应有专人保护患者肢体，固定头部。插管时动作轻柔，确保插管顺利进行。

（三）口服给药法

【目的】　协助患者遵医嘱安全、正确地服下药物，达到减轻症状、治疗疾病、维持正常生理功能、协助诊断和预防疾病的目的。

【用物准备】

（1）药物准备：患者所需口服药由中心药房负责准备。病区护士负责将医嘱发送至中心药房，中心药房的药剂师负责摆药、核对，再由病区护士核对无误后取回。

（2）用物准备：服药本、小药卡、药车、吸管、水壶（内盛温开水）等。

【操作方法及程序】

（1）护士衣帽整洁，修剪指甲，洗手，戴口罩。

（2）备齐用物。

（3）评估患者的病情、年龄、意识状态及治疗情况；吞咽能力，有无口腔、食管疾病，有无恶心、呕吐状况；患者的遵医行为，是否配合服药；患者对药物的相关知识了解程度。向患者及其家属解释给药的目的和服药的注意事项。

（4）发药：

1）在规定时间内送药至患者床前。

2）核对床头卡及腕带信息（床号、姓名、住院号等），询问患者姓名，得到准确回答后才可发药。

3）将药袋打开，核对药物。

（5）服药：

1）协助患者取舒适卧位，解释服药目的及注意事项。

2）提供温开水，协助患者服药，并确认患者服下（对危重患者不能自行服药的患者应喂药；鼻饲患者需将药物碾碎，用水溶解后，从胃管注入，尔后用少量温开水冲净胃管）。

（6）药袋放回时再查对一遍。

（7）发药完毕后，药袋按要求进行相应处理，清洁发药车。

（8）观察与记录，洗手。

【注意事项】

（1）严格执行查对制度和无菌操作制度。

（2）需吞服的药物通常用温水送下，不要用茶水服药。

（3）婴幼儿、鼻饲或上消化道出血所用的固体药，发药前应将药片研碎。

（4）增加或停用某种药物时，应及时告知患者。

（5）注意药物之间的配伍禁忌，了解患者所服药物的作用、不良反应及某些药物服用的特殊要求，并对患者进行宣教。

（6）对牙齿有腐蚀作用和使牙齿染色的药物，如酸类、铁剂，服用时避免与牙齿接触，可用吸管吸入或服药后漱口。服用铁剂忌饮茶，防止铁剂和茶叶中的鞣酸结合形成难溶性铁盐，阻碍吸收。

（7）止咳溶液对呼吸道黏膜起安抚作用，服后不宜饮水，以免冲淡药物，降低疗效。服用多种药物应最后服用止咳溶液。

（8）磺胺类药和发汗药服后应多饮水。磺胺类药由肾脏排出，尿少时易析出结晶，引起肾小管阻塞；发汗药起降温作用，多饮水可增强药物疗效。

（9）刺激食欲的健胃药应在饭前服用；助消化药及对胃黏膜有刺激的药物应在饭后服用。

（10）服用强心苷类药物应先测量脉率（心率）及节律，如脉率低于 60 次/min 或节律异常，应停服并报告医生。

（11）发药时，患者如提出疑问，应重新核对，确认无误后给予解释，再给患者服下。

（12）发药后，随时观察服药疗效及不良反应，及时与医生联系。

（13）对服药依从性差的精神科患者，要严防患者藏药。服药后检查患者口腔，确保患者咽下药物再离开。对拒绝服药者，报告医生，遵医嘱鼻饲给药。

（四）密闭式静脉输液法

【目的】

（1）补充水分及电解质，预防和纠正水、电解质及酸碱平衡紊乱。

（2）增加循环血量，改善微循环，维持血压及循环灌注量。

（3）供给营养物质，促进组织修复，增加体重，维持正氮平衡。

（4）输入药物，治疗疾病等。

【用物准备】

1. **治疗车上层** 注射盘用物 1 套、弯盘、液体及药物（按医嘱准备）、加药注射器及针头、一次性无菌输液器及输液针头、止血带、胶布、瓶套、输液架、输液观察卡、手消毒液。

2. **治疗车下层** 锐器收集盒、生活垃圾桶、医用垃圾桶。

3. **其他** 输液架，必要时备夹板及绷带。

【操作方法及程序】

（1）护士衣帽整洁，修剪指甲，流动水洗手，戴口罩。

（2）携用物至患者床旁，核对床头卡及腕带信息（床号、姓名、住院号等）。

（3）评估患者的年龄、病情、意识状态及营养状况，心理状态及配合程度，穿刺部位的皮肤、血管状况及肢体活动度；向患者及其家属解释操作的目的、方法、注意事项及配合要点，以取得理解和配合；协助患者排尿，并取适当卧位。

（4）查对所用药液，洗手。

（5）排气：

1）将输液瓶挂在输液架上。

2）固定通气管，用弧形排气法排尽输液管内空气，调节器阻断液体。

（6）准备胶布，选择穿刺部位，在穿刺点上方 6 cm 处扎止血带。

（7）消毒皮肤两遍，消毒直径大于 5 cm，嘱患者握拳使静脉充盈。

（8）再次核对：核对患者床头卡及腕带信息（床号、姓名、住院号等），核对所用药液的名称、浓度、剂量及给药时间和给药方法。

（9）检查输液管下端，确定无气泡后，排出少许液体。

（10）嘱患者握拳，取下护针帽进行穿刺，见回血后将针头再沿静脉进针少许，松开止血带，嘱患者松拳，打开调节器，待液体滴入通畅，患者无不适后，用胶布固定针头，将输液肢体放置舒适位置（必要时用夹板固定关节）。

（11）根据患者年龄、病情及药液的性质调节输液滴速（成人 40～60 滴/min，儿童 20～40 滴/min）。

（12）再次核对。

（13）协助患者取舒适卧位，整理床单位。向患者交代注意事项，并将呼叫器放于患者易取处。

（14）洗手。

（15）清理用物，流动水洗手并记录。

【注意事项】

（1）严格执行无菌操作及查对制度，预防感染及差错事故的发生。

（2）对长期输液的患者，要注意保护和合理使用静脉，选用静脉从远心端开始（抢救时可例外），交替使用静脉。

（3）对昏迷、不合作等患者及小儿应选用易固定部位静脉，并以夹板固定肢体。

（4）输液前要注意排尽输液管及针头内的空气，输液过程中要及时更换输液瓶。输液毕，要及时拔针，严防造成空气栓塞。

（5）连续输液应 24 h 更换输液器一次。

（6）加强巡视，随时观察输液是否通畅、滴速及患者对药物的反应，如发现异常立即处理，必要时停止输液，通知医生。

（7）严格掌握输液的速度，输液过程中要加强巡视。

（8）合理安排输液顺序，注意药物的配伍禁忌，对有刺激性或特殊药物，应在确定针头刺入静脉内后再输入。

（五）体表静脉留置针法

【目的】

（1）减轻患者痛苦，保护血管。

（2）长期输液静脉穿刺较困难者，避免反复穿刺。

（3）保持静脉通道的通畅，便于抢救。

【用物准备】

1. **治疗车上层**　注射盘用物 1 套、弯盘、液体及药物（按医嘱准备）、加药用注射器及针头、一次性无菌输液器及输液针头，另备不同规格的留置针、透明贴膜、封管液、治疗巾、止血带、胶布、瓶套、输液架、输液观察卡，手消毒液。

2. **治疗车下层**　锐器收集盒、生活垃圾桶、医用垃圾桶。

3. **其他**　输液架，必要时备夹板及绷带。

【操作方法及程序】

（1）护士衣帽整洁，修剪指甲，流动水洗手，戴口罩。

（2）核对医嘱，核对药液瓶签（药名、浓度、剂量和时间等），检查瓶口有无松动，瓶身有无裂痕；将瓶倒置，检查药液是否混浊、沉淀或有絮状物。将输液瓶签倒贴在输液瓶上，套上瓶套，开启药瓶中心部分，常规消毒瓶口，根据医嘱加药。

（3）检查输液器完整性、有效期等。

（4）取出输液器，将输液管及排气管针头同时插入瓶塞至针头根部。

（5）携用物至患者床旁，核对床号及腕带信息（床号、姓名、住院号等），向患者解释，以取得合作。

（6）评估患者的年龄、病情、意识状态及营养状况，心理状态及配合程度，穿刺部位的皮肤、血管状况及肢体活动度。

（7）协助患者排尿，并取适当卧位。再次查对所用药液并洗手。

（8）将输液瓶挂在输液架上，将穿刺针的针柄夹于两手指间，一手持滴管使之倒立，待溶液流入 1/2～2/3 满时，迅速转正滴管，排尽导管和针头内的空气，关闭调节器。将输液瓶末端放入输液器包装袋内，置于治疗盘中。

（9）打开静脉留置针及肝素帽或可来福接头外包装，并连接留置针和肝素帽或可来福接头。将输液器连接于肝素帽或可来福接头，打开调节器，将套管针内的气体排于弯盘中，关闭调节器，将留置针放回留置针盒内。

（10）穿刺部位下铺治疗巾，在穿刺点上方 10 cm 处扎止血带，按常规消毒穿刺部位皮肤，消毒直径大于 10 cm 待干，备胶布及留置针敷贴，并在敷贴上写上日期和时间。

（11）再次核对。

（12）取下留置针针套、旋转松动外套管，排尽套管针内的空气，嘱患者握拳，左手绷紧皮肤，右手拇指与示指握紧留置针针柄，与皮肤成15°～30°角进针。见到回血后调整穿刺角度为 10°左右，顺静脉走向再继续进针 0.5～1 cm。

（13）一手固定针芯，一手拇指与示指将外套管全部送入血管。

（14）松开止血带，嘱患者松拳，打开调节器，观察液体滴入通畅并抽出针芯，放入锐器收集盒中。

（15）用注明置管日期和时间的透明贴膜密闭式固定外套管，胶布固定留置针延长管。

（16）根据患者的年龄、病情及药液的性质调节输液滴速（成人 40～60 滴/min，儿童 20～40 滴/min）。

（17）再次核对。

（18）取下止血带和治疗巾，协助患者取舒适卧位，整理床单位。将呼叫器放在患者易取处。

（19）整理用物，洗手并记录。

（20）如果使用的是肝素帽，输液完毕时，抽取 2～5 mL 肝素盐水（每毫升生理盐水含肝素 10～100 IU）或生理盐水边推注边退针，当封管液剩余 0.1～0.2 mL 时，用止水夹卡住延长管后拔出针尖，以确保正压封管。

（21）再次输液时，消毒肝素帽，将排好气的静脉输液针刺入，打开调节器。

【注意事项】

（1）严格无菌操作和查对制度，预防感染及差错事故的发生。

（2）留置针一般可保留 3～5 d，不宜超过 7 d。

（3）每日肝素封管，并正确使用正压封管法。

（4）注意保护使用留置针的肢体。不输液时，也尽量避免肢体下垂姿势，以免由于重力作用造成回血，堵塞导管。

（5）注意观察穿刺部位变化及患者的主诉，若穿刺部位有红肿、疼痛等异常情况，及时拔出导管，给予处理。

（6）更换穿刺点应选用对侧手臂及不同的静脉。

（六）吸氧法

【目的】

（1）纠正各种原因造成的缺氧状态，提高动脉血氧分压和动脉血氧饱和度，增加动脉血氧含量。

（2）促进组织的新陈代谢，维持机体生命活动。

【用物准备】

1. **中心供氧吸氧用物**　氧气装置 1 套（流量表、湿化瓶、橡胶管），一次性吸氧管、胶布、棉签、安全别针，吸氧记录单，根据不同的吸氧方法增加鼻塞、面罩等。

2. 氧气瓶吸氧用物　扳手，其余同中心供氧吸氧用物。

【操作方法及程序】

（1）护士衣帽整洁，修剪指甲，洗手，戴口罩。

（2）携用物至患者床前，核对床号及腕带信息（床号、姓名、住院号等），做好解释工作。

（3）评估患者的年龄、病情、意识、治疗情况、心理状态及合作程度，向患者及其家属解释操作的目的、方法、注意事项及配合要点，取得患者的理解和配合。

（4）吸氧：

1）中心供氧吸氧法：

A. 将流量表连接湿化瓶，安装在墙壁氧气装置上，连接橡胶管道。

B. 核对床号及腕带信息（床号、姓名、住院号等），做好解释工作。

C. 用湿棉签清洁双侧鼻腔并检查。

D. 打开流量表开关，调节氧流量，连接鼻导管，确定氧气流出通畅。

E. 自一侧鼻孔轻轻插入鼻导管至鼻咽部（长度为鼻尖到耳垂的2/3），询问患者无不适后固定。

F. 查对，整理床单位，洗手。

G. 记录用氧时间及流量。

H. 停止用氧时，拔出鼻导管，擦净鼻部。关流量表，取下流量表及湿化瓶并处置。

2）氧气瓶吸氧法：

A. 在氧气瓶上安装氧气流量表。

B. 接湿化瓶及橡胶管道。

C. 核对床号及腕带信息（床号、姓名、住院号等），做好解释工作。

D. 湿棉签清洁鼻孔。

E. 打开总开关，再打开流量表，调节氧流量，连接鼻导管，确定氧气流出通畅。

F. 自一侧鼻孔轻轻插入鼻导管至鼻咽部（长度为鼻尖到耳垂的2/3），询问患者无不适后固定。

G. 查对，整理床单位，洗手。

H. 记录用氧时间及流量。

I. 停止用氧时，先取下鼻导管，关闭流量表开关，然后关总开关，再开流量表开关放余气，关流量表开关。

3）一次性吸氧管吸氧法：

A. 将流量表连接湿化瓶安装在墙壁氧气装置上。

B. 核对床号及腕带信息（床号、姓名、住院号等），做好解释工作。

C. 用湿棉签清洁患者鼻腔并检查。

D. 连接一次性吸氧管，打开流量表开关，调节氧流量，检查吸氧管，确定氧气流出通畅。

E. ①鼻导管吸氧：自一侧鼻孔轻轻插入 1 cm，鼻导管至鼻咽部（长度为鼻尖到耳垂的 2/3），询问患者，无不适后固定。②鼻塞吸氧：将鼻腔插入单侧/双侧鼻孔 1 cm，环绕患者耳部调整松紧度后固定。

F. 查对，整理床单位，洗手。

G. 记录用氧时间及流量。

H. 停止用氧时，拔出鼻导管或鼻塞，擦净鼻部。关流量表，将取下的一次性吸氧管废弃；流量表按要求处置。

【注意事项】

（1）严格遵守操作规程，氧气筒放置阴凉处。切实做好防火、防油、防热、防振，注意用氧安全。

（2）持续吸氧患者鼻导管每日更换两次，双侧鼻孔交替插管，以减少对鼻黏膜的刺激和压迫。及时清理鼻腔分泌物，保证用氧效果。

（3）使用氧气时，应先调节流量表，后给患者吸入；停用时应先拔出吸氧管，再关闭氧气流量表开关。避免操作错误，大量氧气突然冲入呼吸道而损伤肺部组织。

（4）氧气筒内氧气切勿用空，至少保留 0.5 MPa（5 kg/cm^2）压强，以防外界空气及杂质进入筒内，再灌入氧气时引起爆炸。

（5）对未用或已用完的氧气筒，应分别悬挂"满"或"空"的标志，以便鉴别并及时调整氧气筒，并避免急救时搬错而影响使用。

（6）用氧过程中，应加强监测，判断用氧效果，做到安全用氧。

（7）保持呼吸道通畅，注意呼吸道湿化。

（8）保持吸氧管路通畅，无折叠，无分泌物堵塞或扭曲。

（9）面罩吸氧时，检查面部、耳部皮肤受压情况。

（10）新生儿吸氧应严格控制用氧浓度和用氧时间。

二、精神科常用专科护理技术操作规范

（一）精神科保护性约束

【目的】

（1）控制患者危险行为（如自杀、自伤、极度兴奋躁动、有明显攻击行为），避免患者伤害他人或自伤。

（2）意识障碍，谵妄躁动患者防止坠床。

（3）对治疗、护理不合作的患者保证治疗得以实施。

【用物准备】　约束带 2～4 条，衬垫 6～8 个，根据需要准备肩部、膝部约束带。

【操作方法及程序】

（1）评估患者情绪、合作程度及危险行为，报告医生查看患者，符合约束适应证者，开具约束医嘱。

（2）向患者解释使用约束带的目的，尽可能争取其配合。

（3）根据患者情况选择约束部位。常用约束部位为腕、踝关节。

（4）选择干净柔软的衬垫，置于患者被约束部位。

（5）将约束带打双套结，套于衬垫上，松紧以能伸进1~2横指为宜；再打一结使手脚不易脱出。

（6）将约束带固定于床上，不得让患者的手触及打结处及约束带的另一端。

（7）整理床铺，使患者平卧，四肢舒展，卧位舒适。

（8）检查被约束部位血液循环情况，安抚患者。

（9）进行约束登记，包括约束时间、部位，约束带数目，执行人签名。

【注意事项】

（1）约束患者要非常谨慎，要符合约束适应证，使用时必须征得主管医生同意。严禁无医嘱约束患者或将约束作为惩罚患者的手段。

（2）无论患者接受与否，使用前都应耐心向患者解释清楚。

（3）约束过程中掌握手法和力度，避免动作粗暴，造成肢体骨折等意外。

（4）被约束保护的患者应安置在重症病室，在护士的监护下，防止受其他患者袭击、伤害或解脱约束带发生意外。

（5）约束患者肢体处于功能位置，避免双手呈"倒八字"形约束。也不能只约束单侧上肢或下肢，以免患者解开套结发生意外。

（6）患者被约束期间，护士应定时给患者喂水、喂饭，协助患者排便，料理个人卫生，保持床铺清洁干燥，防止压疮发生。

（7）约束患者时间不宜过长，病情稳定或治疗结束后及时与医生联系解除约束，如需长时间约束，应定时更换约束肢体或每2 h活动肢体一次。

（8）约束期间应加强巡视，评估患者的情绪、合作程度、约束带的松紧度、肢体的血液循环等情况，防止约束并发症。

（9）做好记录，包括约束的原因、时间，约束带的数目，约束的部位，解除约束时间，执行人等，并进行床边交接班。

（二）噎食急救技术操作规范

【目的】　清除梗塞于咽部的食物，保持呼吸道通畅，缓解呼吸困难。

【准备】　协助患者取合适的体位，安慰患者，消除紧张情绪。

【操作方法及程序】

（1）发现患者在进食过程中发生噎食，应立即用手指掏出口腔中的食物。

（2）手指清除无效时，应用海姆利希手法，排出梗塞于咽部的食物。根据患者的身材、病情和意识障碍的程度，采取立位或卧位法。

（3）立位海姆利希手法：适用于意识尚清楚的患者。

1）患者站立，护士位于患者身后。

2）双手环绕患者腰间，左手握拳用拇指突起顶住患者上腹部，右手握住左拳。

3）向后上方用力冲击、挤压，连续做5~6次。

4）再用手掌连续拍打后背数次，直至食物咳出。

（4）卧位海姆利希手法：适用于已昏迷的患者。

1）让患者仰卧。

2）护士右手掌压在患者上腹部，左手压在右手上，双手分指扣紧，两臂伸直。

3) 用力向头部方向、向下冲击压迫,重复5～6次。

4) 检查口腔,用手抠出食物。

(5) 胸部冲击法:适用于身体肥胖者或孕妇。

1) 患者取坐位或立位,护士站于患者身后。

2) 双手从患者腋下穿过至胸前,左手握拳,并用拇指侧顶在患者胸骨中部,右手握住左拳。

3) 向后上方用力冲击、挤压,压迫患者胸骨6～8次,直至食物咳出。

(6) 如果以上方法不能将食物排出,立即用环甲膜穿刺针或大号无菌针头在甲状软骨下缘和环状软骨上缘之间的凹陷处刺入气管,畅通呼吸道。并报告医生,协助医生行气管切开、心肺复苏术。

(7) 急救成功后,安慰患者。嘱其卧床休息,保暖。

(8) 记录抢救过程,并交班。

【注意事项】

(1) 遇到噎食患者,一定要争分夺秒、就地抢救。

(2) 对突然发生的噎食,常需护士用手将食物从口中抠出,当手伸入患者口腔时,注意不要被患者反射性动作咬伤手指。可以在伸手之前,用随手可及的物品如筷子、勺子等垫在患者上下臼齿之间。

(3) 胸部冲击时,注意冲击压迫不要用力过大,防止造成胸骨骨折。

(三)无抽搐电休克治疗技术操作规范

【目的】 配合医生完成治疗。

【用物准备】 治疗机、治疗床、头枕及胸枕各1个、盐水或导电胶、牙垫、约束带、吸氧装置、吸引器、呼吸机、开口器、舌钳、抢救用药、治疗盘、注射器(50 mL、2 mL)等。

【操作方法及程序】

1. 治疗前

(1) 向患者解释治疗的意义、方法和效果,以解除患者对治疗的误解和顾虑,取得患者合作。

(2) 治疗前12 h禁食、禁水,治疗前30 min测生命体征。

(3) 根据医嘱,准备好各类治疗用药。

(4) 嘱患者排空大小便,防止便溺于床上。

2. 治疗时

(1) 协助患者仰卧于治疗台上,四肢自然伸直,不合作者给予约束。

(2) 松解患者衣领、裤带,查看口腔,取下活动义齿、眼镜、发卡等。

(3) 安抚患者,减轻焦虑、恐惧。

(4) 将血氧探头夹于右手中指上。

(5) 建立静脉通路。先注入生理盐水10 mL,证明在血管内,然后遵医嘱依次注入抗胆碱药(硫酸阿托品)、麻醉药物(丙泊酚或硫喷妥钠)、肌松药(氯琥珀胆碱)。肌松药注入速度要慢,并严密观察。

（6）当胸式呼吸停止，出现腹式呼吸及颊部、胸部肌肉震颤时立即终止给药。保留静脉通路。

（7）协助医生将牙垫置于患者上下臼齿间，以保护唇齿和舌头。

（8）通电治疗，将患者头垫起并后仰，行活瓣气囊加压人工呼吸，同时给氧，直至自主呼吸恢复。

（9）拔出静脉针头，将患者用平车推入观察室，专人监护。

3. 治疗后

（1）保持呼吸道通畅，将患者头偏向一侧，仔细观察是否存在呼吸道阻塞或呼吸困难。

（2）在意识障碍过程中，防止坠床和摔伤，监测呼吸、脉搏，直到患者意识完全清醒。清醒过程中如出现躁动不安可给予保护性约束，必要时加床挡。

（3）患者完全清醒后送回病房，按医嘱进食、进药。

（4）观察注射部位，如出现肿胀，轻度或较重的紫斑要遵医嘱给药外敷。

【注意事项】

（1）无抽搐电休克治疗前一定要按时禁食、禁水，否则停止当日治疗。

（2）严防药液外漏造成局部组织坏死。

（3）严格查对制度，防止差错。

（4）在给予患者治疗电刺激时，不可插入硬塑料的通气管道，以防切齿受损。

（5）治疗期间应保证患者入液量，以增加患者对治疗的耐受性。

三、心肺复苏术操作规范（单人徒手心肺复苏术）

【目的】 恢复患者的心脏搏动、呼吸和神志。

【准备】 仪表端庄，衣帽整齐，佩戴胸卡。纱布2块、弯盘2个、手电筒、硬板床1张。

【操作方法及程序】

（1）拍患者肩部，呼唤："喂，怎么啦？"观察患者有无反应，判断意识是否丧失。

（2）触摸颈动脉搏动是否消失。

（3）听呼吸音，用颊部感觉气流，看胸部是否有呼吸动作，识别呼吸是否停止。

（4）将患者去枕平卧在硬板床或地上，呼叫医生。

（5）解开衣领及裤带，胸外心脏按压：

1）部位：标准体型者，胸骨中下1/3交界处或操作者用右手中指、示指沿肋弓缘上移至胸骨下切迹，向上两横指的上缘。

2）方法：一手掌根部紧贴按压部位，另一手重叠其上，指指交叉，双臂伸直与患者胸部呈垂直方向，用上半身重量及肩部肌肉力量向下用力按压，力量均匀、有节律，频率为100～120次/min，成人按压深度不少于5 cm，但应避免超过6 cm，按压与放松比例适当，为保证每次按压后胸廓充分回弹，操作者在按压间隙，双手应离开患者胸壁。

（6）畅通气道：清除患者口鼻咽污物，取出义齿。

（7）仰头举颏法：一手掌根置于患者前额，向后方施加压力，另一手中指、示指向上向前托起下颏，使患者口张开。

（8）立即进行口对口人工呼吸：连续吹气 2 次，用按于前额的拇指、示指捏紧患者鼻孔（患者口上垫纱布），操作者正常吸气后，将患者的口完全包在其口中，均匀缓慢（1～2 s）将气吹入，直到患者胸部上抬，一次吹气完毕后，松手、离口，面向胸部，可见患者胸部向下塌陷，紧接着做第二次吹气。

（9）心脏按压与吹气的配合：按压与吹气比率为 30∶2，要求做 5 个循环，判断自主呼吸是否恢复，颈动脉搏动是否恢复，瞳孔是否缩小。

（10）用纱布清洁患者口鼻周围，头复位，穿好衣裤，盖好被子，继续生命支持。

（11）整理用物，洗手，记录。

【注意事项】

（1）操作熟练、沉着冷静、手法正确。

1）胸外按压注意事项：①快速、用力；②每 2 min（5 个循环）交换人员；③尽可能减少胸外按压的中断，尽量将中断控制在 10 s 之内；④正确按压；⑤尽可能不挪动患者。

2）人工呼吸注意事项：①每次吹气时间为 1 s 以上；②呼吸频率为 10～12 次/min。③每次通气可见胸廓运动，历时 1 s 以上。

（2）关心体贴患者。

（3）心肺复苏有效指征：①心音及大动脉搏动恢复；②收缩压≥60 mmHg；③肤色转为红润；④瞳孔回缩，光反应恢复；⑤自主呼吸恢复。

第二节　精神科常见操作并发症的预防及处理

一、精神科常用基础护理技术操作规范并发症的预防及处理

（一）口腔护理并发症的预防及处理

口腔护理是根据患者病情和口腔情况，采用适当的口腔护理溶液，运用特殊的口腔护理手段，为患者清洁口腔的方法。常用于高热、昏迷、危重、禁食、鼻饲、口腔疾病、术后及生活不能自理的患者。一般每日 2～3 次，如病情需要可酌情增加次数。

误吸是口腔护理的常见并发症，是指异物滞留口腔，或进入食管、气管或支气管，阻塞呼吸道而引起呼吸困难或发绀等一系列临床表现。

【发生原因】

（1）医护人员为昏迷患者或使用了某些抗精神病药物致吞咽功能障碍的患者行口腔护理时，由于粗心，棉球遗留在口腔或棉球过湿引起误吸导致窒息。

（2）为有义齿的患者行口腔护理时，操作前未将义齿取出，操作时义齿脱落，严重者可造成窒息。

（3）为兴奋、躁动、行为紊乱患者进行口腔护理时，因患者不配合操作，造成擦洗的棉球松脱，掉入气管或支气管，造成窒息。

【临床表现】　误吸患者轻者出现呛咳、烦躁不安、呼吸困难、缺氧、面色发绀，重者出现面色苍白、四肢厥冷、大小便失禁、鼻出血、抽搐、昏迷，甚至呼吸停止。

【预防及处理】

（1）操作前清点棉球的数量，每次擦洗时只能夹一个棉球，以免遗漏棉球在口腔，操作结束后，再次核对棉球的数量，认真检查口腔内有无遗留物。

（2）对于清醒患者，操作前询问其有无义齿；昏迷患者，操作前仔细检查牙齿有无松、脱，义齿是否活动等。如为活动义齿，操作前取下存放于有标记的冷水杯中。

（3）对于兴奋、躁动、行为紊乱的患者尽量在其较安静的情况下进行口腔护理。操作时，最好取坐位；昏迷、吞咽功能障碍的患者，应采取侧卧位，棉球不宜过湿以防误吸。夹取棉球最好使用弯止血钳，不易松脱。

（4）如患者出现窒息，应及时处理。迅速有效清除吸入的异物，及时解除呼吸道梗阻。

（5）如果异物已进入气管，患者出现呛咳或呼吸受阻，先用粗针头在环状软骨下1～2 cm处刺入气管，以争取时间行气管插管，在纤维支气管镜下取出异物，必要时行气管切开术解除呼吸困难。

（二）鼻饲法并发症的预防及处理

对于病情危重、存在消化道功能障碍、不能经口或不愿正常摄食的患者，为保证其营养的摄取与消化吸收，维持并改善患者的营养状态，促进康复，根据患者的病情不同，临床多采用经肠营养饮食。临床常用鼻胃管鼻饲法。

1. 腹泻

【发生原因】

（1）鼻饲液过多引起消化不良性腹泻。

（2）流质食物内含脂肪过多引起脂性腹泻。

（3）灌注速度太快，营养液浓度过大，温度过高或过低，刺激肠蠕动增强。

（4）鼻饲液配制过程中未严格遵循无菌原则，食物被细菌污染，导致肠道感染。

（5）对牛奶、豆浆不耐受者，使用部分营养液如"能全力"易引起腹泻。

（6）肠道功能未完全恢复患者。

【临床表现】　患者大便次数增多，部分患者出现水样便，伴或不伴有腹痛，肠鸣音亢进。

【预防及处理】

（1）鼻饲液配制过程中应防止污染，每日配制当日量，于4 ℃冰箱内保存，食物及容器应每日煮沸灭菌后使用。

（2）鼻饲液温度以38～40 ℃最为适宜。

（3）注意浓度、容量与滴速。浓度由低到高，容量由少到多。

（4）认真询问饮食史，对饮用牛奶、豆浆等易致腹泻，原来胃肠功能差或从未饮过牛奶的患者，要慎用含牛奶、豆浆的鼻饲液。

（5）菌群失调患者，可口服乳酸菌制剂；有肠道真菌感染者，给予抗真菌药物。严重腹泻无法控制时可暂停喂食。

（6）腹泻频繁者，要保持肛周皮肤清洁干燥，可用温水轻拭后涂氧化锌或鞣酸软膏，防止皮肤溃烂。

2. 胃食管反流、误吸

胃食管反流是胃内食物经贲门、食道、口腔流出的现象，为最危险的并发症，不仅影响营养供给，还可致吸入性肺炎，甚至窒息。

【发生原因】

（1）体弱、年老或有意识障碍的患者反应差，贲门括约肌松弛而造成反流。

（2）患者胃肠功能减弱，鼻饲速度过快，胃内容物潴留过多，腹压增高引起反流。

（3）吞咽功能障碍使分泌物及食物误吸入气管和肺内，引起呛咳及吸入性肺炎。

【临床表现】　在鼻饲过程中，患者出现呛咳，气喘、心动过速、呼吸困难、咳出或经气管吸出鼻饲液。吸入性肺炎患者体温升高，咳嗽，肺部可闻及湿性啰音和水泡音。胸部拍片有渗出性病灶或肺不张。

【预防及处理】

（1）选用管径适宜的胃管，坚持匀速限速滴注。

（2）昏迷患者翻身应在管饲前进行，以免胃因受机械性刺激而引起反流。

（3）对危重患者，管饲前应吸净呼吸道内痰液，以免管饲后吸痰憋气使腹内压增高引起反流。管饲时和管饲后取半卧位，借重力和坡床作用可防止反流。

（4）喂养时辅以胃肠动力药［多潘立酮（吗丁啉）、甲氧氯普胺（胃复安）］可解决胃轻瘫、反流等问题，一般在喂养前 30 min 由鼻饲管内注入。在鼻饲前先回抽，检查胃潴留量，如≥150 mL 暂停鼻饲。鼻饲过程中保持头高位（30°～40°）或抬高床头（20°～30°），能有效防止反流，注意勿使胃管脱出。

（5）误吸发生后，立即停止管饲，取头低右侧卧位，吸出呼吸道内吸入物，气管切开者可经气管套管内吸引，然后胃管接负压瓶。有肺部感染迹象者及时应用抗生素。

3. 胃潴留

【发生原因】　一次鼻饲的量过多或间隔时间过短，而患者因胃肠黏膜出现缺血缺氧，影响胃肠道正常消化，胃肠蠕动减慢，胃排空障碍，营养液潴留于胃内（重型颅脑损伤患者多发）。

【临床表现】　腹胀，鼻饲液输注前抽吸胃液可见胃潴留物，量≥150 mL，严重者可引起胃食管反流。

【预防及处理】

（1）每次鼻饲的量不超过 200 mL，间隔时间不少于 2 h。

（2）每次鼻饲完后，可协助患者取高枕卧位或半坐位，以防止潴留胃内的食物反流入食管。

（3）在患者病情许可的情况下，鼓励其多在床上及床边活动，促进胃肠功能恢复，并可依靠重力作用使鼻饲液顺肠腔运行，预防和减轻胃潴留。

（4）增加翻身次数，有胃潴留的重病患者，给予胃复安 60 mg 每 6 h 一次，加速胃排空。

4. 营养失衡

【发生原因】

(1) 患者由饥饿状态转入高糖状态或由于渗透性腹泻引起低渗性脱水。

(2) 尿液排出多,盐摄入不足,鼻饲液的营养不均衡。

【临床表现】

(1) 低渗性脱水患者早期出现周围循环衰竭,特点是体位性低血压,后期尿量减少,尿相对密度低,血清钠<135 mmol/L,脱水征明显。

(2) 低血钾患者可出现神经系统症状,表现为中枢神经系统抑制和神经-肌肉兴奋性降低症状,早期表现为烦躁,严重者表现为神志淡漠、嗜睡、软弱无力,腱反射减弱或消失、软瘫等。循环系统可出现窦性心动过速、心悸、心律不齐、血压下降。血清电解质检查钾<3.5 mmol/L。

【预防及处理】

(1) 严格记录出入液量,以调整营养液的配方。

(2) 监测血清电解质的变化及尿素氮的水平。

(3) 尿量多的患者除给予含钾高的鼻饲液外,必要时给予静脉补钾,防止出现低血钾。

(三) 口服给药并发症的预防及处理

口服给药是最常用、最方便,又比较安全的给药方法,药物经口服后被肠道吸收入血液循环,从而达到局部治疗和全身治疗的目的。但因口服给药吸收慢,故不使用于急救,另外对意识不清、呕吐不止、禁食等患者也不宜用此法。

口服给药常见并发症为给药对象、药品及给药时间错误。给药对象、药品及给药时间的错误不仅会使药品达不到治疗效果,还会带来一些副作用,影响患者的康复,甚至危及生命。

【发生原因】

(1) 给药前未对患者进行有效评估,不了解患者的病情及治疗目的,不熟悉常用药物的性能、用法、用量及副作用,不了解患者的药物过敏史。

(2) 未严格根据医嘱给药或盲目执行医嘱。

(3) 未严格执行"三查七对"原则。

(4) 未对患者进行有关药物知识的宣教。

(5) 未及时观察服药后的反应。

【预防及处理】

(1) 给药前评估:

患者的意识状态、病情及目前治疗情况。

患者是否适合口服给药,有无口腔、食道疾病,有无吞咽困难,是否存在呕吐等。

患者的心理及对治疗的合作程度。

患者的药物过敏史等。

(2) 严格根据医嘱给药,不得擅自更改,对有疑问的医嘱,应了解清楚后方可给药，避免盲目执行。

（3）认真查对患者腕带及相关信息，严格执行"三查七对"，若患者提出疑问，护士要认真听取，重新核对，确认无误后方可给药。

（4）告知患者服药的目的及注意事项，强调遵医嘱按时、安全、正确服药的重要性；协助患者服药时，须等待患者服药后方可离开。

（5）如患者需同时服用几种液体药物，在更换药物品种时，需洗净药杯。

（6）对鼻饲的患者须将药研细，用水溶解后从胃管内灌入；灌药前、后均应注入适量温开水。

（7）患者服药后注意观察服药后的效果及不良反应。

（四）静脉输液法并发症的预防及处理

静脉输液是将一定量的无菌溶液或药液直接输入静脉内的方法，它利用液体静压与大气压形成的输液系统内压高于人体静脉压的原理，将液体直接输入静脉内。常用周围静脉输液法包括密闭式输液法、开放式输液法、静脉留置输液法等。

1. 发热反应

【发生原因】 发热反应为静脉输液最常见的并发症，引起输液发热反应有多方面的原因，常因输入致热物质（致热原、死菌、游离的菌体蛋白或药物成分不纯），输入液体消毒或保管不善、变质，输液管表层附着硫化物等所致。

（1）与输入液体和加入药物质量有关：药液不纯、变质或被污染，可直接把致热原输入静脉；加药后液体放置时间过长也易增加污染的机会，而且输液时间越长，被污染的机会也就越大。在联合用药及药物配伍方面，若液体中加入多种药物时，容易发生配伍不当，使配伍后药液发生变化而影响药液质量，而且当配伍剂量大、品种多时，所含致热原累加到一定量时，输入体内亦会发生热原反应。

（2）输液器具的污染：输液前未认真检查而使用包装袋破损、密闭不严、漏气污染和使用过期的输液器亦会引起发热反应。

（3）配液加药操作中的污染：安瓿的切割及消毒不当。在切割安瓿时用无菌持物钳直接将安瓿敲开，使玻璃微粒污染药液。

（4）加药时，针头反复多次穿刺瓶塞，将橡皮塞碎屑带入液体，可导致污染机会增加。操作前不注意洗手或手卫生处置不当造成二次污染。

（5）静脉穿刺不成功未更换针头，也可直接把针头滞留的微粒引入静脉。

（6）环境空气的污染：在进行输液处置时，治疗室及病室环境的清洁状态和空气的洁净程度对静脉输液质量有直接影响。加药时，治疗室的空气不洁，可将空气中的细菌和尘粒带入药液而造成污染。

（7）输液速度过快：输液发热反应与输液速度有密切关系，输液速度过快，在短时间内输入的热原总量过大，当其超过一定量时，即可产生热原反应。

【临床表现】 在输液过程中出现发冷、寒战和发热。轻者 38 ℃，并伴有头痛、恶心、呕吐、心悸，重者高热、呼吸困难、烦躁不安、血压下降、抽搐、昏迷，甚至危及生命。

【预防及处理】

（1）加强责任心，严格检查药物及用具；液体使用前要认真查看瓶签是否清晰，是否过期，检查瓶盖有无松动及缺损，瓶身、瓶底及瓶签处有无裂纹。药液是否混浊，有无变色、沉淀、杂质。输液器使用前要认真查看包装袋有无破损，用手轻轻挤压查看有无漏气现象。禁止使用不合格的输液器具。

（2）安瓿锯痕后用消毒棉签消毒一次后折断，能达到无菌目的，且操作简便，省时省力。

（3）改进加药的习惯进针方法。将加药时习惯的垂直进针改为斜角进针，使针头斜面向上与瓶塞成75°角刺入，并轻轻向针头斜面的反方向用力，可减少胶塞碎屑和其他杂质落入瓶中的机会；避免加药时使用大针头及多次穿刺瓶塞。液体中需加多种药物时，避免使用大针头抽吸和在瓶塞同一部位反复穿刺，插入瓶塞固定使用一个针头，抽吸药液时用另一个针头，可减少瓶塞穿刺次数，以减少瓶塞微粒污染。

（4）加强加药注射器使用的管理，加药注射器要严格执行一人一用具，不得重复使用。

（5）避免液体输入操作污染。静脉输液过程要严格遵守无菌操作原则。瓶塞、皮肤穿刺部位消毒要彻底，重复穿刺要更换针头。

（6）过硬的穿刺技术及穿刺后的良好固定可避免反复穿刺静脉增加的污染。输液中加强巡视。

（7）合理用药，注意药物配伍禁忌。液体现用现配可避免毒性反应及溶液污染。

（8）对于发热反应轻者，减慢输液速度，注意保暖。

（9）对高热者给予物理降温，观察生命体征，并按医嘱给予抗过敏药物及激素治疗。

（10）对严重发热反应者应停止输液。除给予对症处理外，应保留输液器具和溶液进行检查。

（11）如仍需继续输液。则应更换液体及输液器、针头，并更换注射部位。

2. 急性肺水肿

【发生原因】

（1）由于输液速度过快，短时间输入过多液体，使循环血量急剧增加，心脏负担过重而引起。

（2）老年人代谢缓慢，机体调节功能差，特别是多数老年人都患有高血压、冠心病或其他脏器的慢性疾病。

（3）外伤、恐惧、疼痛等均可使机体抗利尿激素分泌增多及作用延长。此时，输入液体过多、过快也可能发生潴留导致肺水肿。

（4）心、肝、肾功能障碍患者输液过快，也容易使钠盐及水发生潴留而导致肺水肿。

【临床表现】 患者突然出现呼吸困难、胸闷、气促、咳嗽、咳粉红色泡沫样痰，严重时稀痰液可由口鼻涌出，听诊肺部出现大量湿性啰音。

【预防及处理】

（1）注意调节输液速度，尤其对老年人、小儿、心脏病患者速度不宜过快，液量不宜过多。

（2）经常巡视输液患者，避免体位或肢体改变而加快或减慢滴速。

（3）发生肺水肿时立即减慢或停止输液，在病情允许情况下使患者取端坐位，两腿下垂。高浓度给氧，最好用20％～30％酒精湿化后吸入，以降低肺泡内泡沫表面张力，从而改善肺部气体交换，缓解缺氧症状。必要时进行四肢轮流扎止血带或血压计袖带，减少静脉回心血量。酌情给予强心剂、利尿剂。

3. 静脉炎

【发生原因】　长期注入浓度较高、刺激性较强的药物；在操作过程中无菌操作不严格而引起局部静脉感染。

【临床表现】　沿静脉走向出现条索状红线，局部组织发红、肿胀、灼热、疼痛，或有畏寒、发热等症状。

【预防及处理】

（1）以避免感染、减少对血管壁的刺激为原则，严格执行无菌技术操作。若合并全身感染症状，按医嘱给予抗生素治疗。

（2）对血管有刺激性的药物，应充分稀释后应用，并防止药液溢出血管外。

（3）若出现静脉炎，局部可应用硫酸镁湿敷，赛肤润、喜疗妥药膏涂抹，以及水胶敷料如安普贴外用。

（4）要有计划地更换注射部位，保护静脉，延长其使用时间。一旦发生静脉炎，应立即停止在此处静脉注射、输液，将患肢抬高、制动；局部用50％硫酸镁湿热数，每日两次，每次30 min；或用超短波理疗，每日一次，每次15～20 min；中药如意金黄散局部外敷，可清热、除湿、疏通气血、止痛、消肿，使用后患者感到清凉、舒适。

4. 空气栓塞

【发生原因】　由于输液导管内空气未排尽、导管连接不严密、在加压输液时护士未在旁守护、液体输完后未及时拔针或更换药液情况下空气进入静脉，形成空气栓子。空气栓子随血流进入右心房，再进入右心室造成空气栓塞。

【临床表现】　患者突发性胸闷、胸骨后疼痛、眩晕、血压下降，随即呼吸困难，严重发绀，患者有濒死感，听诊心脏有杂音。如空气量少，到达毛细血管时发生堵塞，损害较小；如空气量大，则在右心室内阻塞肺动脉入口，引起严重缺氧而立即死亡。

【预防及处理】

（1）输液前注意检查输液器各连接是否紧密，有无松脱。穿刺前排尽输液管及针头内空气。

（2）输液过程中及时更换或添加药液，输液完成后及时拔针。如需加压输液，应有专人守护。

（3）发生空气栓塞，立即置患者于左侧卧位和头低足高位，该体位有利于气体浮向右心室尖部，避免阻塞肺动脉入口。随着心脏的跳动，空气被混成泡沫，分次小量进入肺动脉内以免发生阻塞。有条件者可通过中心静脉导管抽出空气。

（4）立即给予高流量氧气吸入，提高患者的血氧浓度，纠正缺氧状态；同时严密观察患者病情变化，如有异常变化及时对症处理。

5. 药液外渗性损伤

【发生原因】

（1）药物因素：主要与药物酸碱度、渗透压、药物浓度、药物本身的毒性作用及 I 型变态反应有关。

（2）物理因素：包括环境温度，溶液中不溶性微粒的危害，输液量、液体温度、输液速度、时间、压力与静脉管径及舒缩状态是否相符，针头对血管的刺激，旧法拔针对血管壁的损害。

（3）血管因素：主要是指输液局部血管的舒缩状态、营养状态。

（4）感染因素和静脉炎：微生物侵袭引起的静脉炎及物理、化学因素引起的静脉炎都可使血管通透性增高。

（5）由于穿刺不当，致穿破血管，而使药液漏至血管外。

（6）患者躁动，针头固定不牢，致药液外渗。

（7）由于患者长时间休克，组织缺血缺氧致毛细血管通透性增高，特别是在肢端末梢循环不良部位如手背、足背、内踝处易发生药液外渗。

（8）血管弹性差、穿刺不顺利、血管过细，或在注射过程中，药物推注过快均可发生药液外渗。

【临床表现】 主要表现为注射部位出现肿胀、苍白、缺血缺氧、疼痛、皮肤温度低。根据外渗药物的性质不同出现不同的症状。

【预防及处理】

（1）在光线充足的环境下，认真选择有弹性的血管进行穿刺。

（2）选择合适的头皮针，针头无倒钩。

（3）在针头穿入血管后继续往前推进 0.5 cm，确保针头在血管内。妥善固定针头。避免在关节活动处穿刺。

（4）注射时认真观察，加强巡视，尽早发现外渗以采取措施，及时处理；杜绝外渗性损伤，特别是坏死性损伤的发生。

（5）推注药液不宜过快。一旦发现推药阻力增加，应检查穿刺局部有无肿胀。如发生药液外渗，应中止注射，拔针后局部按压，另选血管穿刺。

（6）根据渗出药液的性质，分别进行处理：①化疗药或对局部有刺激的药物，宜进行局部封闭治疗，给予冷敷或者热敷、理疗，防止皮下组织坏死及静脉炎发生。②血管收缩药外渗，可采用肾上腺素能拮抗剂酚妥拉明 5～10 mg 溶于 20 mL 生理盐水中做局部浸润，以扩张血管；更换输液部位，同时局部温热敷。③高渗药液外渗，应立即停止在该部位输液，并用 0.25% 普鲁卡因 5～20 mL 溶解透明质酸酶 50～200 u，注射于渗液局部周围，因透明质酸酶有促进药物扩散、稀释和吸收作用。药物外渗超过 24 h 多不能恢复，局部皮肤由苍白转为暗红。对已产生的局部缺血，不能使用热敷，因局部热敷温度增高，代谢加速，耗氧增加，可加速坏死。

（五）静脉留置针并发症的预防及处理

静脉留置针又称静脉套管针。核心的组成部件包括可以留置在血管内的柔软的导管或套管，以及不锈钢的穿刺引导针芯。留置针分为开放式和密闭式，开放式和密闭式又分为普通型和安全型（防针刺伤型）。适用于间歇性、连续性或每日静脉输液治疗。静脉留置针的使用能够保护患者血管，减少患者静脉穿刺而造成的痛苦，因而静脉留置针已在临床上得到广泛应用。

1. 静脉炎

【发生原因】

（1）无菌操作不严格。

（2）留置针型号与静脉直径不适合，留置时间过长。

（3）长期输注高浓度、刺激性较强的药液。

（4）输液速度过快，输入液体微粒，长时间同部位输液或同一根血管反复多次穿刺。

（5）血管弹性差、脆性大，患者长期输液。

【临床表现】 输液部位发红，伴有或不伴有疼痛，局部肿胀，沿静脉走向出现条索状红线，局部组织发红、肿胀、灼热、疼痛，有时伴有畏寒、发热等全身症状。

【预防及处理】

（1）严格执行无菌操作，静脉留置针必须一次性使用。

（2）选择粗直、弹性好的静脉，位置便于固定，避开关节、静脉瓣等部位。

（3）提高穿刺成功率，进针速度与角度要适当，避免损伤静脉内膜。

（4）规范输液操作过程，减少微粒污染液体所致的静脉炎。

（5）输注刺激性强的药物前后应用生理盐水冲管，减少对血管的刺激。

（6）严格控制留置时间。

（7）营养不良、免疫力低下者应加强营养，增强血管的修复能力和抗炎能力。

（8）留置针留置期间，指导患者不宜过度活动穿刺侧肢体。

（9）一旦发现静脉炎，要立即拔出留置针，嘱患者抬高患肢，促进静脉回流，缓解症状。

（10）局部应用硫酸镁湿敷，赛肤润、喜疗妥药膏涂抹，水胶敷料安普贴外用。

2. 导管堵塞

【发生原因】

（1）未及时更换液体，血液回流至导管凝固。

（2）输注浓度高的液体后，未及时、完全冲管。

（3）液体输完后未正压封管。

【临床表现】 输液不滴或滴速过慢，冲管有阻力或无法冲管，抽吸无回血。

【预防及处理】

（1）加强巡视，及时更换液体。滴速减慢或不滴时，及时查找原因并处理。

（2）输液后彻底冲洗导管，正压封管并夹闭延长管。

（3）输液时尽量避免身体下垂姿势，以免由于重力作用造成回血堵塞导管。

（4）堵管后不可强行推注液体，应先回抽，避免将血凝块推入血管引起血栓。

3. 导管脱出

【发生原因】

（1）未妥善固定导管。

（2）更换敷贴时方法错误。

（3）患者置管侧肢体过度活动。

（4）患者无意将导管拔出。

【临床表现】　穿刺部位出现渗液、渗血，导管部分或全部脱出体外。

【预防及处理】

（1）妥善固定导管，延长管弧形固定，以使导管受外力牵拉时有一定的余地。

（2）更换敷贴时应自下而上揭开敷贴。

（3）嘱患者勿过度活动置管侧肢体。

（4）神志不清者应使用保护措施，避免导管被拔出。

（5）静管脱出后局部按压止血。

4. 静脉血栓

【发生原因】

（1）长期静脉输液造成血管壁损伤及静脉炎，血小板黏附于管壁，激活一系列凝血因子而发生血栓栓塞。

（2）液体中的不溶性微粒可引起血栓栓塞。

（3）长期卧床、肿瘤、凝血功能异常的患者易发生血栓。

（4）选择的留置针型号与血管直径不合适，在同一部位反复穿刺。

【临床表现】　肢体疼痛、肿胀，浅静脉怒张并沿静脉可触及条索状物。

【预防及处理】

（1）穿刺时选择合适的留置针型号，选择粗直、弹性好的静脉，避免在同一部位反复穿刺，留置时间不宜过长。

（2）再次输液时若液体滴入不畅，勿用力挤压输液管，避免将小血凝块挤入静脉。

（3）若出现肢体疼痛、肿胀，通知医生，及时准确判断、处理。

（4）卧床休息，抬高患肢并制动，促进血液回流，减轻疼痛。

（5）避免碰撞患肢。

（6）遵医嘱使用抗凝及溶栓药物。

（六）吸氧并发症的预防及处理

吸氧是利用吸氧装置为缺氧的患者提供氧气的方法。适用于各种原因造成机体缺氧的患者，通过给氧，可提高动脉血氧分压（PaO_2）和动脉血氧饱和度（SaO_2），增加动脉血氧含量，从而纠正各种原因造成的缺氧状态。

吸氧的常见并发症是呼吸道分泌物干燥。

【发生原因】

（1）氧气吸入前未充分湿化。

（2）吸氧时间过长或氧流量过大。

【临床表现】　患者鼻腔、咽腔干燥，有痰痂。

【预防及处理】

（1）吸氧时在湿化瓶中加入适量灭菌注射用水，以湿化氧气。

（2）长时间吸氧者每日更换吸氧鼻塞，两侧鼻孔交替使用，及时清除鼻腔分泌物。每日更换湿化瓶中的灭菌注射用水，使其保持在湿化瓶的 $1/3 \sim 1/2$。

二、精神科常用专科护理技术操作规范

（一）精神科保护性约束并发症的预防及处理

精神障碍患者在医疗机构内发生或者将要发生伤害自身、危害他人安全、扰乱医疗秩序的行为，医疗机构及其医务人员在没有其他可替代措施的情况下，可以实施约束、隔离等保护性医疗措施。由于精神科保护性约束是一种有悖患者意愿的强制性措施，患者会产生较强的敌对情绪和激烈的反抗行为，同时受到患者躯体情况、精神状况、约束技巧等多因素的影响，约束过程中可能导致并发症的发生。常见的有臂丛神经损伤、压疮、骨折。

1. 臂丛神经损伤　臂丛神经损伤是由于臂丛神经受到过度牵拉而引起上肢无力、功能活动受限、皮肤感觉异常等一系列临床表现。

【发生原因】

（1）由于患者极度兴奋躁动，使约束带越勒越紧，造成患者肢体血液循环障碍，持续缺血缺氧。

（2）保护约束患者时姿势不当，肢体未处于功能位置，长时间保持一种姿势不变。

（3）未按时观察约束带松紧及更换肢体位置。

【临床表现】　多为一侧肢体，表现为上肢麻木，不能上抬、外展、旋转、屈曲等肢体功能受限症状。

【预防及处理】

（1）约束患者的双上肢处于功能位置，禁止体位约束呈"倒八字"形（上肢上拉），约束带松紧适宜。

（2）安置在重症病室或隔离室，专人看护，严格床头交接班。

（3）护士每 $15 \sim 30$ min 巡视一次，每小时评估一次，病情相对稳定时即解除约束。每 2 h 更换肢体位置一次，松解并局部按摩及活动肢体。

（4）做好约束记录。

（5）疑似臂丛神经受损，应及时报告医生，请神经内科会诊。

（6）遵医嘱给予药物、针灸、理疗、患肢功能康复锻炼等相结合的综合治疗。

（7）用三角巾将患者肘关节屈曲固定悬吊于胸前，预防因神经损伤后失去对肌肉的支配而造成的垂肩。

2. 压疮　因局部组织长时间受压，血液循环障碍，局部持续缺血、缺氧、营养不良而致的软组织溃烂和坏死。

【发生原因】

（1）约束时间过长。

（2）约束过程未按时更换体位，导致身体局部组织长期受压。

（3）约束性保护中，衬垫不当，约束带过紧，使局部血供障碍。

（4）床铺不平整，小便于床上未及时清理，长时间尿液刺激。

(5) 拒食、营养不良及年老体弱者。

(6) 极度躁动不合作，企图挣脱约束者，局部皮肤过度摩擦。

【临床表现】　压疮通常分为四期，常见的是骶尾部Ⅰ期压疮，皮肤出现红、肿、热、痛或麻木。

【预防及处理】

(1) 安置在重症病室，专人看护，认真做好压疮的风险评估。

(2) 严格床头交接班，对压疮的易发部位如骶尾部、足跟、内外踝、肩胛等处认真查看皮肤的受压情况。

(3) 约束体位正确、松紧适宜。护士每 15～30 min 巡视一次，每小时评估一次，情绪稳定，配合治疗时及时解除约束。每 2 h 更换肢体位置及松解活动肢体一次。

(4) 患者入睡后原则上要解除保护性约束，如病情不允许需要持续约束者，应减少约束部位，调节约束长度至患者有可翻身的余地。

(5) 做好患者的基础护理及心理护理，保持床铺平整、干燥，满足患者的生理需求。

(6) 做好约束记录。

(7) Ⅰ期压疮应解除局部受压，改善局部血运，可使用气垫床。Ⅱ期压疮局部使用皮肤保护膜，促进创面痊愈。

(8) 给予高蛋白、高维生素饮食，增加机体抵抗力。

3. **骨折**　骨折是指骨结构的连续性完全或部分断裂。经及时恰当处理，大多数能恢复原来的功能。在控制与反控制的约束过程中，控制力与反控制力共同作用于骨骼的薄弱点而致骨折。

【发生原因】

(1) 约束患者时力度及动作幅度大。

(2) 控制患者时行为不规范，将手臂扭在背后，强拉一侧肢体或部位。

(3) 缺乏约束的技能。

(4) 不知情，对于既往有积累性劳损和骨质疏松的患者实施约束。

【临床表现】　常为上肢骨尤以肱骨闭合性骨折多见。典型表现是伤后出现局部变形，肢体等出现异常运动，移动肢体时可听到骨擦音。此外，伤口剧痛，局部肿胀、瘀血，伤后出现运动障碍。

【预防及处理】

(1) 严格按照约束流程执行，患者发生冲动行为时，首先要设法稳定其情绪，尽最大努力进行劝解疏导，尽量避免使用约束。

(2) 约束前了解骨折的相关因素，做好患者骨折的风险评估。

(3) 必须约束时应通知其他工作人员或请保卫科协助，避免单独约束患者。

(4) 控制患者时要注意保护患者，当其力图挣脱控制时，应等待力气消耗下降时，统一用力，适中平稳约束患者。避免"硬碰硬"暴力干预。

(5) 避免不规范行为，禁止将手臂扭在背后，避免强拉一侧肢体或部位。

(6) 过分躁动患者，要多安排几名工作人员，步调要协调一致，不要在患者面前讨论控制步骤或其他相关问题，要预先设计好方案。

（7）约束时，要避免患者处于可能发生危险的境地，如站在床上、楼梯上等高处。

（8）强化暴力防范技能培训，人人掌握防范技巧如三人控制法。

（9）对疑似骨折患者，尽量减少患处活动，及时报告医生，必要时请骨科会诊。

（10）做好骨折复位及固定术后的护理，开展功能锻炼，促进骨折愈合，预防后遗症发生。

（二）噎食急救技术操作并发症的预防及处理

噎食是指食物堵塞咽喉部或卡在食管的第一狭窄处，甚至误入气管，引起窒息。精神病患者发生噎食窒息者较多，其原因多是服用抗精神病药物发生锥体外系不良反应时，出现吞咽肌肉运动不协调而使食物误入气管。在急救过程中常采用海姆利希手法，在抢救过程中及抢救成功后会发生一些并发症，如肋骨骨折、腹部或胸腔脏器受损、胃食管反流发生误吸等。

1. 肋骨骨折

【发生原因】　由于操作方法不当，腹部冲击时用力过大、过猛所致。

【临床表现】　患者清醒后主诉局部疼痛是肋骨骨折最明显的症状，且随咳嗽、深呼吸或身体转动等运动而加重。

【预防及处理】

（1）实施立位和卧位腹部冲击时注意掌握手法和力度，不可用力过猛。

（2）掌握腹部冲击的正确方法，包括冲击的手法、部位、姿势等。

（3）对疑似骨折患者，尽量减少患处活动，及时报告医生，必要时请骨科会诊。

（4）做好骨折复位及固定术后的护理，开展功能锻炼，促进骨折愈合，预防后遗症发生。

2. 腹部或胸腔脏器受损

【发生原因】　由于操作方法不当或使用暴力使肝脾等内脏受损。

【临床表现】　患者常处于过度精神紧张状态，面色苍白，出冷汗和皮肤发凉，腹痛、恶心呕吐、腹胀，腹部压痛、反跳痛和肌紧张（腹膜刺激征）等。

【预防及处理】

（1）正确掌握本操作方法，按压部位要正确，用力要适当，防止暴力冲击。

（2）在使用本法后检查患者有无并发症发生。

（3）掌握本操作的适用对象。

（4）立即行胸腹部相关检查，请外科会诊，必要时转外院手术治疗。

3. 胃食管反流发生误吸

【发生原因】　腹部多次冲击使腹内压增高使胃内容物，包括从十二指肠流入胃的胆盐和胰酶等反流入食管，至食管入口，患者发生误吸。

【临床表现】　患者发生呕吐、恶心及反射性咳嗽、呛咳，急性呼吸道梗阻症状，吸入性肺不张或吸入性肺炎。

【处理措施及预防】

（1）立刻停止操作，迅速将患者头转向一侧，如吸引器不在手头，立即用示指裹以毛巾或布块，甚至衣角，伸指入口，快速掏过后咽壁，感知异物的所在，即予掏除，直至掏净为止；有吸引器时，立即用大号吸引管直接吸引。亦可用喉镜伸入口内，明视下吸引更为确切、有效。

（2）再行气管内吸引。

（3）随即行间断正压呼吸，先用纯氧，如误吸时间较长，可行呼气末正压通气，使肺泡重张。

（4）遵医嘱正确用药。

（5）胃肠减压，虽不能将胃内容物完全清空，但可减少胃内的积气及存液。

（三）无抽搐电休克治疗并发症的预防及处理

无抽搐电休克治疗是在通电治疗前，先注射适量麻醉剂和肌松剂，然后利用一定的电流刺激大脑，引起患者意识丧失，从而达到无抽搐发作而治疗精神病的一种方法。在治疗或观察过程中较常出现的并发症为窒息。极少数治疗后有抽搐发作，可按照癫痫发作处理。罕见心搏、呼吸骤停，一旦出现应立即进行心肺复苏抢救。

窒息是指人体的呼吸过程由于某种原因受阻或异常，所产生的全身各器官组织缺氧，二氧化碳潴留而引起的组织细胞代谢障碍、功能紊乱和形态结构损伤的病理状态。

【发生原因】

（1）患者使用麻醉剂及肌松剂后不能自主呼吸。

（2）分泌物堵塞咽喉部或吸入气管。

（3）舌后坠。

（4）咽部肿胀压迫呼吸道。

【临床表现】　呼吸极度困难，口唇、颜面青紫，心搏加快而微弱，患者处于昏迷或者半昏迷状态，发绀明显，呼吸逐渐变慢而微弱，继而不规则，到呼吸停止，心搏随之减慢而停止。瞳孔散大，对光反射消失。

【预防及处理】

（1）落实无抽搐电休克治疗前后的护理常规，治疗前 12 h 禁食、禁水。密切观察患者治疗后呼吸情况，做到不离视线。

（2）如患者因分泌物堵塞咽喉部或吸入气管出现窒息，立即使用负压吸引器吸出阻塞物或吸入物，再使用简易呼吸器辅助呼吸，直至患者呼吸恢复。

（3）如患者因舌后坠而引起窒息，立即用舌钳将舌体牵拉出口外，将头偏向一侧，置入口咽通气道，再使用简易呼吸器辅助呼吸，直至患者呼吸恢复。

（4）如患者因咽部肿胀压迫呼吸道，立即协助医生行气管插管，紧急情况下，可用粗针头由环甲膜刺入气管内代替通气；必要时行气管切开。

（四）心肺复苏术并发症的预防及处理

心肺复苏基本生命支持技术又称徒手或初步心肺复苏，简称 CPR，是指专业或非专业人员不用任何设备保证呼吸道通畅，支持呼吸和循环，维持患者脑、心和其他组织的供氧，维持生命。心肺复苏基本生命支持术包括：胸外心脏按压（C）、开放气道（A）和人工呼吸（B）。心肺复苏术常见并发症有胸骨、肋骨骨折，胃区过度胀气，吸入性肺炎等。

1. 胸骨、肋骨骨折

【发生原因】　用力过猛、过大，按压位置过高，压力不均匀或偏向一侧。

【临床表现】　患者清醒后主诉胸骨局部疼痛或经检查证实按压部位有新发生的骨折灶。

【预防及处理】

（1）按压位置准确：两乳头连线与胸骨正中线交界的胸骨下部，剑突上两横指。

（2）按压姿势准确：肘关节伸直，上肢呈一直线，双肩正对双手，保证每次按压方向与胸骨垂直。

（3）按压力度正确：成人按压深度不少于 5 cm，但也不宜超过 6 cm，小儿按压深度为胸部前后径的 1/30。

（4）按压方法正确：每次按压后，胸廓需回复到原来位置。

2. 胃区过度胀气、吸入性肺炎

【发生原因】　呼吸道不畅、吹起力量过大。

【临床表现】　下腹部胃区隆起，患者复苏时从口腔溢出胃内容物，相关检查提示有肺炎。

【预防及处理】

（1）CPR 前清理呼吸道分泌物。

（2）使用呼吸囊或进行口对口人工呼吸时避免过度通气（送气使胸廓抬起即可）。

（3）CPR 过程中注意观察胃区有无隆起。

（4）发生反流时将头偏向一侧，院内实施时备好吸引用物。

3. 肺挫伤、血气胸、纵隔积液

【发生原因】　经锁骨下行中心静脉插管建立静脉通路以辅助进行复苏时，未中断心脏按压，可引起气胸、血气胸及纵隔积液。

【临床表现】　复苏后胸部 CT 检查显示肺部有明显挫伤或局部渗出，有不同程度胸腔积液产生，表现在两肺可见散在分布的斑片或大片状高密度影，肺透亮度降低或增高，肺血管模糊，局部可见肺实变，胸腔积液较多。

【预防及处理】

（1）确保按压位置、力度及方法准确。

（2）及时清理呼吸道保证送气通畅。

（3）紧急情况下针头穿刺排气：选用粗针头在患侧锁骨中线第 2 肋间或腋中线第 4～5 肋间，于下一肋的上缘进针进行穿刺减压。

（4）大量血胸时成人在患侧腋中线第 4～5 肋间置入胸腔引流管，儿童可选择腋前线第 4～5 肋间。

（5）严密观察血氧饱和度及血压情况，必要时提高给氧浓度，建立多路静脉通路，备血，紧急情况下可进行自体输血。

4. 高位截瘫

【发生原因】

（1）动脉粥样硬化的老年患者，头部过度后仰或头部转向一侧时，可引起脑基底动脉循环血量减少，导致脑干缺血。

（2）意外事故患者，头部过度后仰、头转向一侧或头部屈曲，都可加剧颈脊髓损伤而引起瘫痪。

【临床表现】　胸段脊髓平面以下深浅感觉消失，四肢肌力减弱，大小便失禁。

【预防与处理】

（1）未明确有无颈椎损伤的患者使用托下颏法开放气道。

（2）恢复心跳后及时使用颈托固定。

（3）头部维持在与身体纵轴一致的体位，并使头不能过度后仰。

5. 脂肪栓塞

【发生原因】

（1）患者骨折。

（2）按压位置不正确，压力偏向一侧。

【临床表现】　肺栓塞多见，胸部 X 片可见肺炎样浸润状阴影和肺不张等肺实质性改变。

【预防及处理】

（1）对骨折患者进行确实稳妥的固定，减少断端对组织的再损伤，以减少脂肪栓子的来源。

（2）积极进行抗休克治疗，补充有效血容量。

（3）对症治疗，预防感染，提高血液乳化脂肪的能力（早期使用抑肽酶、白蛋白、高渗葡萄糖等）。

（4）在有效的呼吸支持治疗下，血氧分压仍不能维持在 60 mmHg（8 kPa）以上时可使用激素，一般采用大剂量氢化可的松。

6. 心脏破裂

【发生原因】

（1）患有急性心肌梗死或有陈旧性心肌梗死患者梗死区的纤维化和瘢痕修复不完善，最易产生心脏破裂。

（2）按压力度不均匀、位置不正确或按压位置过低。

【临床表现】　在心肺复苏过程中出现失血性休克，心脏压塞等临床表现，如呼吸困难、气管移位、患侧肺呼吸音减弱或消失等血气胸体征。

【预防与处理】

（1）按压时位置准确，力度合适。

（2）心肌梗死患者早期尽量避免使用洋地黄类正性肌力药和糖皮质激素。

（3）心包腔穿刺减压缓解。

（4）输血补液。

（刘文静　任红梅）

第八章　精神科常见护理应急预案及演练脚本

【导读】

　　精神病患者，尤其是重性精神病患者，其情感、思维、行为、意志等常常处于妄想、幻觉之中，再加上服用的抗精神病药物，有十分明显的药物镇定作用等，造成了患者的一些行为失控，随时都可能发生安全事故，给家庭、医院、社会带来严重的消极影响。因此在精神科护理方面要加强管理并且制订相关的应急预案，以便及时处理精神病患者做出的危险行为。

第一节　自缢患者应急预案及处理流程（附演练脚本）

一、应急预案

　　一旦发现患者自缢，应采取如下措施。

　　（1）当班护士保持镇定，迅速将患者身体向上托起使缢绳松弛，减轻对颈部的压迫，并迅速解除绳子，将患者轻轻就地平放。若为高处自缢，应注意防止跌伤。同时呼叫其他工作人员通知医生。

　　（2）快速判断患者意识、呼吸、心搏，如呼吸、心搏停止，应立即畅通呼吸道，进行人工呼吸和胸外心脏按压。

　　（3）待医生到来，遵医嘱给氧，建立静脉通道、应用抢救药品等，协同做好抢救及护理工作。

　　（4）在抢救同时通知医务科、护理部、行政总值班，并及时通知家属来院。

　　（5）随时观察呼吸、心搏复苏情况，必要时通知急诊科做气管切开。

　　（6）继续抢救，待医生宣布患者死亡后，方可停止抢救措施，并按要求做好尸体料理。

　　（7）及时正确书写抢救记录，包括发现患者自缢的时间、地点、生命体征、主要抢救过程、患者转归情况等。妥善保存自缢所用物品及病历资料。

　　（8）事后病区要进行护理病历讨论，分析原因、查找漏洞、制订改进措施，做好记录。并准备书面材料向上级领导汇报。

　　（9）在抢救自缢患者的同时，病区要有护士负责组织管理其他患者，防止发生其他意外事件。

二、处理流程

自缢患者应急处理流程见图 8-1。

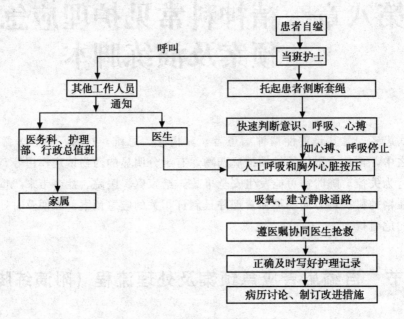

图 8-1　自缢患者应急处理流程

三、自缢应急预案演练脚本

时间：2013 年 9 月 11 日 16：00。

地点：精神科病房。

人物：值班医生、护士甲、护士乙、护士丙、患者。

场景旁白：一位长期住院患者因家人许久未来探视，担心家人不要自己，消极下选择自缢。

护士甲：护士甲值班时发现有一患者自缢，立即呼叫搭班人员，护士甲、护士乙迅速将患者身体向上托起使缢绳松弛，减轻对颈部的压迫，并迅速用小刀将绳子割断，护士甲、护士乙同时托起患者就地平放，护士甲判断患者意识：大动脉搏动存在，无自主呼吸，胸廓无起伏。护士乙畅通呼吸道，护士甲立即行胸外心脏按压。

护士丙：立即给予患者氧气吸入，并疏散围观患者，呼叫医生。

护士乙：准备抢救物品（简易呼吸器、面罩、手电筒、弯盘、纱布）并连接装置。口述："有氧情况下，按压气囊后 1/3 处加压，送气量是 400～600 mL，频率 16～20 次/min；无氧情况下，按压气囊 1/2 处，送气量是 500～1 000 mL，频率 16～20 次/min"。

抢救成功，护士丙测量血压，并报告给护士甲，护士甲口述："颈动脉及大动脉搏动恢复，自主呼吸恢复，散大的瞳孔缩小，面色及肤色转红润，上肢收缩压大于等于 60 mmHg。"

第二节　冲动伤人患者应急预案及处理流程（附演练脚本）

一、应急预案

一旦发现患者冲动伤人，应采取如下措施。

（1）一旦患者突然发生冲动伤人或损物行为，当班护士应立即呼叫其他工作人员协助并通知医生，同时稳定患者情绪，疏散围观患者。

（2）如果患者手中有危险物品，应与其他工作人员协作巧妙夺取，遵医嘱给予隔离或约束。

（3）遵医嘱给予镇静药物控制患者情绪。

（4）密切观察患者病情，注意意识及生命体征的变化，做好基础护理。

（5）建立约束登记卡，按时巡视，观察被约束肢体有无红肿、发绀情况，并防止受其他患者袭击、伤害或解脱约束带发生意外。

（6）做好床头交接班，情绪稳定后及时解除约束。及时书写护理记录。

（7）护理人员在约束过程中注意掌握手法和力度，避免动作粗暴，对患者造成损伤。

二、处理流程

冲动患者应急处理流程见图8－2。

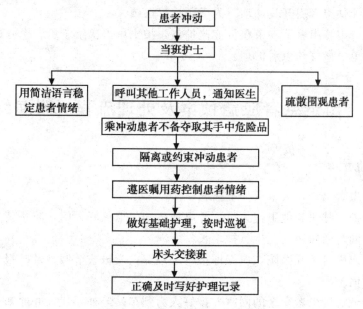

图8－2　冲动患者应急处理流程

三、冲动应急预案演练脚本

时间：2013 年 9 月 10 日 14：00。

地点：精神科病房。

人物：值班医生、护士甲、护士乙、护士丙，患者甲、患者乙。

场景旁白：房间，一名患者安稳地睡着。

患者甲：从外面走回自己的房间，嘴里抱怨着家人怎么还不来接自己出院。自己受够了这里的生活。看到患者乙躺在自己的床上睡着，大发雷霆。

患者甲怒吼：谁让你睡我的床，下来！

患者乙：我就睡一会儿，不下来！你能把我怎么样！

患者甲：一把把患者乙拉下床，准备大打出手。

护士甲：看见后立即上前将两名患者隔离开来并询问情况。

患者乙抱怨被患者甲打！

护士甲：安抚患者乙，并让其暂时离开现场。

护士甲：做防护状，安抚患者甲的情绪。

患者甲情绪激动，要求回家，不听护士甲的解释，挥拳向护士甲攻击。

护士甲：躲避后呼救。护士乙和护士丙赶到。

三人劝解无效，患者甲拿起身旁的水杯仍欲攻击，三名护士采用三人控制法控制住患者甲，并巧妙夺取其手中危险物品。

患者甲情绪激动，符合约束指征，需要约束在床。

护士甲：通知医生评估患者甲情况。

值班医生评估患者后开具冲动行为干预治疗医嘱。

护士三人合力将患者甲约束在重症监护室，护士甲再次给予患者甲心理疏导，填写约束护理记录单，做好约束后护理。

第三节　出走患者应急预案及处理流程（附演练脚本）

一、应急预案

一旦发现患者出走，应采取如下措施。

（1）当班护士呼叫其他工作人员，并电话告知门卫关好大门，防止其走出院外。立即寻找患者，同时通知病区医生、护士长。

（2）若确定患者离开医院，应立即报告护理部，夜班或节假日及时报告医务科、护理部、行政总值班。

（3）在保证病区患者安全的同时安排好人力到车站等处寻找，并通知患者家属协助寻找。

（4）若有出走患者的信息，组织人员派车接回，并做好患者的安抚工作；若 24 h

无出走者信息，上报院领导，必要时上报"110"协助查找。

（5）当班护士书写护理记录单，包括发现患者出走的时间、方式，寻找的经过、结果等。

（6）事后病区对此事要进行病历讨论，分析原因、查找漏洞、制订改进措施并做好记录。

二、处理流程

出走患者应急处理流程见图 8-3。

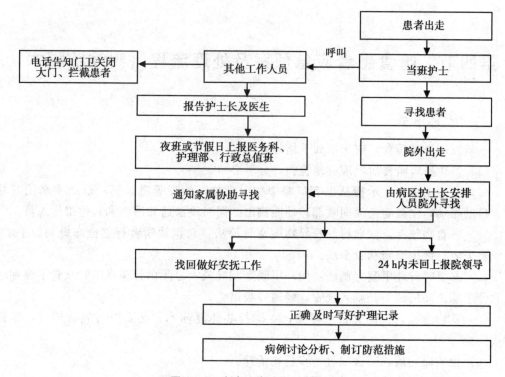

图 8-3　出走患者应急处理流程

三、出走应急预案演练脚本

时间：2013 年 9 月 11 日 10：00。

地点：精神科门诊。

人物：护士甲、护士乙、护士丙、医生甲、患者甲、患者乙。

场景旁白：护士甲，护士乙带 2 名患者去门诊做检查时，患者甲诉腹泻，要求如厕，护士乙带其如厕期间，患者乙挣脱护士甲跑出去。

护士甲立即呼叫护士乙，同时沿患者乙出走方向，追寻出走患者。

护士乙立即电话通知护士长，并安抚患者甲，将其送回病房。

护士丙电话告知门卫请其留意，通知主管医生与患者乙家属联系，迅速组织科室人员进行查找，通知监控室协助查找，防止患者乙跑出院外，并向护理部汇报。

医生甲及时与其家属取得联系，协助寻找。

护士甲沿其回家路线寻找（口述）。

护士乙在公交站台、车站附近寻找（口述）。通知出租车总台，协助查找。

护士甲在路边发现患者乙，通知护士乙，共同将患者乙护送回病房，安抚患者乙情绪。

医生甲电话通知家属，患者乙已找回，并安抚家属，请家属来院探望患者。进行体检，更改护理级别，做好患者心理疏导。

护士甲挂警示标识，安抚患者情绪，密切观察病情变化，做好心理护理，严格交接班。

第四节　噎食患者应急预案及处理流程（附演练脚本）

一、应急预案

一旦发现患者噎食，应采取如下措施。

（1）发生患者噎食后，应就地抢救，分秒必争。

（2）立即用中指、示指从患者口腔中掏出食物，使呼吸道通畅；或用手掌拍其后背，借助振动，使食物松动向喉部移动而掏出。同时设法通知医生和其他工作人员。

（3）若食物较深，就地行气管异物梗塞救治法：意识清晰者行立位海姆利希手法；意识丧失者行卧位海姆利希手法。

（4）必要时行环甲膜穿刺法：用环甲膜穿刺针或大号无菌针头在甲状软骨下缘和环状软骨上缘之间的凹陷处刺入气管，畅通呼吸道。

（5）食物清除后，仍无自主呼吸，立即行心肺复苏术。必要时行气管切开，维持呼吸。

（6）抢救成功后，遵医嘱进一步药物治疗。

（7）密切观察病情，做好各项护理，同时做好抢救记录。

二、处理流程

噎食应急处理流程见图 8-4。

三、噎食应急预案演练脚本

时间：2013 年 9 月 11 日 12：00。

地点：精神科病房。

人物：护士甲、护士乙、患者甲。

场景旁白：患者集体进食过程中，患者甲突然抢食馒头，发生噎食。

护士甲：呼叫患者："喂，你怎么了？"发现患者发生噎食，呼叫其他医护人员快来抢救，并立即用中指、示指从患者口中将食物掏出，用手掌拍其后背，边查看患者情

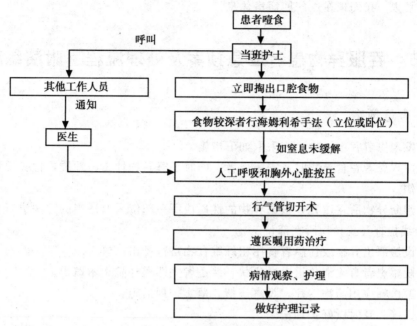

图 8－4　噎食应急处理流程

况，边借助振动将食物掏出（若食物较深立即通知医生）。

护士乙：听到呼救后立即赶到，掏出随身携带的纱布再次将患者口中食物掏出，并呼叫患者。

护士甲：查看患者情况并试图跟患者对话。

护士乙：上前立即行海姆利希手法，患者站立，护士站在患者身后，双手环绕患者腰间，左手握拳，用拇指突起顶住患者上腹部，右手握住左拳，向后上方用力冲击挤压，连续 5～6 次。

护士甲：用手掌连续拍打患者后背，看是否有食物脱出，反复做 3～4 次。

护士甲：患者口中无食物脱出，患者无反应。

甲、乙两名护士同时协助患者就地平卧，护士乙立即行卧位海姆利希手法，护士甲同时准备抢救物品（手电筒、压舌板、弯盘 2 个，纱布 2 块）。

护士甲协助护士乙对患者进行举颏扬额法，开放呼吸道。护士甲手持纱布跟压舌板站立在患者左（右）头部上方位置，左手持压舌板，右手持纱布，纱布缠于右手示指与环指上将患者口中食物掏出。

护士乙跨坐于患者正中位置，右手掌压在患者上腹部，左手压在右手上，双手分指扣紧，两臂伸直，用力向头部方向、向下冲击压迫，重复 5～6 次。

护士乙冲击的同时，护士甲观察患者口腔是否有食物脱出，发现脱出食物，立即拿纱布清除。护士甲口述："患者口中食物已清除，血压 90/60 mmHg"。

护士乙口述："必要时行环甲膜穿刺，用大号无菌针头在患者环状软骨下方垂直进针刺入气管，有落空感，确定针头在气管内，进针成功，待患者清醒。"

患者清醒后，护士甲："由于您进食过快导致噎食，我们已经将您口中食物清除，请您不要紧张，我们现在送您回病房休息。"

第五节 吞服异物患者应急预案及处理流程（附演练脚本）

一、应急预案

一旦发现患者吞服异物，应采取如下措施。

（1）发现患者吞食异物时，安慰患者，同时了解异物种类、性质，检查患者口咽部是否有损伤。

（2）判断异物所在位置，根据异物的性质或所在部位采取适当的方法进行处理，必要时行 X 线检查寻找异物所在部位。

（3）设法取出异物或让患者食用粗纤维食物自行排出。

（4）观察患者有无消化道出血症状。严重者立即送外院手术取出。

（5）遵医嘱应用药物治疗，观察病情，落实护理措施。

（6）正确、及时做好护理记录。

二、处理流程

吞服异物应急处理流程见图 8-5。

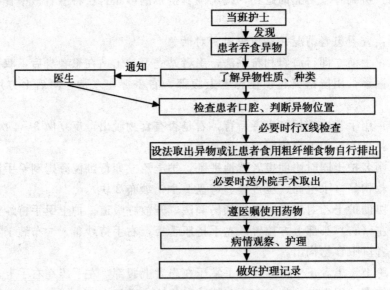

图 8-5 吞服异物应急处理流程

三、吞服异物应急预案演练脚本

时间：2013 年 11 月 5 日 14：30。

地点：精神科病房。

人物：护士长、值班医生、护士甲、护士乙（主班护士）、患者甲、患者乙。

场景旁白：午睡后，普测体温时间，科室医护人员正在紧张有序地工作着。

护士甲：（为患者甲夹好体温表）你先躺着，暂时不要活动，以免体温表脱落损坏。

患者甲：好的，护士姐姐放心，我一定不动，你去为别人量体温吧！

护士甲：嗯，好的。

旁白：护士甲洗手后转身为患者乙测量体温。

患者甲：（突然大喊）护士姐姐快、快救我，我把体温计嚼碎吃了，我不想死，我是想回家。

护士甲立即呼叫主班护士乙协助抢救、同时通知值班医生。

护士乙：（安慰患者）别紧张，配合我，先不要说话以免加重疼痛。放心，不会有生命危险的。

患者甲："嗯。"点头表示配合。

值班医生：（口头医嘱）立即生理盐水漱口，清除口腔残留玻璃碎屑，服用牛奶400 mL，进食高纤维素食物炒韭菜一份，蓖麻油 40 mL，口服，做 X 线和 B 超检查。

护士甲：复述（口头医嘱）医生确认后执行。

旁白：护士甲、护士乙协助患者甲外出检查返回病室。

值班医生：安置 PCU 病室卧床休息，密切观察患者腹部症状和体征、脉搏、血压及大小便情况。

患者甲：我现在好多了，也没什么不舒服，一切都好，多谢护士姐姐救了我。您说得对，如果我真的死了，再也见不到爸妈，反倒适得其反，以后再也不做这样的傻事了。如果生活中再遇到想不通的问题我会求助医护人员和朋友的，一定会珍惜生命！

护士甲：好的，那您休息吧。如有不适请告诉医护人员。

患者甲：好。

旁白：18：00 患者甲排大便一次，随同排出的还有两个大米粒样的玻璃碎屑，与X 线检查结果相符。无血样便，无腹痛不适。

护士甲：书写护理记录单，记录吞食异物发生的时间、地点、原因、措施、结果。并在不良事件本上登记。

护士甲向护士长汇报：刚刚患者甲由于想家，想制造事端引起工作人员的注意，将体温计吞服。遵医嘱给予清除口腔残留玻璃碎屑，清创消毒，口服牛奶、进食高纤维食物，腹部 X 线检查及缓泻剂治疗。现体温计玻璃碎屑已排出，患者无腹痛不适，生命体征正常，在 PCU 病室休息。

护士长：知道了，继续观察患者有无大小便及生命体征变化，如有异常情况及时与医生联系，同时加强危险物品收集，防止意外情况发生，不离视线，严格床头交接班。做好心理护理。

护士甲：好的，护士长。

护士长填写不良事件登记本，上报护理部。

第六节　服药过量患者应急预案及处理流程（附演练脚本）

一、应急预案

一旦发现患者服药过量，应采取如下措施。

（1）当班护士发现患者过量服药，应立即将其安置于抢救室并通知医生。

（2）了解服药的种类、剂量，备好合适的洗胃液。

（3）清醒者进行催吐，昏迷者进行洗胃。必要时留标本送检。

（4）遵医嘱建立静脉通道，给予静脉补液以促进排泄。

（5）落实各项抢救措施，配合医生进行抢救。

（6）密切观察病情变化，做好基础护理，预防并发症。

（7）及时、准确书写护理记录单。

二、处理流程

药物过量应急处理流程见图 8-6。

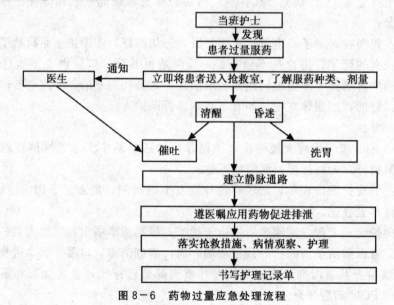

图 8-6　药物过量应急处理流程

三、服药过量应急预案演练脚本

时间：2013 年 9 月 10 日 12：20。

地点：精神科开放病房。

人物：值班医生、护士甲、护士乙、患者甲。

场景旁白：患者，女，35 岁，抑郁症。主诉：犯愁，少语少动 1 个月。1 个月前与单位同事吵架生气后，当晚患者即出现难以入眠。5 d 后长吁短叹，愁容满面，懒动，饮食、夜眠差，自感活着没意思，随即入院。入院后给予氟哌啶醇、阿米替林治疗。住院期间由其母亲陪护，一日患者甲趁其母亲外出买饭期间，将提包内的自备药阿米替林一次吞服。

护士甲巡视病房，发现地上有散落的阿米替林空药瓶，立即呼唤患者甲。

护士甲：喂，××，你怎么啦，快醒醒，睁开眼看看这空药瓶是怎么回事。

患者甲表现烦躁，瞌睡。

患者甲：（开始问话不答，后来说）没事，护士，我只是把药吃了，有点瞌睡，你让我睡觉吧，别管我。

护士甲询问患者服药时间及剂量。

患者甲：我吃了半瓶，吃过午饭就吃了。

护士甲发现患者服用已有 20 min，立即呼叫医生及其他工作人员，并同时测量患者脉搏。

医生（携带听诊器、手电筒）和护士乙（携带血压计）上场。

医生：下达医嘱（测量血压，脉搏）。

护士甲口述测得的血压和脉搏值。

医生：立即搬至抢救室，准备催吐。

医生和护士甲将患者移至抢救室，护士乙推催吐用物至抢救室。三人协助患者进行催吐，患者服用 1 000 mL 温开水后，压舌板催吐一次。后患者表现烦躁，打翻水碗，拒绝再次服用。

医生：立即联系急诊科，准备洗胃。

护士乙立即打电话联系急诊科，护士甲测量患者脉搏、血压，医生观察患者瞳孔，此时洗胃机已送达。

医生：护士甲立即准备洗胃，护士乙建立静脉通路。

护士甲：（简单叙述洗胃情况）灌入洗胃液 10 000 mL，吸出 12 000 mL，操作顺利，胃液澄清无味，洗胃完毕。

医生下达吸氧医嘱，护士甲给予患者吸氧。护士甲操作完毕后，测量患者血压、脉搏，两护士共同整理床单位，洗手。护士乙撤去治疗车，并悬挂防自杀标识。护士甲记录吸氧卡和抢救记录，并交代注意事项，做好心理护理。

接班时，护士甲对接班护士进行交班。

第七节　触电患者应急预案及处理流程（附演练脚本）

一、应急预案

一旦发现患者触电，应采取如下措施。

（1）病区电源设施应妥善安装，以患者触摸不到为宜。如有损坏及时修理。

（2）加强巡视，防止患者触摸电灯及其他电器设备。

（3）一旦发现患者触电，要立即切断电源或利用现场绝缘体挑开电线，阻断电流。

（4）判断病情及伤情，呼吸、心搏正常者应卧床观察12～24 h。

（5）如心搏、呼吸停止，应立即取仰卧位，进行人工呼吸及胸外心脏按压，直至患者自主呼吸恢复。抢救时间不少于4 h。

（6）正确处理电灼伤者伤口，必要时送外院治疗。

（7）严密观察病情变化，防止患者苏醒过程中发生意外。

二、处理流程

触电应急处理流程见图8-7。

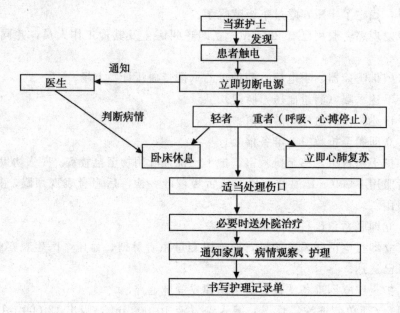

图8-7 触电应急处理流程

三、触电应急预案演练脚本

时间：2013年9月10日9：20。

地点：精神科开放病房。

人物：护士甲、护士乙、护士丙、患者、值班医生。

场景旁白：一名具有幻听症状的患者正在做理疗，突然答应一声，随即将理疗线扯断，起身向外走，导致患者触电。

护士甲立即拔掉电源插头，切断电源，呼叫其他工作人员，查看时间，就地抢救，迅速判断患者意识，测量呼吸及脉搏。

护士乙通知医生，同时疏散围观患者，保持空气流通，抢救现场通畅。

护士丙推抢救车到位，准备急救物品，配和医生进行抢救，并做简单记录。

值班医生评估病情，做必要的体格检查，检查患者有无骨折、外伤及灼伤，必要时更改护理级别。

护士丙测量生命体征，并报告医生，遵医嘱给予对症处理，继续观察病情变化同时安慰患者。

护士甲待患者病情稳定后，将患者搬运至病床，取舒适卧位，并给予心理护理。

护士丙记录抢救过程，执行补开医嘱，整理抢救用物。

护士甲继续观察病情变化，安慰患者，做好心理疏导，书写护理记录，做好交接班。

第八节　烫伤患者应急预案及处理流程（附演练脚本）

一、应急预案

一旦发现患者烫伤，应采取如下措施。

（1）做好病区安全检查，注意茶水水温适宜、饭菜温度适中，洗澡前调节好水温，老年患者感觉迟钝者禁用热水袋，防止烫伤。

（2）一旦患者发生烫伤事件，当班护士应立即查看，若无皮肤破损，应协助患者用自来水冲洗烫伤部位。

（3）通知医生查看患者伤情，遵医嘱处理伤口。

（4）稳定患者情绪，做好心理护理。

（5）伤情严重者，通知家属；需要外出就诊者，由工作人员陪同护送。

（6）正确及时书写护理记录。

二、处理流程

烫伤应急处理流程见图8－8。

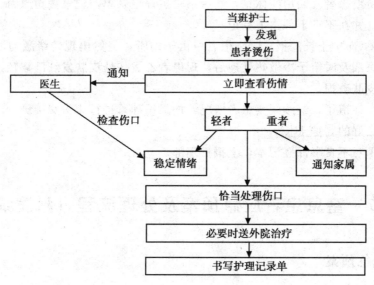

图8－8　烫伤应急处理流程

三、烫伤应急预案演练脚本

时间：2013 年 9 月 10 日 11：00。

地点：精神科病房。

人物：护士长、值班医生、护士甲、护士乙、患者甲、患者乙。

场景旁白：中午开饭时，医护人员正在紧张忙碌地工作，忙着端汤、喂饭。

患者甲：（突然将一碗热汤泼向对面而坐的患者乙）你才是个大坏蛋，看我不打死你。

护士甲：（看见后立即上前拉住患者甲）你怎么了？谁欺负你了？告诉姐，我帮你。来，我们找一个安静地方谈一谈（了解冲动原因，稳定患者情绪，避免再次出现冲动行为）。

同时，护士乙查看患者乙双手及前臂，患者皮肤出现散在片状发红，有烧灼感，疼痛明显，无水疱形成。

值班医生：给予冷散热处理。

护士乙立即将患者乙双手泡在水盆里并用自来水持续冲洗其前臂烫伤处。同时，通知其他工作人员准备好冰块备用。

护士乙：不要紧张，冷水冲洗降温后很快就会不疼了。

患者乙冷水冲洗 20 min。

护士乙：来试着将双手及前臂离开冷水，感觉一下，还疼吗？

患者乙：不疼了，谢谢姐姐！你用的方法真管用。

护士乙通知医生。

值班医生查看后，嘱停止冷水冲洗，暂暴露伤处，禁止揉搓、搔抓伤处。避免再次损伤。

护士乙协助患者乙回房间休息，然后书写护理记录单，记录烫伤原因、程度、采取措施、结果。并在不良事件本上登记。

护士乙：（向护士长汇报）刚刚患者甲由于幻听，突然出现情绪激动，将热饭泼向患者乙。遵医嘱及时给予冷散热处理后，现患者乙烫伤处皮肤发红已减轻，疼痛感也基本消失，无皮肤破损。

护士长：知道了，继续观察患者情况，加强护理，进行床头交接班。

护士乙：好的，护士长。

护士长填写不良事件登记本，上报护理部。

第九节　窒息患者应急预案及处理流程（附演练脚本）

一、应急预案

一旦发现患者窒息，应采取如下措施。

（1）一旦发现患者窒息，迅速评估造成窒息的原因及症状，选择恰当的急救方法，同时迅速通知医生和其他人员,共同参与抢救。

1) 如为食物梗阻,按噎食急救技术进行救治。

2) 如为血块及分泌物等梗阻,应立即采取侧卧或俯卧位,迅速取出或吸出分泌物,解除梗阻。

3) 如因舌后坠而引起梗阻,应用舌钳将舌牵拉出口外,并将头偏向一侧或采取俯卧位,易于分泌物外流。

(2) 采取以上措施后,若呼吸、心搏不能恢复,应立即行心肺复苏术。

(3) 同时向医务科、护理部、行政总值班报告。

(4) 抢救成功后,遵医嘱进一步治疗。若抢救无效,待医生宣布死亡后,方可停止抢救并记录死亡时间,向上一级领导汇报。

(5) 当班护士做好尸体料理,按要求完成护理记录。

二、处理流程

窒息应急处理流程见图 8-9。

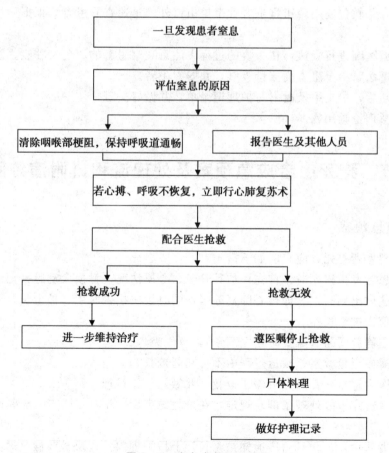

图 8-9 窒息应急处理流程

三、窒息应急预案演练脚本

时间：2013 年 11 月 7 日 15：00。

地点：精神科病房。

人物：患者、护士甲、护士乙、医生。

情景旁白：患者，女，58 岁，肺炎。护理体检：体温 39.3 ℃，脉搏 128 次/min，呼吸 30 次/min，表现为烦躁、胸闷、咳嗽、咳痰，且痰液黏稠不易咳出。护士巡视病房时发现患者呼吸困难，面色发绀，表情痛苦，双手紧扣喉部。

护士甲发现患者可能窒息，迅速评估造成窒息的原因及症状，查看患者口腔，排除食物梗阻，确认为痰液和舌后坠引起的梗阻。立即呼救，并迅速置患者于侧卧位，清理口、鼻、咽分泌物，畅通呼吸道，用手叩击胸背部，借助振动使分泌物松脱而排出体外，边叩击边鼓励患者咳嗽。

护士乙：听到呼喊得知患者病情，立即通知医生，并推抢救车至现场，准备负压吸痰器。疏散其他人员，避免围观。

医生打开急救包使用舌钳将患者舌牵拉出口外。迅速查看患者，根据病情下达口头医嘱。

护士甲遵医嘱进行吸痰，在吸痰的过程中注意观察患者的面色、呼吸、意识情况。

护士乙遵医嘱给予患者高流量吸氧，并安慰患者。

抢救成功后，护士甲及时书写护理记录单，并做好交班。

护士乙整理抢救用物。

第十节　猝死患者应急预案及处理流程（附演练脚本）

一、应急预案

一旦发现患者猝死，应采取如下措施。

（1）当患者发生猝死时，首先评估其呼吸、心搏情况，触摸大动脉并记录时间。

（2）迅速做出判断，立即行心肺复苏术，同时设法报告医生、护士长，夜班或节假日期间通知值班护士长。

（3）建立静脉通路（必要时建立两条），氧气吸入。

（4）如需搬至抢救室，搬运过程中不可间断抢救。

（5）当医生宣布死亡后方可停止抢救，并做好尸体料理。

（6）按《医疗事故处理条例》规定，在抢救结束后 6 h 内，据实、准确地记录抢救过程。

（7）患者死亡：工作日白班通知护士长，上报护理部。夜班或节假日通知值班护士长，上报总值班。

二、处理流程

猝死应急处理流程见图 8-10。

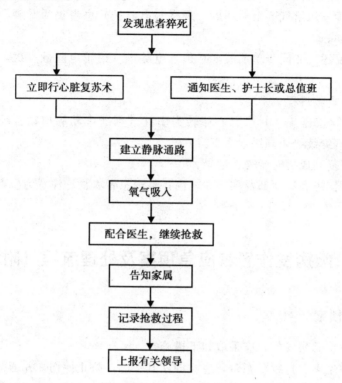

图 8-10 猝死应急处理流程

三、猝死应急预案演练脚本：

时间：2013 年 11 月 7 日 9：00。

地点：精神科病房。

人物：护士甲、护士乙、医生、患者。

情景旁白：早上护士甲正在给坐在床旁的患者查房。交谈中，患者突然意识丧失，晕倒在床上。

护士甲立即判断患者意识、呼吸、大动脉搏动，并呼叫其他医护人员，同时看表、进行胸外心脏按压。

护士乙推急救设备和急救车到场，连接心电监护，打开机器"检查导联"。医生到场后替代护士甲进行胸外按压，口述医嘱"盐水 250 mL，建立静脉通路"。护士甲准备液体并建立静脉通路。

医生：患者室颤，给予非同步单项波 360 焦耳电除颤。

护士乙：（复述）非同步单项波 360 焦耳电除颤（给予电除颤一次，同时让大家离开床旁），除颤请让开。

医生：除颤请让开。

医生：（除颤后立即继续胸外心脏按压，按压 5 次评估）自主心律未恢复，继续心肺复苏。

护士乙：检查患者颈部，清除口鼻腔分泌物，畅通呼吸道，面罩给氧。

医生：（继续按压给气 5 个循环后，观察心电监护）患者仍为室颤，继续非同步单项波 360 焦耳电除颤。

护士乙：（复述）非同步单项波 360 焦耳电除颤（给予电除颤一次，同时让大家离开床旁）。

护士甲记录抢救过程。

医生：（继续按压 5 次）患者心律转为窦性（判断大动脉搏动、呼吸、瞳孔、血压），复苏成功（继续给予高级生命支持）。

护士甲听到复苏成功时看表、记录。

护士乙：擦拭患者口面部及胸部导电糊，整理患者衣物，注意为患者保暖，整理用物，洗手。

第十一节 癫痫发作患者应急预案及处理流程（附演练脚本）

一、应急预案

一旦发现患者癫痫发作，应采取如下措施。

（1）患者发生癫痫持续状态时，应立即让其平卧，防止摔伤，并通知医生。

（2）解开患者衣领、衣扣，头偏向一侧，及时吸痰和给氧，必要时行气管切开。

（3）取下义齿，尽快将缠有纱布的压舌板或手帕卷置于患者口腔的一侧上下臼齿之间，以防咬伤舌和颊部。保护肢体，不可用力按压，以免骨折、脱臼等。

（4）放置床挡，以防坠床。保持环境安静，避免强光刺激。

（5）在给氧、防护的同时，迅速建立静脉通路，遵医嘱给予镇静剂、抗癫痫药和脱水剂等。

（6）在发作期，护士需守护在床旁，直至患者清醒。

（7）护士应严密观察患者的生命体征、意识、瞳孔的变化，注意有无窒息、尿失禁等，如有异常应及时通知医生进行处理。

（8）高热时，采取物理降温。

（9）待患者意识恢复后，护士应给患者做好以下护理。

1）清洁口腔，整理床单，更换脏床单及衣物。

2）向患者讲述疾病的性质、特点及相应有效控制措施，消除患者恐惧心理，使其积极配合治疗。

3）指导患者按医嘱正规用药，避免自行减量、加量、停药等，以免加重病情。

4）按《医疗事故处理条例》规定，在抢救结束后 6 h 内，据实、准确地记录抢救过程。

二、癫痫发作应急处理流程。

癫痫发作应急处理流程见图 8-11。

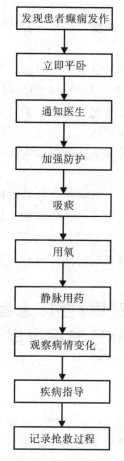

图 8-11 癫痫发作应急处理流程

三、癫痫发作预案演练脚本

时间：2013 年 11 月 7 日 9：00。

地点：神经内科病房。

人物：患者、护士甲、护士乙、医生。

情景旁白：患者，男，40 岁，癫痫。某日，患者来我院复诊，在门诊大厅候诊时，突然大叫一声，随即倒地，眼睑上翻、颈项强直、四肢抽搐、口吐白沫、小便失禁。

护士甲发现患者突然癫痫大发作，立即到达现场，使患者平卧，防止摔伤，抓住时机，在强直期口部张开的瞬间，取下义齿，将缠有纱布的压舌板或布卷等置于患者口腔上下白齿之间。若已牙关紧闭，想法从白齿间放入压舌板或布卷防咬伤舌和颊部。托扶、保护患者头部，使患者头偏向一侧。立即呼喊其他护士协助抢救。疏散其他人员，避免围观。

护士乙听到呼喊，立即通知医生，并推抢救车至现场，协助护士甲轻扶患者四肢，避免用力按压，以免骨折、脱臼等。协助护士甲疏散其他人员，避免围观。

医生得知情况后，立即至抢救现场，查看患者病情，并协助轻扶患者四肢。根据患者病情变化下达相应医嘱。

护士甲清除患者口、鼻、咽分泌物，观察患者的生命体征、意识、瞳孔的变化，根据病情给予给氧或吸痰。

护士乙迅速建立静脉通路，遵医嘱给予镇静剂、抗癫痫药和脱水剂等。

患者阵挛期结束，进入惊厥后期，口鼻喷出泡沫或血沫，小便失禁，意识逐渐恢复。

医生查看患者瞳孔及意识恢复情况，同时，护士甲轻声安抚患者，擦净患者口周，畅通呼吸道，护士乙推平车至抢救现场。

三人搬运患者至平车上，转运至急诊科观察室继续观察处理，或办理入院入住神经内科。

护士甲协助患者更换脏的衣物，做好患者的基础护理，守护患者直至患者完全清醒后，向患者讲述发病及处置过程，讲解疾病的性质、特点及相应有效控制措施，解除患者恐惧心理，使其积极配合治疗。

护士乙准确记录患者发病及结束的时间，抢救用药过程。

第十二节　跌倒/坠床患者应急预案及
处理流程（附演练脚本）

一、患者跌倒应急预案

（1）检查病房设施，不断改进完善，杜绝安全隐患。

（2）加强巡视，对有跌倒高危因素的患者，采取防范措施。保持病区地面干燥，厕所、洗手间、开水处等应有"小心地滑"的警示标志。

（3）一旦发现患者不慎跌倒时，应立即到现场，检查患者受伤情况，并通知医生。如病情允许，将患者移至抢救室或患者床上。

（4）协助医生查看患者受伤部位、伤情程度、全身状况等，并初步判断跌倒原因或病因。

（5）对疑有骨折或肌肉、韧带损伤的患者，根据受伤部位恰当搬运患者，必要时遵医嘱行 X 线检查及其他治疗。

（6）对于摔伤头部，出现意识障碍等危及生命的情况时，立即通知医生，迅速采取相应的急救措施。

（7）受伤程度较轻者，可搀扶或用轮椅将患者送回病室，嘱其卧床休息，并测量血压、脉搏，观察病情变化。

（8）皮肤出现瘀斑者进行局部冷敷；皮肤擦伤渗血者用碘伏或 0.1％新洁尔灭清洗伤口后，以无菌敷料包扎；出血较多或有伤口者先用无菌敷料压迫止血，再由医生酌情进行伤口清创缝合。创面较大，伤口较深者遵医嘱注射破伤风抗毒素。

（9）加强巡视，及时观察采取措施后的效果，直到病情稳定。

（10）准确、及时书写护理记录，认真交班。

（11）向患者了解跌倒时的情景，分析跌倒的原因，做好健康教育，加强防范，避免再次跌倒。

二、患者跌倒处理流程

患者跌倒处理流程见图 8－12。

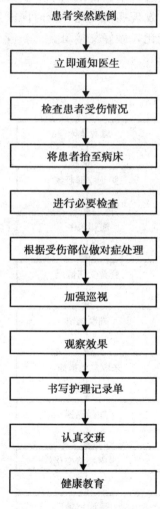

图 8－12　患者跌倒处理流程

三、患者坠床应急预案

（1）对于意识不清并躁动不安的患者，应加床挡，并有家属陪伴。

（2）对于极度躁动的患者，可实施保护性约束，但要注意动作轻柔，经常检查局部皮肤，避免对患者造成损伤。

（3）在床上活动的患者，嘱其活动时要小心，如有需要可请护士帮助。

（4）对有可能发生病情变化的患者，做好健康教育，告诉患者不做体位突然变化的动作，以免引起体位性低血压，造成一过性脑供血不足，引起晕厥等症状，发生危险。

（5）教会患者一旦出现不适症状，最好先不要活动，请他人告诉医护人员。

（6）一旦患者不慎坠床，护士应立即到床边，同时通知医生。迅速查看患者全身状况和局部受伤情况，检查患者坠床时的着力点，初步判断有无危及生命的症状、骨折，或肌肉、韧带损伤等情况。

（7）配合医生对患者进行检查，根据伤情采取必要的急救措施。

（8）加强巡视至病情稳定。发现病情变化，及时向医生报告。

（9）及时、准确记录病情变化，做好交接班。

四、患者坠床处理流程

患者坠床处理流程见图 8 - 13。

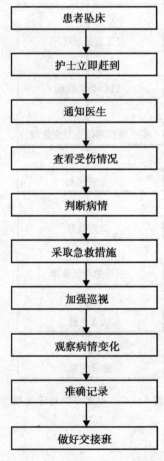

图 8 - 13　患者坠床处理流程

五、患者跌倒/坠床应急预案演练脚本

时间：2013 年 11 月 7 日 7：00。

地点：精神科病房。

人物：值班医生、护士甲、护士乙、护士丙、患者（王冰）。

情景旁白：患者，女，20 岁，1 个月前入院，入院诊断为精神分裂症。入院后给予氯丙嗪等药物治疗。某日患者于晨间洗漱时，因头晕致头碰于水池上，随即，步态不稳而跌倒在地。

患者：哎哟!! 疼死我了!!! 摔死我了!!!

情景旁白：护士甲正在巡视病房，听到患者喊叫后迅速到达现场。

护士甲：王冰，王冰，你怎么了？能听到我问你话吗？

患者：嗯嗯，可以。

护士甲：发生什么事情了？

患者：我摔倒了，腰可疼了，哎哟，哎哟。

护士甲：快来人呀！有患者跌倒了！

情景旁白：值班医生和护士丙迅速到达现场，护士丙为患者测量血压和心率。

值班医生：王冰，王冰，能听到我问你话吗？

患者：嗯，可以。

值班医生：知道怎么摔倒了吗？

患者：我头晕，眼一黑就摔倒了。

值班医生：现在还头晕吗？有没有恶心？

患者：不头晕，也不恶心。

值班医生：你摔到哪里了？

患者：碰到头，然后又坐地上了。医生，我的腰可疼了。

值班医生：别担心，我现在给你检查，请你配合一下。

情景旁白：值班医生使用手电筒检查患者的瞳孔。

值班医生：瞳孔等大等圆。

情景旁白：护士甲记录"患者瞳孔等大等圆"。

值班医生：王冰，额头疼不疼？

患者：嗯呢，疼。

值班医生：患者前额有 5 cm×5 cm 的血肿。脖子疼不疼？能不能动？

患者：那没事，可以动。

情景旁白：值班医生检查患者双上肢。

值班医生：这个胳膊能不能动？

患者：疼，但是能动。

值班医生：患者左前臂有擦伤出血。

情景旁白：与此同时，护士乙赶到现场。

值班医生：患者头部需要冰敷，左前臂需要消毒包扎。

护士乙：好，我去准备用物。

值班医生：王冰，你腰疼不疼呀？

患者：呀！疼死了！！你别碰那里！！

值班医生：患者疑似腰椎骨折，腰部制动。王冰，腰现在别动，我给你检查腿，好吧。

患者：好的。

情景旁白：护士丙测量好血压和心率，报告测量结果，之后组织管理其他患者。

值班医生：王冰，你腿疼不疼？能不能动？

患者：不疼，能动。

值班医生：这样动费力不费？

情景旁白：值班医生协助患者适当抬高双下肢。

患者：不费力。

情景旁白：与此同时，护士乙推治疗车到达现场。

护士乙：王冰，现在给你头部放一个冰袋可以减轻头疼，请配合一下。

患者：好。

护士乙：现在给你伤口消毒一下，会有点疼，请配合一下。

情景旁白：在护士乙给患者左前臂进行消毒时，患者突然出现不合作现象。

患者：可疼呀！！你别碰那里。

护士甲：王冰，正在给伤口消毒，消毒之后才容易好起来，是不是？

患者：那好吧！那你轻点。

护士乙：放心，我轻轻的。

情景旁白：消毒包扎的过程中，值班医生完成对患者的检查。

值班医生：给患者做头颅 CT 和腰椎平扫，通知放射科。

护士丙：（打电话）是放射科吗？精神科有患者摔倒，现在要去检查，请准备好。

值班医生：推平车送患者至放射科检查。

情景旁白：护士丙将平车推到现场，护士甲、护士乙、护士丙和值班医生四个人采取四人搬运法将患者放置平车上，为患者盖上被子，送往放射科。

护士乙：王冰，我们现在需要去放射科检查头部和腰部，别紧张，我们陪着你。

情景旁白：在放射科做完检查，送患者回病室，护士甲向值班医生汇报检查结果。

护士甲：患者检查均无异常。

值班医生：好的。

医生：改为一级护理；防跌倒、照顾生活；测血压 q4h，观察意识变化。

情景旁白：与此同时，护士乙和护士丙协助患者下平车，平卧于硬板床上。护士乙为患者整理床单位，安抚患者情绪；护士丙为其测量血压和心率，测量完毕后，报告测量结果。

护士甲：王冰，这段时间请你多卧床休息，避免剧烈运动，起床下床时要动作缓慢，出现头晕或其他不适时及时告诉护士，包扎的纱布要尽量保持干燥，以免伤口感染。

护士甲认真、准确书写护理记录单，包括发现患者跌倒时间，处理经过、意识及生命体征，检查结果等。

情景旁白：与此同时，护士乙为患者挂上防跌倒/坠床标识后下场。

情景旁白：护士乙扮演接班护士来到病室内。

护士甲：我们一起看下 5 床王冰，她今天早上七点钟在卫生间突然跌倒，磕到了额头，现在额部有一个 5 cm×5 cm 的皮下血肿。左前臂有轻微擦伤已给予包扎处理。患者头部 CT 及腰椎平扫均无异常，跌倒风险已评估，已悬挂风险标识。请你多巡视，多倾听她的主诉，给予生活照顾。

护士乙：好的，我知道了。（然后对患者说）王冰，现在已经没事了，如果你有什么不舒服就告诉我，好吗？

患者：好的。

第十三节　体位性低血压患者应急预案及处理流程（附演练脚本）

一、体位性低血压应急预案

（1）护士应了解体位性低血压的表现，如在改变体位时，突然出现眼前发黑、头晕、心慌、面色苍白、脉细速、血压下降等。

（2）护士应熟知抗精神病药物的副作用、剂量及给药途径对体位性低血压的影响，做到心中有数。

（3）对年老体弱、心脑血管疾病、进食不佳、既往曾发生过体位性低血压者，应密切监测血压情况。

（4）一旦发生体位性低血压，立即让患者就地平卧，取头高脚低位，报告医生的同时测量血压、脉搏、呼吸，观察意识、面色、瞳孔，准备好抢救药品，迅速建立静脉通路。

（5）遵医嘱应用抢救药物、输液、吸氧等。血压及意识不恢复需用升压药时提醒医生禁用肾上腺素。

（6）对跌倒患者应检查有无骨折或外伤，给予对症处理。

（7）做好应对指导，嘱患者在改变体位，如起床或站立时动作要缓慢，当感到头晕目眩时应立即扶物坐下或躺下。

二、体位性低血压处理流程

体位性低血压处理流程见图 8－14。

三、体位性低血压应急预案演练脚本

时间：2013 年 10 月 15 日 6：00。

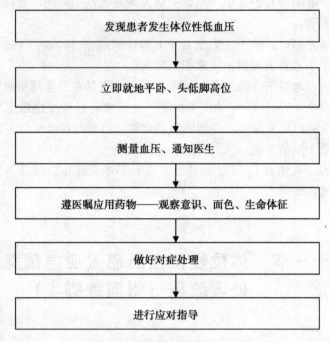

图 8-14 体位性低血压处理流程

地点：精神科病室。

人物：值班医生、护士甲、护士乙、患者。

场景旁白：清晨，护士甲正在巡视各个病室督促患者起床洗漱，患者正在起床，下床时突然感觉不适，斜靠在床旁，被护士甲发现。

护士甲：（急忙上前扶住患者），你怎么了，哪里不舒服，怎么在床边靠着呢？

患者：刚才起床时突然头很晕，眼前发黑站不稳。

护士甲根据患者主诉判断患者出现了体位性低血压，立即协助患者平躺于床上，同时呼叫值班医生和其他工作人员。

护士乙推治疗车赶到。

值班医生：测量生命体征。

护士甲给予测量生命体征。

护士甲：血压 80/60 mmHg，脉搏 90 次/min，呼吸 23 次/min，体温 36 ℃。

值班医生：平卧位，注意保暖，密切观察血压及病情变化。

护士乙记录生命体征，同时安慰患者并给其讲解刚才出现的不适症状是体位性低血压造成的，以及体位性低血压发生的原因及预防措施。

护士甲给患者更换有床挡的病床，在床头悬挂防止跌倒/坠床标识，进行交接班，根据医嘱继续监测血压。

第十四节 用药错误应急预案及处理流程（附演练脚本）

一、用药错误应急预案

（1）立即停止用药，静脉用药者保留静脉通路，更换液体和输液器。

（2）报告医生，立即采取补救措施，尽量减轻由于给药错误造成的不良后果，配合医生抢救。

（3）情况严重者就地抢救，必要时行心肺复苏，口服者清除胃内容物。

（4）做好护理记录。记录患者生命体征，用错药物的名称、剂量，用药途径，反应时间，不良反应的症状、体征及处理经过。

（5）做好患者及其家属的安抚工作。护士在处理过程中，做好心理护理，减轻患者及其家属的恐惧、不安情绪，以取得患者的合作。

（6）及时报告科主任、护士长、护理部。对重大事故，应做好善后工作。

（7）妥善保管发生用药错误的各种有关记录、检验报告、药品，不得擅自涂改、销毁。保留输液器和药物送检，以备鉴定。

（8）患者家属有异议时，立即按有关程序对药物、输液器具进行封存。

二、用药错误处理流程

用药错误处理流程见图 8 - 15。

三、用药错误应急预案演练脚本

时间：2013 年 10 月 15 日 11：30。

地点：精神科病房。

人物：护士长、医生、护士甲、护士乙、患者甲。

场景旁白：发热隔离室两位患者正在输液，40 床患者因肺炎输液，41 床患者因饮食差输液，其中 41 床患者对头孢类药物过敏。此时为患者开饭时间，医生、护士正在协助患者吃饭。

护士甲：（在协助 41 床患者吃饭时发现患者面色潮红，呼吸急促。随即耐心询问患者）你有什么不舒服吗？

患者甲：阿姨，我全身发热，皮肤发痒。

护士甲：（急忙把饭碗放下，查看患者正在输液的手臂，发现其手臂皮肤发红并有散在的红疹。立即查看了输液标签，发现输入液体为 40 床患者的头孢唑林钠。迅速关闭调节开关，测量生命体征，同时呼喊）快来，41 床可能出现了过敏反应。

护士乙急忙通知医生，并向护士长说明情况，同时推治疗车到 41 床，迅速为患者更换生理盐水和输液器，保留好原输液器和液体。

护士长和医生到达 41 床，触摸了一下患者的额头，看看已经停止的输液瓶签。确

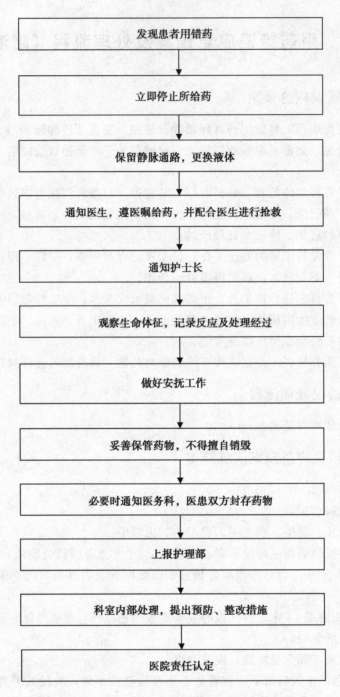

图 8-15 用药错误处理流程

认是输错药物。

　　医生：快，测生命体征。盐酸异丙嗪 25 mg，肌内注射。

　　护士乙：（复述）盐酸异丙嗪 25 mg，肌内注射。

医生：是的。

护士乙在紧张执行医嘱的同时，护士甲给患者测量生命体征。

护士甲：体温 37.6 ℃，血压 130/80 mmHg，脉搏 92 次/min，呼吸 22 次/min（记录生命体征）。

医生：好的，生命体征还平稳，密切观察生命体征变化。

护士乙：（注射完毕，帮助患者盖好被子，耐心嘱咐患者）别紧张，给你用些药，一会儿就会好的，好好休息（护士乙在床旁守护）。

护士甲推回治疗车，处理用物，书写护理记录单，记录患者生命体征及抢救过程。

护士长查看患者，其病情基本平稳，嘱咐护士乙，继续密切观察病情，做好心理护理，保留好输液器和药液，必要时送药剂科。

护士乙：好的，护士长。

护士长填写不良事件登记本，上报护理部。

第十五节　输液反应应急预案及处理流程（附演练脚本）

一、发热反应应急预案及处理流程

（一）发热反应应急预案

（1）患者发生输液反应时，应立即撤除所输液体，重新更换液体和输液器。

（2）同时报告医生并遵医嘱给药。

（3）情况严重者就地抢救，必要时进行心肺复苏。

（4）及时记录患者的生命体征、一般情况和护理过程。

（5）及时报告医院感染管理科、消毒供应中心、护理部和药剂科。

（6）保留输液器和药液，同时取相同批号的液体、输液器和注射器送检。

（二）发热反应处理流程

发热反应处理流程见图 8－16。

（三）发热反应应急预案演练脚本

时间：2013 年 11 月 7 日 10：00。

地点：内科病房。

人物：护士甲、护士乙、医生甲、患者。

情景旁白：护士甲巡视病房时，发现患者寒战，耐心询问。患者主诉畏寒、寒战。

护士甲看时间，按呼叫器，安抚患者，测量生命体征，体温 38.7 ℃、关闭液体调节器，更换液体及输液器。

护士乙通知医生，推抢救车就位，准备抢救用物。给患者保暖。

医生甲评估病情，做必要的体格检查，下达口头医嘱。

护士甲复述医嘱，待医生确认后与护士乙核对，执行医嘱。

患者寒战消失，护士乙安慰患者，再次测量生命体征，体温 37.8 ℃，报告医生。

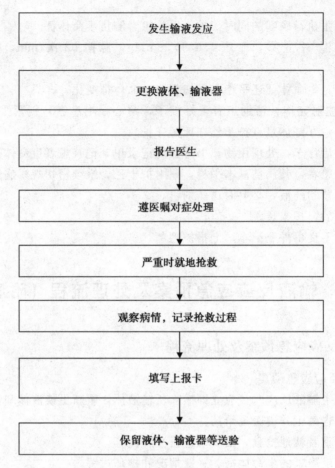

图 8－16　发热反应处理流程

医生甲继续观察病情。

护士甲协助患者取舒适卧位，给予心理护理。

护士乙记录抢救过程，整理治疗车用物。

护士甲口述：继续观察病情变化，发现病情变化及时报告医生，做好相关记录，严格交接班。

护士乙报告医院感染管理科、消毒供应中心、护理部和药剂科，保留输液器和药液，同时取相关批号的液体、输液器和注射器送检。

二、急性肺水肿应急预案及处理流程

(一) 急性肺水肿应急预案

（1）发现患者出现肺水肿症状时，立即停止输液或将输液速度调至最慢。

（2）立即报告医生进行紧急处理。

（3）将患者安置为端坐位，双下肢下垂，以减少回心血量，减轻心脏负担。

（4）加压给氧，减少肺泡内毛细血管渗出，同时湿化瓶内加入 20％～30％酒精，改善肺部气体交换，缓解缺氧症状。

（5）遵医嘱给予镇静、扩血管和强心药物。

（6）必要时进行四肢轮流结扎，每隔5～10 min 轮流放松一侧肢体止血带，可有效减少回心血量。

（7）记录患者抢救过程。

（8）患者病情平稳后，加强巡视，重点交接班。

（二）急性肺水肿处理流程

急性肺水肿处理流程见图 8－17。

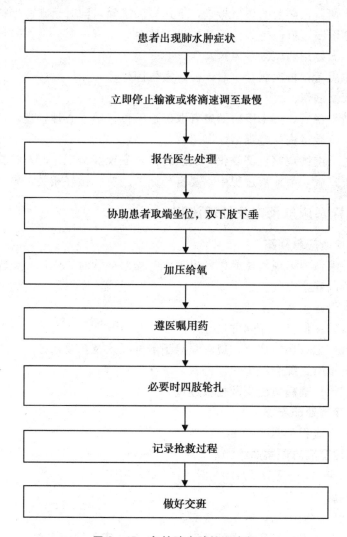

图 8－17　急性肺水肿处理流程

（三）急性肺水肿应急预案演练脚本

时间：2013 年 11 月 7 日 10：00。

地点：内科病房。

人物：护士甲、护士乙、医生、患者。

情景旁白：护士甲巡视病房时，看到一位患者在输液过程中突发胸闷、呼吸急促、发绀、咳嗽（咳出粉红色泡沫样痰）、面色苍白、大汗淋漓。

护士甲看时间，按呼叫器，立即将输液速度调至最慢，将患者安置为端坐卧位，双下肢下垂。

护士乙通知医生，推抢救车就位，准备抢救用物。加压给氧，同时湿化瓶内加入20%～30%的酒精。进行四肢轮流结扎，每隔5～10 min轮流放松一侧肢体止血带。安抚患者，测量生命体征。

医生评估病情，做必要的体格检查，下达口头医嘱，同时通知医疗护理总值班。

护士甲复述医嘱，待医生确认后与护士乙核对、执行医嘱。遵医嘱给予镇静、扩血管和强心药物。做好用药记录。

护士乙安慰患者，再次测量生命体征，报告医生。

医生继续观察病情。

待患者病情平稳后，护士甲协助患者取舒适卧位，给予心理护理。

护士乙记录抢救过程，整理治疗车用物。

护士甲口述：继续观察病情变化，加强巡视，发现病情变化时及时报告医生，向患者家属做好健康宣教，嘱输液过程中不要自行调节滴速。做好相关记录，严格交接班。

三、空气栓塞应急预案及处理流程

（一）空气栓塞应急预案

（1）发现输液器内出现气体或患者出现空气栓塞症状时，立即停止输液，更换输液器或排空输液器内残余空气。

（2）通知主管医生及护士长。

（3）将患者置头低脚高左侧卧位。

（4）密切观察患者病情变化，遵医嘱给予氧气吸入及药物治疗。

（5）病情危重时，配合医生积极抢救。

（6）认真记录护理病情变化及抢救经过。

（二）空气栓塞处理流程

空气栓塞处理流程见图8－18。

（三）空气栓塞应急预案演练脚本

时间：2013年11月7日10：00。

地点：内科病房。

人物：护士甲、护士乙、医生、患者。

情景旁白：护士甲在病房巡视液体时，发现患者痛苦面容、烦躁不安、口唇发绀、呼吸急促，查看发现输液器内出现气体。

护士甲看时间，关闭输液器，按呼叫器，安抚患者，测量生命体征，更换输液器，保留静脉通路，将患者置头低脚高左侧卧位。

护士乙通知医生和医疗护理总值班，给予氧气吸入，推抢救车就位，准备抢救

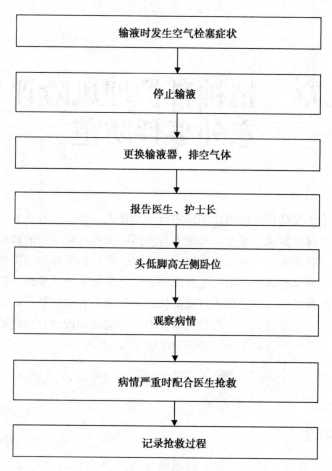

图 8-18　空气栓塞处理流程

用物。

　　护士甲：（向医生报告生命体征）心率 120 次/min，呼吸 35 次/min，血压 156/89 mmHg。

　　医生评估病情，做必要的体格检查，下达口头医嘱。

　　护士甲复述医嘱，待医生确认后与护士乙核对、执行医嘱。病情危重时，配合医生抢救。

　　护士乙安慰患者，鼓励患者缓慢深呼吸。再次测量生命体征（心率 85 次/min，呼吸 20 次/min，血压 120/80 mmHg），并将结果报告医生。

　　医生继续观察病情。

　　患者逐渐安静，口唇红润，护士甲协助患者取舒适卧位，给予心理护理。

　　护士乙记录抢救过程，整理治疗车用物。

　　护士甲口述：继续观察病情变化，发现病情变化时及时报告医生，做好相关记录，严格交接班。

（王剑英）

第九章 精神科护理风险评估与意外事件防范

【导读】

　　精神科患者由于受精神疾病的影响常出现冲动伤人、自杀、自伤、出走等行为，不仅严重影响了患者自身的健康与安全，对他人和周围环境也造成一定的威胁，而且这些危险行为的发生常不受意识支配，具有突发性、多变性、难以预测性和隐匿性，增加了护理的难度。因此，做好科学的风险评估，能提高护士对危险行为的预见性，控制和减少风险事件的发生。通过本章的学习，护理人员应掌握风险评估的方法和技巧，各专项评估表的使用，常见意外事件的防范措施等，在危机事件发生时能立即做出有效的处理。

第一节 概　述

一、相关概念

　　1. **风险**　是指人们在日常生活中遭遇能导致人身伤亡、财产受损及其他经济损失的自然灾害、意外事故和其他不测事件的可能性。

　　2. **护理风险**　是指存在于整个护理过程中，可能会导致患者损失和伤残事件的不确定性及可能发生的一切不安全事件。

　　3. **风险评估**　是对已明确的风险事件发生的概率进行估计的过程，是风险管理的重要内容。

　　4. **护理风险管理**　是一种管理程序，是对现有和潜在的护理风险的识别、评价和处理，以减少护理风险事件的发生及风险事件对患者、探视者、护理人员和医院的危害及经济损失，即在一个肯定有风险的环境里把风险减至最低的管理过程。

　　精神科工作人员由于服务对象的特殊性，如非自愿住院、无自知力、受精神症状影响等，是发生自杀、自伤、攻击行为、擅自离院等风险事件的高危人群。临床实践证明，对患者进行准确、科学的风险评估，做好预警机制，可有效的降低风险事件的发生率。

二、精神科护理风险发生的相关因素

（一）患者因素

　　（1）自知力缺乏，否认有病，不配合治疗导致的风险。例如，强制保护约束患者可

能会出现扭伤、擦伤，甚至摔倒或意外骨折情况；患者输液不合作可导致自行拔针、针头滑出血管外等，需反复穿刺，易造成皮肤表面青紫、瘀血；患者拒食，鼻饲过程中不合作有导致窒息的风险等。

（2）精神疾病的复杂性、多变性和不确定性都是造成精神科护理风险的重要因素，如受精神症状控制和影响出现自杀、自伤、冲动伤人、损物、出走等危险行为。

（3）躯体并发症导致的风险：如患者合并高血压、糖尿病、心脏病等。患者有躯体不适而缺乏主诉，可发生猝死、意外等。

（4）特殊治疗（保护性约束、MECT）和精神科药物不良反应导致的风险：如吞咽困难、噎食、窒息，以及体位性低血压而出现的跌倒等意外，约束患者自行解开约束带导致自杀风险等。

（5）长期住院、反复发作，家属视为包袱，不来探视，患者情绪易发生变化，可能导致自杀等意外发生。

（6）病房环境相对封闭，长期住院患者对环境比较熟悉，增加了出走等风险的发生。

（二）护理人员因素

（1）专业理论知识欠缺：缺乏对精神疾病患者异常情况的护理技巧和方法。

（2）工作经验不足，缺乏风险意识等。

（3）超负荷性风险：工作量大，繁忙时易出现各种风险。

（4）观察病情不细致，不能及时发现病情变化，或发现病情变化没有及时报告处理而导致风险。

（5）核心制度落实不到位，如不按时巡视，不认真查对导致服药差错、约束并发症等意外。

（三）环境与设施因素

（1）地面湿滑、卫生间无扶手等容易引起患者跌倒摔伤。

（2）拥挤、嘈杂的环境容易导致患者情绪不稳，引发其暴力、攻击行为。

（3）设施不安全如病房的门窗不牢固和桌椅未固定易导致患者出走或伤人、外伤。

（4）办公室等未及时落锁、忘记落锁或将钥匙遗留在锁眼上，均易导致风险事件发生。

（5）辅助用品使用不当，如床挡质量差或使用不当等。

（四）其他因素

（1）危险物品存在的不可避免性：普通的日常生活用品在精神科患者不合理地使用情况下可成为危险物品。例如，衣物可能成为其辅助自杀的工具；牙刷可能成为自伤或伤人的工具。

（2）监控盲区：如厕所、病室等监控盲点，存在安全隐患。

（3）开放病区危险物品易获得性风险等。

第二节 护理风险评估的方法和技巧

一、护理风险评估的内容

1. 新入院患者（住院 1 周内） 主要从以下七方面进行评估。

（1）住院依从性。

（2）主要精神症状及应对方式。

（3）治疗依从性。

（4）基本生理需要（吃、喝、拉、撒、睡）。

（5）生命体征及躯体并发症。

（6）社会功能。

（7）支持系统。

2. 治疗期患者（入院 2～4 周）

（1）疾病症状改善情况。

（2）目前仍存在的问题。

（3）服药后的不良反应。

（4）对疾病的认知。

3. 康复期患者（出院前）

（1）症状改善情况。

（2）残留症状对社会功能的影响。

（3）服药依从性。

二、风险评估的方法

1. 面对面沟通 首先要学会与患者交流，让患者接纳你，以建立良好的护患关系。恰当使用言语和非言语沟通技巧，如对儿童患者可以拍拍头、摸摸脸表示喜欢，对老年患者可以握握手、拍拍肩，使用恰当的称呼等，从而拉近距离。言语性沟通要注意倾听和提问技巧，询问精神症状时多用开放式提问方式。

2. 临床观察 护士的业务能力在此体现。一是用眼睛去看（占 10%），二是要去了解（占 90%）。观察的目的是发现患者的病情变化，了解患者精神症状背后的危险行为，做好预见性护理。观察是动态的，需要 24 h 不间断进行。观察要有重点、有目的，了解患者哪些是正常的表现，哪些是异常的表现，会导致哪些风险，怎样防范等。这些观察靠的是护士的专业知识和临床护理经验的积累。

3. 护理体检 通过体检可以发现患者的生命体征变化，及时发现压疮、伤口、皮肤炎症等。还可以发现患者自伤、自残留下的痕迹，药物不良反应如皮疹，以及生命体征异常、躯体并发症等。

4. 专用评估量表 如自杀、攻击行为、压疮、噎食、跌倒风险评估量表等。将在后面介绍。

三、评估技巧

1. **看病历、看患者**　评估前先了解患者的病史，通过看病历建立初步的临床印象，寻找沟通的切入点；看患者的表情、眼神、姿势、穿着、说话方式、一般状态和意识，了解疾病的外在特点，如精神分裂症、双相情感障碍患者可有不同的外在表现。

2. **做好交流准备**

（1）自我心理准备：调整心态，掌握评估内容。

（2）通过对患者的理解、尊重、关心，建立良好的护患关系。

3. **开场白**

（1）首先自我介绍及介绍其他人员。

（2）交谈开始时先做好铺垫，如从日常普通问题的寒暄开始；从目前环境或目前情况开始；从患者最关心的主诉开始；从睡眠、饮食开始等，如患者直接说自己有幻觉，并且愿意谈自己的体验，则应顺势引入精神症状的询问和观察。

4. **具体内容评估**

（1）住院依从性：从入院方式进行评估，怎么来的，是自己、家人陪伴还是强迫来的，是愿意住院还是拒绝住院，配合程度等。了解患者住院是否安心，是否有出走企图等。

（2）主要精神症状及应对方式：

1）从门诊病历记录、家属汇报病史中所反映的情况等为切入点，采取封闭式或开放式问诊的形式启发、引导患者暴露精神症状，特别要关注有危险的精神症状，如命令性幻听、关系妄想、被害妄想、内心被揭露感、被控制体验等，并设法了解患者对精神症状的应对方式，如绝对服从、对抗、求助、无所谓等，从而评估患者可能存在的自杀、冲动、出走等风险行为及严重程度。

2）关注患者的情绪问题，了解有无自杀意念。从患者的心情问起，采取百分制或10分制评分法了解患者的心情处于何种程度，顺势询问当患者心情处于最低潮时有无产生自杀的想法及会采取何种方式自杀等。

（3）治疗依从性：通过交谈了解患者能否接受服药，有无服药顾虑、对服药的态度，有无拒药、藏药现象，是否配合治疗等。

（4）生理状况：按照入院评估表内容依次评估患者饮食、饮水、生活习惯、大小便、睡眠情况等。了解有无拒食、营养不良、排泄障碍、睡眠障碍等。

（5）躯体并发症：评估患者生命体征有无异常，了解辅助检查阳性体征、是否合并躯体疾病，皮肤情况，有无压疮、受伤及骨折等。

（6）社会功能：主要从患者的生活自理能力、人际交往及沟通能力、工作和学习能力、遵守社会道德规范的能力等进行评估，了解患者社会功能受损程度。此项内容需要向家属了解。

（7）支持系统：评估患者家庭经济状况、工作环境、家庭关系，能否关心、照顾患者等。

此外，还应了解患者院外有无危险行为史，如是否发生过自杀、伤人、出走、跌倒、噎食等行为及严重程度，以及近期有无发生较大的生活事件，对患者心理上造成的影响等。

5. 对不合作患者的评估　有的患者特别是新入院患者可能由于过度兴奋、过度抑制（如缄默或木僵）或敌意而不配合交谈，问话不答或拒绝回答，患者的感受和内心体验一般无法从交谈中得知，主要依据病史、日常观察到的言语、表情、行为、对治疗的依从性、对工作人员及病友的态度等判断其危险行为。

6. 意识障碍患者的评估　如果一个患者呈现神情恍惚，言语无条理，行为无目的、睡醒节律紊乱，高度提示该患者存在意识障碍。应从定向力、即刻记忆、注意力等方面进行评估，估计意识障碍的严重程度、相关因素等。

总之，做好护理风险评估的目的，一是确定患者存在的风险及可能会出现的不良后果，二是确定可能会诱发患者出现危险行为的因素，三是确定会阻止患者出现危险行为的因素，四是确定哪些措施可以立即采取。还需强调的是，在与患者交流的过程中建立关系非常重要，即使是不合作的患者，也需要表示对其的尊重与关心，照顾其日常生活起居，让其感受到护士的关心。只有建立了良好的护患关系，同时掌握问诊交流的技巧，才能挖掘出患者的精神症状从而预测可能发生的风险。

第三节　护理风险评估的程序

1. 入院护理风险筛查　对每一位新入院患者，采用入院评估表从以下方面收集资料，包括住院依从性、精神症状及应对方式、危险行为史、服药依从性、生理状况及躯体并发症、社会功能及家庭支持系统、近期生活事件等，通过初步筛查，确定可能存在的风险及护理问题（表9－1）。

2. 专项护理风险评估　对初步筛查后可能存在的风险，采用自杀、攻击行为、出走等专项风险评分表进行评分，根据评分结果判断其风险程度，结果为轻度者，做好标准预防，结果为中、重度风险者列入重点患者名单（表9－2），进一步分析风险发生的可能性及可能采取的方式方法，制订护理计划，采取有针对性的防范措施，设立警示标识，每日重点交接班。

3. 动态风险监测　对中、重度风险患者，采用各项风险评估表，每日进行动态评估，将评估结果填写在护理安全监护单中（表9－3）。监测风险程度的变化，如发现风险程度加重者，及时交班，并报告医生，更改护理级别，严密监护。

4. 每周集中评估　对中、重度风险的患者每周集中评估一次。由护士长组织责任护士进行，根据评估结果对重点患者进行调整，保证评估的准确性，同时检查防范措施的落实情况。如评估结果降为轻度者，解除监护，执行常规护理。

护理风险评估流程见图9－1。

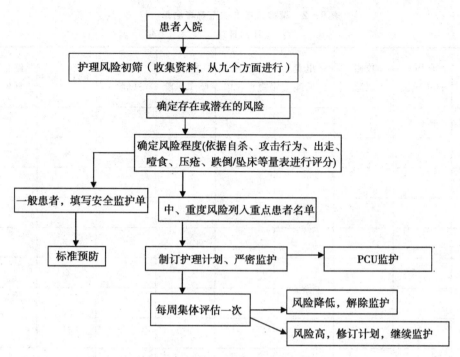

图 9-1　护理风险评估流程

表 9-1　精神科新入院患者护理风险筛查单（初筛）

病区　　　床号　　　姓名　　　年龄　　　诊断　　　　　　　住院号
1. 住院依从性：强迫住院☐　　拒绝更衣☐　　抵触情绪☐　住院不安心☐　其他☐
2. 精神症状：命令性幻听☐　评论性幻听☐　内脏性幻觉☐　内感性不适☐　被害妄想☐ 　关系妄想☐　自罪妄想☐　被控制感☐　内心被洞悉感☐　兴奋躁动☐　情绪易激惹☐ 　情绪低落☐　行为紊乱☐　木僵状态☐　附体体验☐　其他☐
3. 对幻觉、妄想的应对方式：服从☐　对抗☐　求助☐　无所适从☐　焦虑☐　担心☐　恐惧☐
4. 治疗依从性：院外不能坚持服药☐　有藏药行为☐　拒绝服药☐　拒绝注射☐　拒绝输液☐ 　对治疗有顾虑☐　担心药物不良反应☐　其他☐
5. 既往危险行为史：自杀、自伤☐　攻击伤害他人☐　毁物☐　无故出走☐　走失现象☐ 　物质滥用☐　其他☐
6. 生理状态及躯体并发症：T　℃ P　次/min R　次/min BP　mmHg 　高龄☐　未成年☐　高血压☐　糖尿病☐　心脏病☐　压疮☐　外伤☐　骨折☐　感染☐ 　发热☐　危重☐　恶病质☐　营养不良☐　引流管☐　药物过敏☐　活动障碍☐ 　睡眠障碍☐　锥体外系反应☐　吞咽困难☐　排泄障碍☐　呼吸困难☐　失语☐　（左右）失 　明☐　（左右）失聪☐　其他☐
7. 社会功能：生活自理能力下降☐　　完全不能自理☐　工作学习能力受损☐　　不能遵守社会道德 　规范☐　沟通能力差☐　人际交往不良☐　其他☐
8. 家庭支持系统：经济困难☐　家庭关系紧张☐　无人照顾☐　其他☐
9. 近期生活事件：失去亲人☐　离异☐　失业☐　工作调动☐　考试失败☐　失恋☐ 　与人吵架☐　人际关系紧张☐　生活环境改变☐
10. 存在或潜在的护理风险：自杀、自伤☐　攻击行为☐　走失☐　压疮☐　过敏☐ 　跌倒/坠床☐　病情突变☐　噎食☐　骨折☐　其他☐ 　评估时间：　　年　月　　日　　时　　分
评估者签名： 护士长签名：

表 9-2　精神科重点防范患者名单

科别　　　　　　　　　　　　　　　　评估日期　　　　年　　月　　日

床号 姓名	自伤、 自杀风险	攻击 风险	出走 风险	噎食、 窒息风险	跌倒/ 坠床风险	压疮 风险	备注（※）	停止 日期
1. 王××	+++	++					※	
2. 许××		+++	+++				※	
3. 张××				++	++			
4. 郭××	++		++					
5. 刘××			+++				※	
6. 王××		++			+++		※	

参加人员签名：

注：此表由护士长组织负责护士根据风险评估情况，每周集中评估一次，在相应栏内填写中、重度风险需要严密监护的患者名单，用"＋"表示风险级别，作为重点监护对象。

表9-3　精神科患者安全监护单

科别　　　　　　姓名　　　　　床号　　　　　诊断　　　　　　住院号

日期	监护项目（风险）										护士签名
	自杀自伤	攻击	出走	窒息	噎食	跌倒	坠床	压疮	药物反应	病情摘要	
2013.6.12	+++	++									王××
6.13	+++	++									王××
6.14	+++	++									王××
6.15	++	++									王××
6.15	++	++									王××

注：①根据各项风险评估表确定风险程度。

②无风险用"—"表示；轻度风险用"＋"表示；中度风险用"＋＋"表示；重度风险用"＋＋＋"表示，如有行为出现或其他情况，在病情摘要栏内记录。药物不良反应填写具体表现。

第四节　精神科常见意外事件的评估及防范

一、自杀的风险评估与防范

（一）自杀的风险评估

自杀是一个人有意识地企图伤害自己的身体，以达到结束自己生命的行为。自杀行为非常复杂，会涉及很多因素，包括生物的、心理的、社会的和文化的因素，而且这些因素间可以互相影响。西方的许多研究显示，超过 90％ 的自杀者在死亡时患有一种以上的精神疾病。抑郁症患者终生自杀风险为 10％～15％，双相障碍者为抑郁症患者的 10～20 倍，精神分裂症患者在美国终生自杀风险为 4％。进食障碍和焦虑障碍也会增加自杀风险。物质滥用会进一步加重精神疾病患者的自杀风险。同时自杀也是患者住院期间较易发生的严重不良事件，对患者、家属、医院都会产生不良影响，容易引发医疗纠纷。

1. 与自杀相关的精神症状

（1）抑郁：严重的抑郁情绪是导致自杀最常见的精神症状，要评估抑郁症、抑郁状态患者有无自杀意念及自杀行为的可能性。

（2）幻觉、妄想：幻觉中与自杀关系最大的是命令性幻听，患者会毫无判断地执行幻听的命令，做出危害自身或伤害他人的危险行为。妄想中与自杀相关的是罪恶妄想、被害妄想、疑病妄想。罪恶妄想的患者认为自己犯了不可饶恕的罪过，只能以死赎罪；被害妄想的患者认为周围有天罗地网在迫害他，走投无路才自杀；而疑病妄想的患者认为自己身患不治之症，难以治愈，只有死路一条。

2. 危险行为史

（1）既往有自杀行为史：病史中或近期有过自我伤害或自杀未遂的行动，表明患者将自杀行为作为解决问题的一种行为应对方式，其自杀死亡的成功率要比没有自杀史的患者高出 10 倍。

（2）有自杀家族史：是指两系三代尤其是直系亲属，如父母、兄弟姊妹曾有自杀史。有家族精神病史和自杀史的患者，易受家庭成员间行为模式的影响。

3. 心理危机事件　　如突然遭受严重灾难、重大生活事件或精神压力，使人陷于痛苦不安、绝望状态。重大生活事件主要是指负性生活事件，如急性的肢体残废、突然失去亲人、创伤性生活事件、重大财产损失或重要考试失败等。

4. 个性特征　　一般来说，具有下列心理特征者在精神应激状态下自杀的可能性较大。①对社会，特别是对周围人群抱有深刻的敌意，喜欢从负面看问题；②从思想上、感情上把自己与社会隔离开，社会交往减少，自我的价值降低；③缺乏判断力，表现为没有主见、遇事犹豫不定、不相信他人、总相信坏事会发生；④认识的范围狭窄，看问题总喜欢以偏概全，走极端；⑤行为具有一定冲动性，情绪不稳定，神经质等；⑥性格多疑、固执、易紧张，情绪不稳定，易产生挫折感，缺乏自尊与自信，缺少同情心与社会责任感，应对现实及人际交往能力较差。

5. 缺乏有效的应对方式　　应对方式可简单地理解为对付内外环境要求及其有关的情绪困扰而采取的方法、策略和手段。抑郁症患者在发病期间更多地采用以情绪为中心的消极应对方法和手段。对自杀持宽容、理解和肯定态度，有可能采取自杀行为。

6. 支持系统缺乏　　家庭经济和家庭关系差或能力不足，造成患者缺乏被关注、被关心，感到无助，缺乏温暖，失去生活的信心。

7. 存在严重的躯体化症状或药源性焦虑

（1）躯体化症状主要是指神经症和躯体疾病所致的躯体化不适症状，如顽固性躯体化疼痛，长期治疗效果不佳，伴有抑郁、焦虑情绪等。

（2）药源性焦虑是抗精神病药的不良反应之一，多在新加药或药物增量后 1 周内出现，伴有其他药物不良反应，如锥体外系反应、口干、便秘、心悸等躯体不适感。患者莫名的焦躁不安、手足无措，并伴有心悸、出汗、恐惧等。这些表现多是发作性的，多数发生在下午到傍晚时分。患者急于摆脱这种强烈的痛苦，会出现冲动伤人或自伤行为。

（二）自杀的危险性评估

1. 严重抑郁情绪、自责自罪及消极观念　主要是指患者出现厌世消极观念，如不想活了、活着没意思或想死的念头。

2. 有自杀企图　是指萌发了自杀念头，并开始了自杀准备，即自杀计划，如蓄药、准备刀具或绳索等，但尚未付诸行动。

3. 近 1 周有过自伤、自杀行为　如服安眠药、自缢、跳楼、触电、投河、割腕、碰头、撞墙、吞服异物等。

附：评估自杀时的询问技巧

1. 评估自杀史（1）

你原来有过自杀的想法吗？是什么原因导致你产生自杀想法的？什么时候？什么使你没有选择自杀？你告诉过任何人或获得过任何支持吗？

2. 评估自杀史（2）

你原来有过自杀行为吗？几次？什么时候？当时发生了什么？你学到了什么？

3. 评估亲友自杀史

你认识的人当中有过自杀未遂或自杀死亡的吗？是谁？什么时候？发生了什么？这件事目前对你的生活或你的自杀想法有什么影响？

4. 评估情感痛苦

你目前感到痛苦的程度是多少？（可以用 0～100 的尺度），跟问题刚出现时相比怎么样？你能描述一下这种痛苦是怎么样的吗？跟你在其他情况下的经历相比较，这次痛苦的程度怎么样？

5. 评估保护性因素

你认为目前什么会对你最有帮助？你还能为自己做些什么？你认为可能让你活下去的理由是什么？现在谁最有可能而且愿意帮助你？

（三）自杀的评估工具

临床上护理人员还可借助于一些量表来评估患者的自杀风险和预测后来的自杀。如贝克（Beek）抑郁量表、绝望量表和其他学者的自杀观念量表、自杀意向量表、抑郁自评量表等。这些量表都可帮助护士发现患者自杀意向和风险。下面介绍两种自杀评估表来协助护士对自杀患者进行评估（表 9－4、表 9－5）。

表 9-4　自杀风险因素评估量表 [GBK]

时间 项目			评定日期（　　　年）						
一类危险因素	抑郁症								
	自杀观念	有无							
		频度							
		程度							
		时程							
	自杀企图	频度							
		计划性							
		坚定性							
	自我评价								
	自杀方式	有无							
		可救治性							
	无望								
	无助								
	酒、药滥用								
二类危险因素	年龄								
	性别								
	婚姻状况								
	职业情况								
	健康状况								
三类危险因素	人际关系不良								
	性格特征								
	家庭支持								
	事业成就								
	人际交往								
	应激事件								
	自知力								
总　分									
评定者									

　　注：（1）总体评价 31～43 分为极度危险，21～30 分为很危险，11～20 分为危险，10 分以下为较安全。

（2）评分说明：

1）一类危险因素（总分 28 分）：

A. 抑郁症：1 轻；2 中；3 重。

B. 自杀观念：

　　a. 有无：0 无；1 有。

　　b. 频度：1 偶尔；2 经常。

　　c. 程度：1 轻度；2 强烈。

　　d. 时程：1 短暂；2 持续。

C. 自杀企图：

　　a. 频度：1 偶尔；2 多次。

　　b. 计划性：1 盲目；2 有计划。

　　c. 坚定性：1 犹豫；2 下决心。

D. 自我评价：1 自责，自我评价低；2 自罪。

E. 自杀方式：

　　a. 有无：1 无具体的方式；2 方法容易达到和实施。

　　b. 可救治性：1 容易发现可救治；2 隐秘难以救治。

F. 无望：0 无；2 有。

G. 无助：0 无；2 有。

H. 酒、药滥用：0 无；2 有。

2）二类危险因素（总分 8 分）：

A. 年龄：0 小于 45 岁；1 大于等于 45 岁。

B. 性别：1 女；2 男。

C. 婚姻状况：0 已婚；1 未婚；2 离异或丧偶。

D. 职业情况：0 在职、在校；1 失业、无业。

E. 健康状况：0 身体健康；1 患病多年（未影响功能）；2 患病多年（影响功能）。

3）三类危险因素（总分 7 分）：

A. 人际关系不良：0 无；1 有。

B. 性格特征：0 积极乐观；1 内向、自卑、冲动。

C. 家庭支持：0 良好；1 差。

D. 事业成就：0 事业有成；1 一事无成。

E. 人际交往：0 交友多；1 交友少。

F. 应激事件：0 无；1 有。

G. 自知力：0 良好；1 自知力差。

表 9-5　住院患者自杀风险护理评估单

评估项目	评估时间				
	第 次	第 次	第 次	第 次	第 次
1. 既往有自杀、自伤行为史，有自杀家族史					
2. 严重躯体化不适症状					
3. 严重的药源性焦虑					
4. 近期有重大生活事件					
5. 缺乏有效的应对方式					
6. 家庭、社会支持系统差					
7. 受命令性幻听、被害妄想、被控制感、附体体验等精神症状支配					
8. 严重抑郁情绪、自责自罪及消极观念					
9. 有自杀企图					
10. 近一周有过自伤/自杀行为					
评估总分					
护理措施 1. 列入重点患者名单，设立警示标识					
2. 安置在重症监护室，限制活动范围，必要时专人陪护					
3. 鼓励患者出现自杀意念时，主动寻求医护人员帮助					
4. 密切观察病情变化，及时发现异常言行及自杀征兆，严格交接班					
5. 加强巡视，做好安全检查，及时清除危险物品					
6. 受精神症状影响者，分析可能采取的自杀方式，及时防范					
7. 了解患者心理状态及需求，做好心理疏导					
8. 外出检查、治疗专人护送，提高防范意识					
9. 遵医嘱给予保护性约束					
10. 注意观察睡眠情况，对醒后不睡者特别关注，及时给予有效处理					
11. 观察服药情况，保证药物按量服下					
效果评价 未发生自伤/自杀行为					
发生自伤/自杀行为					
评定日期					
评定者签名					

1. 计分方法：1、2、3、4、5、6 每项分值均为 1 分；第 7 项一种精神症状记 1 分，第 8 项分值为 8 分，第 9 项分值为 9 分；第 10 项分值为 10 分

2. 风险程度：1～5 分为轻度　　6～10 分为中度　　10 分以上为重度

备注：1. 此表适用于新入院患者评估及重点患者每周评估

　　　2. 填写时，在相应的空格内填写分数，在护理措施栏画"√"

（四）自杀的防范措施

对有自杀风险患者的治疗与护理必须做到积极、有效，以保证患者的生命安全为第一位。保护及支持应维持到患者自杀危机消失。

（1）提供安全的环境：患者生活的环境中杜绝自杀物品，如刀、剪、绳、玻璃、药物、有毒物品等。生活设施应安全，不能成为自杀工具。

（2）与患者保持严密的接触：住重点病室，设置警示标识，加强巡视。对高度自杀危险者进行一对一的守护。

（3）观察患者的病情变化，了解其心理状态，及时发现异常言行及自杀征兆，严格交班。

（4）在真诚、尊重、接纳、同情和支持的基础上与患者建立治疗性关系。经常了解患者对症状的理解和自身感受，给予支持性心理护理。告诉患者现在的痛苦是暂时的，感觉不会总像现在这样，其他像其一样的人通过治疗都获得了帮助和好转。鼓励其表达自己的负性情绪。训练患者学习新的应对方式。教会患者在无能力应对时如何求助，如告诉医护人员："我已坚持不住了"而不是采取自杀行动。

（5）连续评估自杀危险，直至自杀危险消除，必要时 24 h 监测。对已有自杀计划的患者，须有技巧地询问其方法、地点、时间，了解患者获得自杀工具和发生自杀行为的可能性。

（6）给患者情感宣泄的机会，表达对其境况的理解，正常化自杀的想法，了解目前状态及情绪、饮食、睡眠对生活的影响，向患者传递出愿意帮助他的愿望，并表示我们将一起探讨其他的选择。

（7）识别患者的能动性，肯定并鼓励患者的能力；总结患者的优点，以提高其自尊，帮助患者建立正向的感觉和信心。

（8）参加有益的活动。一些有意义的活动可帮助释放紧张和抑郁的情绪，如洗衣服、打扫卫生等。让患者独立参与日常活动很重要，因为这些活动可以促使患者产生生活兴趣，增加其成就感、归属感、自我价值感。

（9）充分动员和利用社会支持系统，帮助患者战胜痛苦，增强对抗自杀的内、外在资源。要对患者家属进行与自杀干预有关的健康教育，让家属参与干预治疗。

（10）制定安全网：对于可能再次出现自杀给予正常化；告知患者改变会有一个过程，需要时间；写下可以提供帮助者的姓名和电话；让患者使用医院的资源来帮助应对自杀的想法和冲动；针对现实问题采取哪些应对方式，可利用的支持系统等。

（五）常见自杀的紧急处理

精神疾病患者多采用服毒、坠楼、自缢、割腕、撞墙、吸入煤气、触电等方式来进行自杀。当自杀行为发生时，医护工作者应立即对患者实施抢救。

1. 自缢患者的急救处理　自缢是最常见而且致死性很高的一种自杀方式，自缢时颈动脉受压，反射性地使心跳减弱直到停止；大脑供血不足，引起脑细胞死亡；气管受压造成窒息。如果发现不及时，会很快死亡。其急救措施包括：

（1）松开缢套：发现患者自缢，立即抱住其身体向上举，以减轻对颈动脉的压力，同时快速松解或剪断缢套，防止坠地时跌伤。

（2）立即抢救：就地平放或置于硬板床上，松开衣扣、腰带，清除呼吸道分泌物，保持呼吸道通畅。检查呼吸、心搏，如已停止，立即进行口对口人工呼吸和体外心脏按压，直至患者呼吸、心搏恢复。

（3）联系医生或其他人员共同抢救。

（4）配合医生抢救，按医嘱给氧、注射呼吸兴奋剂、强心剂等。

（5）患者复苏后，要纠正酸中毒和防止因缺氧所致的脑水肿，并给予其他的支持性治疗，密切观察病情变化，做好抢救记录。

（6）患者完全清醒后加强心理支持，稳定患者情绪，避免再次出现自杀行为。

2. 服毒 以精神科药物最常见。

（1）首先评估患者的意识、瞳孔、呕吐物、分泌物、肤色等。

（2）初步判断所服毒物性质、种类。对意识清醒的患者，应尽量诱导患者说出所服毒物的种类、量及过程。

（3）对意识清醒的患者，应先通过刺激咽喉部促使其呕吐，然后洗胃。对刺激不敏感者，可先口服适量洗胃液后，再催吐。

（4）根据了解的情况，正确选择洗胃液，对服用抗精神病药物和镇静安眠药物者，可首选（1∶15 000）～（1∶20 000）的高锰酸钾溶液，对毒物性质不明者，首选清水。

（5）对服毒的患者，无论服毒时间长短，均应先彻底洗胃。

（6）对所服毒物种类不明确者，应留取胃内容物及其标本送检。

（7）洗胃后，可用硫酸钠溶液导泻。

（8）对意识不清或休克的患者，应配合医生进行急救处理。

3. 触电 又称电击伤，是人体直接接触电源时因电流的通过而造成的伤害。电流对人体造成的损伤，主要是电热所致的烧伤和强烈的肌肉痉挛，重者可导致心搏骤停。处理方法如下：

（1）立即切断电源。救护者不可直接用手接触触电者，当找不到电源时，可穿上胶鞋或用绝缘物体，如被服等，套住触电者，牵拉其脱离电源。

（2）意识清醒者，使其就地平卧休息，松解其衣服、抬起下颌，以保持呼吸道通畅。

（3）心搏和呼吸停止者，应立即进行心肺复苏术。

（4）复苏后期，要维持血压的稳定、纠正酸碱平衡失调、防治因缺氧所致的脑水肿、彻底清创电灼伤面、肌内注射破伤风抗毒素，并应用足量的广谱抗生素。

4. 坠楼 如果发现患者自高处坠落，应及时检查有无开放性伤口、患者意识是否清醒，有无呕吐、头痛，外耳道有无液体流出，肢体有无骨折；对开放性伤口，立即用布带结扎肢体近心端止血。如果发现骨折，应减少搬动患者；搬运时，应使用平整的硬板床，并观察有无内脏的损伤；若患者休克，应就地进行抢救，对患者进行初步处理后，送入相应的科室进一步救治。

5. 撞击 当发现患者撞击（如用头撞墙）时，应立即阻止并转移其注意力。对不听从劝告或无法自控的患者，应遵医嘱给予约束。迅速检查患者的伤情，观察患者的意识、瞳孔、呼吸、血压、脉搏及有无呕吐等。如有开放性伤口，应立即进行清创、缝合。配合医生对患者进行各项检查和紧急处理。

6. **自伤**　患者可采取多种形式如割腕、锐器扎伤、自残等，一旦发现，应观察患者的神志、面色、口唇、血压、脉搏、尿量，并根据受伤时间、部位估计失血量，判断是否会出现休克，决定是否需要就地抢救和外科治疗。对于由锐利器具引起的切割伤，应迅速止血，可用布带结扎近心端患肢。

二、暴力行为的风险评估与防范

（一）暴力行为的风险评估

暴力行为是指精神疾病患者强烈的攻击性或破坏性伤害，造成本人和他人伤、残、甚至死亡以及物品毁坏的一种行为。精神科病房是精神病患者集中的地方，发生暴力行为较为常见。常见的暴力行为有口头攻击（谩骂、威胁、讥讽、嘲笑等）、人身攻击（打人、踢人、咬人、吐口水等）。在精神科护理工作中除对已实施的暴力行为立即制止外，还应重视及时发现潜在的或可能发生的暴力行为先兆，采取适当措施，有效防范暴力行为发生。暴力行为发生的危险因素：

1. **精神症状**　幻觉、妄想、意识障碍、情绪障碍等精神症状与暴力行为的发生多有直接或间接的关系。例如，某患者受命令性幻听的支配攻击他人；受妄想的影响误认为某人在监视自己或正在陷害自己，于是先发制人伤害对方；在意识障碍下出现冲动性的暴力行为，这类行为最难以预防，因意识障碍的患者行为多为突发性、缺少明确目的。另外，许多严重的精神疾病患者因缺乏对疾病的自知力，否认有病，被强制收住院，也常导致暴力行为发生。

2. **精神疾病**　不同的精神疾病，暴力行为的发生率、严重性、针对性均不同。精神分裂症患者暴力行为的发生率最高，其次为情感性精神障碍、精神活性物质滥用、癫痫性精神障碍等。

3. **个性特征**　不是每一个有精神症状的患者都出现暴力行为，也不是每一个受到挫折的个体都表现出暴力行为。所以当个体受到挫折或受精神症状控制时，是采用暴力攻击还是以其他方式来应付（如退缩、压抑、否认等），则与个体的性格、心理应付方式、行为反应方式等有关。许多研究表明，既往有暴力史是最重要的暴力行为预测因素之一。暴力犯罪者具有下列性格特征：①固执、多疑、缺少同情心与社会责任感；②易紧张，喜欢寻找刺激，情绪不稳定，易产生挫折感；③缺乏自尊与自信，应对现实及人际交往能力较差。

4. **诱发因素**　许多因素都可能诱发暴力行为。例如，工作人员与患者交流不当，态度粗暴激惹患者，患者的需求没有得到满足，封闭、拥挤嘈杂的环境，药物不良反应使患者难以耐受等都可能诱发暴力行为。还有约 1/3 的攻击行为患者无明显的诱因。

5. **其他因素**　一般来讲，年轻的男性患者、单身患者、失业和既往有过攻击行为的患者，很可能再次发生暴力行为。另外研究发现，频繁入院、强制入院、近期住院时间长的患者攻击行为发生的可能性明显增加；有头部外伤史的患者住院期间攻击行为的发生率也会增加。

（二）暴力行为的征兆评估

当患者出现下列表现时，常预示着将有暴力行为的发生，应提高警惕。

（1）眼神机警，表情紧张，对周围环境敏感度增高。

（2）拒绝接受治疗、不合作、拒绝执行院规，大声指责或无理纠缠工作人员，要求出院。

（3）患者突然激动、情绪不安、高声大叫、言谈具有威胁性、固执强求、妄想性语言等。

（4）有敌意性威胁、嘲笑、谩骂、抱怨的语言、向人吐口水等。

（5）精神症状突然加重或波动。

（6）脸部及手臂的肌肉紧张度增加、动作增多、捶打物体；踱步、不能静坐、突然停止正在进行的动作、下颌绷紧等。

（三）暴力攻击行为发生的危险性评估

（1）评估暴力行为的目标指向，如有无对其他患者、工作人员或环境、物品的攻击倾向，做好针对性保护，必要时转移患者目标，最大限度地降低暴力行为发生的可能性。

（2）评估暴力行为发生的严重程度。依据病史、诱发因素、治疗依从性、情绪稳定性、既往暴力行为史、有无人格障碍等情况，评估患者可能采取暴力行为的方式、程度、患者欲得到的目的等，采取必要的防范措施。

（3）常用的攻击行为评估量表见表9－6、表9－7。

表9－6　攻击风险因素评估表

科室　　　　　　　　姓名　　　　　　　　诊断　　　　　　　　病案号

Ⅰ级：有下列情况之一者，若为男性则有两项。①男性；②精神分裂症，伴有幻听或被害妄想；③躁狂；④酒、药依赖的脱瘾期；⑤意识障碍伴行为紊乱；⑥痴呆伴行为紊乱；⑦既往人格不良者（有冲动、边缘型人格障碍）

处理：防冲动，密切观察；遵医嘱，对症治疗

Ⅱ级：被动的言语攻击行为，表现为激惹性增高，如无对象的抱怨、发牢骚、说怪话。交谈时态度不好、抵触、有敌意或不信任；或精神分裂症有命令性幻听

处理：防冲动、密切观察、安置在重症监护室。遵医嘱使用抗精神病药物降低激惹性；对症治疗

Ⅲ级：主动的言语攻击行为，如有对象的辱骂，或被动的躯体攻击行为如毁物，或在交往时出现社交粗暴（交谈时突然离去、躲避、推挡他人善意的躯体接触）；既往曾有过主动的躯体攻击行为

处理：防冲动，安置在重症监护室。遵医嘱实施保护性约束，必要时陪护，使用抗精神病药物降低激惹性

Ⅳ级：有主动的躯体攻击行为，如踢、打、咬或使用物品打击他人；攻击行为在1d内至少出现两次以上或攻击行为造成他人肉体上的伤害

处理：防冲动，安置在重症监护室。及时报告医生，遵医嘱实施保护性约束，对症处理，必要时陪护，使用抗精神病药物降低激惹性

	时间/日期	等级/病情变化	评定者		时间/日期	等级/病情变化	评定者
1				11			
2				12			
3				13			
4				14			
5				15			
6				16			
7				17			
8				18			
9				19			
10				20			

注：（1）攻击风险等级分为Ⅰ、Ⅱ、Ⅲ、Ⅳ四级。

　　（2）病情变化：是指与上一次评估相比情况。a. 加重；b. 未变化；c. 减轻；d. 未评。

表 9-7　住院患者攻击行为风险护理评估单

	评估项目	第 次	第 次	第 次	第 次	第 次
	1. 院外有冲动伤人或毁物史					
	2. 有命令性幻听					
	3. 严重的关系妄想					
	4. 严重的被害妄想					
	5. 受其他严重精神症状支配					
	6. 人格障碍					
	7. 住院依从性差，治疗护理不合作，态度抵触或有敌意					
	8. 情绪不稳，易激惹，焦虑不安					
	9. 最近1周内有冲动伤人或毁物行为					
	评估总分					
护理措施	1. 列入重点患者名单，设立警示标识					
	2. 安置在重症监护室，限制活动范围					
	3. 加强巡视，做好安全检查，及时清除危险物品					
	4. 避免与患者争执，满足合理需求，减少激惹因素					
	5. 根据其特点或爱好安排适当的活动，加强引导，稳定情绪					
	6. 遵医嘱使用抗精神病药物降低激惹性；对症治疗					
	7. 观察服药情况，保证药物按量服下					

评估项目		第 次	第 次	第 次	第 次	第 次
护理措施	8. 遵医嘱实施保护性约束,防止伤害其他患者或被伤害					
	9. 注意观察患者的躯体情况,保证饮食与水分的摄入,做好基础护理,防止躯体并发症发生					
	10. 做好睡眠护理,必要时遵医嘱应用镇静催眠药					
	11. 一旦患者发生暴力行为,立即按应急预案程序进行处理					
	12. 教会患者控制情绪的方法,情绪激动时主动寻求医护人员帮助					
效果评价	未发生攻击行为					
	发生攻击行为					
评定日期						
评定者签名						

1. 计分方法:1、2、3、4、5 每项分值均为 1 分;第 6、7、8、9 项分值分别为 6 分、7 分、8 分、9 分

2. 风险程度:1~4 分为轻度　5~8 分为中度　8 分以上为重度

注:(1) 此表适用于新入院患者评估及重点患者每周评估

(2) 填写时,在相应的空格内填写分值,在护理措施栏画"√"

(四)暴力行为防范

(1)及时发现患者暴力行为的先兆,如躁动不安、神情紧张、来回走动、拍门、摔东西或言语威胁等失控行为时进行积极有效的护理干预。

(2)保持环境的安静与整洁可使患者感觉到安全。此外,管理好各种危险物品,以免被冲动的患者当成攻击的工具。

(3)护理人员可以通过早期的言语或非言语交流化解危急状态,良好的治疗性护患关系会使暴力行为的发生率降低。建立一个具有合作气氛的会谈环境,如坦诚的态度、尊重患者的合理要求,具有同情心及给予支持性的反应,切勿批判患者的感受,同时也要避免太过温和的言谈。

(4)给予适当而明确的指引及限制,如鼓励患者用言语表达其困扰、愤怒等情绪,或允许患者采用一些不伤害、不影响他人的方法发泄愤怒情绪(如捶打枕头或沙袋)。

(5)其他干预措施,如与患者进行一般性的交流、降低对患者的要求(如对患者参加活动的要求)、组织患者进行放松训练、与患者讨论攻击风险、安抚患者情绪、将患者转移至监护室等。还可定期组织护患共同参与的攻击行为防控讨论会,内容包括寻求帮助的方法、攻击前危险信号的识别、情绪失控的处理等。

(五)暴力行为的处理

1. 评估现场　假如有能力和信心,可自行处理情况,并留意自身安全;如需要协

助，不要尝试自行处理，应待协助人员或其他人士到场一起处理；如感到暴力行为即将爆发、自身安全受到威胁时，便要做好撤离现场的准备，尝试找些借口离开现场，如借故接听电话、上洗手间等，从而决定或改变行动计划。

2. **求助**　当患者有攻击他人或破坏物品等暴力行为发生时，及时呼叫其他工作人员协助，转移攻击对象，禁止患者围观，避免情绪被渲染，在接近患者时要保持一个手臂的距离，预留撤退的路口。如果出现患者攻击医护人员的情况，立即启动紧急呼叫警铃，调动院内其他资源协助控制暴力场面。

3. **缓和激化**　若患者的情绪正处于挫败、生气，挑衅甚至具侵略性的状态中，医务人员所说的内容，患者可能听不进去，因此要以言语加上非言语沟通技巧去降低对方的攻击性及怒意，保持磋商的空间，达到缓和激化的目的。

4. **安抚患者和控制局面**　用简单、清楚、直接的语言提醒患者暴力行为的严重后果，劝其放下暴力物品，如语言劝说无效时，可采取措施集体行动，一组人转移患者的注意力，与患者对话，另一组人快速控制患者，夺取暴力物品，行动要果断、迅速，多人行动要协调默契。

5. **约束保护**　对情绪爆发难以自控者，可遵医嘱给予身体约束，控制其暴力行为，在约束时注意手法和力度，避免动作粗暴导致患者骨折等意外。约束后将患者安置在隔离间或用布帘给予身体的遮挡，保护其自尊，同时免遭其他患者的骚扰和伤害。

6. **做好约束后患者的评估**　评估患者所处环境是否安全，患者有哪些情绪变化，患者对此次约束的认知，患者有哪些基本的需要等。有针对性地采取护理措施，做好约束记录。

7. **暴力行为发生后的总结**

（1）评估本次暴力行为与激发情景的关系，以及行为发生的时间、地点、原因及表现等。帮助患者重建新的行为反应方式，如人际交流技巧、应对挫折能力、控制情绪的方法等。根据病情调整药物剂量及治疗方案。

（2）进行自我反思，如是否熟悉相关制度、预案、常规；事发前是否发现暴力先兆；之前有没有采取缓和激化的措施；有没有呼救，请求多人协助；暴力发生时，采取的应对措施是否得当；是否做到保护自己、保护患者、避免其他患者受伤；他人的应对经验有哪些可取之处；下次如果遇到类似情况，我会怎么做等。

三、出走行为的风险评估与防范

出走行为是指患者在住院期间，未经医生批准，私自离开医院的行为。患者的出走，可能造成自己受伤或伤害他人，会使治疗中断。还可能因走失而导致各种意外，引起民事或法律纠纷。因此，精神科护理人员必须了解如何对精神疾病患者的出走行为进行防范和护理。

（一）患者出走行为产生的原因

（1）精神症状或精神疾病：精神分裂症患者存在迫害性的幻觉和妄想，自知力缺乏，否认有精神病，甚至认为住院是受迫害，患者会突然离开医院。也有一些精神分裂症患者为实现某种病态信念而脱离医院，如上访、告状等。抑郁症患者认为医院防范严密，达不到自杀目的而寻找机会离开医院。躁狂症患者则可能因为情感高涨和思维的敏捷突然做出决定要实行一个宏伟的计划，常因来不及或怕受到阻拦而寻机离开医院。

（2）环境影响，如患者感到住院生活单调、苦闷、受拘束和限制、处处不自由等而出走。

（3）个人愿望未得到满足，如牵挂家庭、想念孩子等而出走。

（4）对治疗恐惧或不理解，如害怕或对 MECT 有误解而出走。

（5）工作人员疏忽大意或态度不好造成，如责任心不强、离岗或注意力不集中等给患者可乘之机出走。态度生硬、方法简单、解释不耐心等给患者以不良刺激，使其产生不满心理而出走。

（二）患者出走的风险性评估

（1）下列因素可提示患者有出走的危险性：病史中有出走史；有明显的幻觉、妄想；住院依从性差，如为强迫入院者；对治疗不配合，有恐惧情绪；住院不安心或不能适应住院环境；患者强烈思念家庭及亲人；患者有寻找出走机会的表现。

（2）住院患者擅自离院风险评估单见表9-8。

表9-8　住院患者擅自离院风险评估单

评估项目		评估时间					
		第　次	第　次	第　次	第　次	第　次	第　次
1. 院外有出走史							
2. 受精神症状（如幻觉、妄想）的支配							
3. 无自知力，且住院依从性差或智能障碍，无目的乱走							
4. 有企图出走念头或意图							
5. 近1周内有企图出走行为							
评估总分							
护理措施	1. 列入重点患者名单，设立警示标识						
	2. 有严重出走企图的患者应安排在一级病室，重点监护，严格交接班						
	3. 主动与患者沟通，了解其心理反应及出走动机，进行心理疏导，满足患者的合理要求						
	4. 鼓励患者参加工娱疗等集体活动，安排丰富多彩的住院生活，分散患者的出走观念						
	5. 加强病区安全管理，定期进行安全检查。门锁、窗户损坏及时修理，工作人员保管好钥匙，外出检查、治疗时专人陪护						
	6. 发现患者出走，应立即组织寻找，同时报告上级部门，并通知家属协助寻找						

续表

评估项目	评估时间					
	第　次	第　次	第　次	第　次	第　次	第　次
效果评价　未发生出走行为						
效果评价　发生出走行为						
评定日期						
评定者签名						

1. 计分方法：第1～5项分别为1、2、3、4、5分
2. 风险程度：3分以下为轻度　　4～6分为中度　　6分以上为重度

注：（1）此表适用于新入院患者评估及重点患者每周集中评估
　　（2）填写时，在相应的空格内填写分数，在护理措施栏画"√"

（三）患者出走前的行为表现

（1）意识清楚的患者多采用隐蔽的方法，平时创造条件，遇有机会便可出走。例如，主动帮助工作人员打水、取送餐具或其他物品等以骗取工作人员的信任，待工作人员放松警惕后乘机出走。

（2）常在门口附近活动，趁门前人员杂乱或工作人员不备时出走，如下班时间、有学生或参观人员进出时或患者家属探视时等。

（3）四处寻找可出走的地方，如不结实的门窗、围墙等。

（4）处于朦胧状态或意识不清楚的患者，出走不讲究方式，不知避讳，会旁若无人地从工作人员身边走过。其出走无目的、无计划，多受幻觉妄想支配，一旦成功出走，寻找困难，危险性较大。

（四）出走患者的防范及处理

（1）密切观察病情变化，了解患者的心理反应及出走原因。给予安慰与解释，力求消除患者出走的想法。将患者安置在工作人员的视线内，适当限制活动范围。

（2）加强入院宣教，主动介绍住院环境和同室病友，减少或消除不适应感。

（3）加强安全防范措施，注意门窗的安全检查，对需要外出活动或做检查的患者派专人陪同。

（4）丰富患者的住院生活，鼓励参加集体活动，消除紧张、恐惧心理。

（5）加强责任心，在出入病房时注意周围情况，避免患者伺机出走。

（6）注意工作人员的态度，耐心解释，避免使用简单生硬的言语刺激患者。

（7）加强与家属的联系，鼓励家属探视，减少患者的孤独感。

（8）当患者出走行为发生时，立即报告上级部门，并组织力量进行寻找。

四、噎食的风险评估与防范

噎食是指食物堵塞咽喉部或卡在食管的第一狭窄处，甚至误入气管，引起窒息。精神疾病患者可能因为药物不良反应或疾病本身等多种因素发生噎食、窒息。通常噎食患

者表现为在进食中突然发生严重的呛咳、呼吸困难、面色苍白或青紫、双眼直瞪、双手乱抓、四肢抽搐等，严重者则意识丧失、大小便失禁、呼吸和心搏停止等。因此，护理人员应高度重视和掌握噎食的防范及急救处理措施。

（一）噎食的原因

（1）抗精神病药物所致的锥体外系不良反应，引起吞咽肌肉运动不协调，抑制吞咽反射而致。

（2）脑器质性损害，患者吞咽反射迟钝，因抢食、急速进食而发生噎食。癫痫患者在进食时抽搐发作也可能造成噎食。

（3）患者在 MECT 后未完全清醒，在意识模糊情况下进食可引起噎食。

（4）其他，如老年患者，牙齿脱落、咀嚼不便者等。

（二）噎食的风险性评估

（1）依据患者既往是否发生过噎食，有无锥体外系反应所致的吞咽困难，有无进食过快或抢食行为，是否年老体弱，是否牙齿脱落、咀嚼不便，是否脑血管后遗症进食饮水容易呛咳及中重度痴呆等，评估患者有无噎食的风险及严重程度。

（2）噎食风险评估表见表 9－9。

表 9－9　住院患者噎食风险护理评估单

评估项目	评估时间				
	第　次	第　次	第　次	第　次	第　次
1. 近三个月出现过噎食者，有脑血管病史者					
2. 各种原因导致吞咽困难					
3. 吞咽后食物常滞留于口腔或咽喉					
4. 吃东西或喝水容易呛咳					
5. 进食狼藉或抢食行为者					
6. 接受 MECT 者					
7. 接受药物治疗出现锥体外系反应者					
8. 年龄 > 65 岁，牙齿脱落或咳嗽、吞咽反射减退者					
9. 生活不能自理/卧床需喂食者					
10. 中重度痴呆患者					
评估总分					
护理措施　1. 列入重点患者名单，设立警示标识，重点交接班					
2. 进食过程中专人看护，观察进食情况					
3. 对进食狼藉者，应限定一次的进食量，分次给予，防止患者将食物带回病房					
4. 做好患者及其家属的宣教工作，防止家属将蛋糕、红薯、煮鸡蛋、糯米等食品带给患者，以免发生噎食					

续表

评估项目		评估时间				
		第　次	第　次	第　次	第　次	第　次
护理措施	5. 生活被动，需要喂食的患者，喂食过程中速度要慢，切勿催促患者					
	6. 对卧床需喂食者，体位以半卧位为佳，同时颈部略前倾					
	7. 锥体外系反应及吞咽困难较重的患者，给予半流质或流质饮食，必要时采取鼻饲饮食或静脉输液补充营养					
	8. MECT 者需在完全清醒后方可进食					
	9. 一旦发生噎食，应立即叩背，掏出口腔内食物，并迅速采用海姆利希手法，清除咽喉部梗塞的食物，配合医生进行抢救					
效果评价	未发生噎食					
	发生噎食					
评定日期						
评定者签名						
计分方法：有上述风险因素一项者，为轻度风险；有两项以上者，为高风险						
注：（1）此表适用于新入院患者评估及重点患者每周评估 （2）填写时在相应的空格内填写分数，在护理措施栏画"√"						

（三）噎食的防范

（1）加强入院评估，对有噎食风险的患者，床头设立警示标识，落实防噎食护理常规。

（2）集体用餐，餐厅设置防噎食专座，对有噎食风险者重点看护，加强巡视，防止噎食发生或力争对噎食早发现、早抢救。

（3）严密观察患者病情及药物的不良反应。对有严重锥体外系反应的患者，除按医嘱给予拮抗药物外，还应给予流质或半流质饮食，必要时专人喂饭或给予鼻饲。

（4）加强饮食管理，对抢食及不知饥饱的患者，应单独进食，控制其食量及进食速度，禁止患者将食物带回病室。

（5）对家属带进的零食严格检查，有噎食风险的患者避免进食汤圆、鸡蛋、地瓜、芋头、带骨的肌肉和带刺的鱼等，避免患者发生噎食。

（6）老年患者有吞咽困难者，将主食改为米饭，避免进食馒头引起噎食。

（7）有脑血管后遗症的患者在喂食时可采取 30°仰卧、颈前倾的姿势，也可坐位进食，头稍前倾 45°或将头部转向偏瘫侧 80°。以进食半流质饮食为宜。

（四）噎食的急救处理

（1）就地抢救，分秒必争，立即清除口咽部食物，疏通呼吸道。如果患者牙关紧闭，可用筷子等撬开口腔取出食物。

（2）若仍无缓解，应立即将患者拦腰抱住，头朝下并拍背；或将患者腹部俯卧于凳子上，上半身悬空，猛压其腰腹部迫使膈肌猛然上移，逼迫肺内气体将食团冲出。如果重复5～6次不见效，应立即用大号针头在甲状软骨下缘和环状软骨上缘之间的凹陷处插入气管或行紧急气管切开，暂时恢复通气。

（3）采用海姆利希手法。

（4）经上述处理后，呼吸困难可暂时缓解，如果食物仍滞留在气管内，可请急诊科医生会诊，采用气管镜、气管插管或气管切开取出食物。

（5）取出食物后应及时采取护理措施防治吸入性肺炎。

（6）如心脏停搏，应立即进行胸外心脏按压，同时配合医生进行抢救。

（李拴荣　王素红）

第十章　精神科健康教育

【导读】

　　健康教育是通过有计划、有组织、有系统的社会教育活动，使人们自觉地采纳有益于健康的行为和生活方式，消除或减轻影响健康的危险因素，预防疾病，促进健康，提高生活质量。目前，由于人们对精神疾病知识的了解普遍缺乏及对精神疾病患者的偏见和歧视，使得精神疾病患者的就诊率低、治疗依从性差、复发率高，从而影响了患者的康复和回归社会。通过本章节的学习，要求精神科临床护理人员能熟练掌握精神科健康教育的原则、内容和模式，采取不同的方式对患者进行有效的健康宣教，以提高患者对自身疾病的认知，增强心理调节与社会适应能力，帮助患者建立有利于促进疾病康复的健康行为和生活方式，从而达早期预防、减少复发、维持社会功能、提高患者生活质量的目的。

第一节　精神科健康教育的基本概念

一、精神科健康教育的概念

　　健康教育是指通过信息传播和干预，帮助个人和群体掌握卫生保健知识，树立健康观念，自愿采取有利于健康行为和生活方式的教育活动的过程。其目的是消除或减轻影响健康的危险因素，预防疾病，促进健康和提高生活质量。

　　精神科健康教育是以精神疾病患者及其家属为对象，通过有计划、有目的、有评价的教育过程，使患者掌握疾病防治知识和自我保健技能，增强心理调节与社会适应能力，改变不健康的行为和问题，帮助患者树立正确的健康观，接纳并建立有利于促进疾病康复的健康行为和生活方式，从而达早期预防，减少复发，维持社会功能，提高患者生活质量的目的。

二、健康教育原则

　　1. **优先满足患者需要原则**　精神科健康教育应贯穿疾病的全过程，但应根据患者的病情，在保证患者基本需要后，再考虑患者的学习需要。必要时可做简短的、必要的说明，或直接对患者家属进行教育。

　　2. **因人施教原则**　由于受年龄、职业、文化、疾病特征等因素影响，患者对教育内容的接受能力不尽相同，应根据患者的不同特点因人施教。

3. **实用原则**　要根据实际需要，不失时机地进行教育，如康复期患者最关心的是疾病的控制、正确用药及怎样能回归社会等知识。因此，选择教育内容、确定教学目标时应遵循实用的原则，尽量满足患者的学习需要。

4. **目标现实原则**　护士制订的教育目标一定是患者通过学习能够达到并在住院期间能够实现的目标。如护士为慢性精神病患者制订住院教育计划，同时制订了几个目标，即知识的掌握、按时服药、按时洗漱、整理床铺、戒烟、学会与人交往的技巧等，这些目标虽然对患者都适用，但在住院期间同时完成并达到多个目标就有一定困难。因此，在制订目标时要考虑目标的现实性。

5. **患者及其家属参与原则**　健康教育是护士与患者教与学互动的过程，患者及其家属能否积极参与学习对教育效果有直接影响。对不能参与教学的患者，应以患者家属为教育对象，精神疾病知识匮乏的家属，更需要参与互动，以便掌握家庭护理技术，为患者做好家庭护理。

6. **循序渐进原则**　患者在住院期间要接受的教育内容比较多，要使患者能有效掌握这些内容，应由浅入深，由易到难，由简到繁，由感性到理性，由具体到抽象，循序渐进地展开教学。患者所学的内容，不可能通过几次教学就能掌握，要反复强化。否则，虽然在形式上完成了教学任务，但患者却因为对所学知识未进行充分理解、消化、吸收，而影响了学习效果。

7. **分期教育原则**　患者入院要经历不同的治疗阶段，每个阶段治疗、护理的项目不同，教育内容也不尽相同，尤其急性期、治疗期、康复期各期的护理有明显的阶段性和目的性。因此，教育工作应分期进行，使患者在住院的不同阶段都能获得实用连贯的健康指导。

8. **科普化原则**　健康教育的对象大都不具备医学知识，因此要将那些深奥难懂的医学知识转变成通俗易懂的卫生常识，就必须遵循科普化、通俗化原则。用患者看得懂、听得懂的语言编写教育资料，表达宣教内容，把深奥的医学知识和深刻的科学道理与患者日常生活用语、俗语等联系起来，用患者能理解的口语进行表达和交流，防止使用患者难以理解的医学术语。例如，可将患者症状编入故事情节，来进行讲解，或用角色扮演和患者现身说法等。

9. **激励原则**　健康教育的一个重要任务就是要充分调动患者学习的积极性，激发患者的学习兴趣，促进患者主动参与学习。在教育过程中，要善于利用激励手段激发患者的学习欲望，充分肯定患者的学习成效，形成良好的学习机制。

第二节　精神科健康教育的内容

对精神疾病患者的健康教育的内容非常广泛，包括门诊就诊患者的健康教育、住院患者的健康教育（入院宣教，住院过程中的特殊检查、治疗等前后的教育，对所患疾病的基本概念、临床表现、治疗原则、护理措施、用药、饮食、睡眠、生活技能锻炼、康复知识、自我护理技巧、疾病复发的先兆等的宣教)、出院患者健康教育、社区教育等。

一、门诊患者健康教育

对门诊患者在诊治过程中进行的教育，常见的教育形式有候诊教育、随诊教育、护理咨询门诊和健康教育处方等。由于门诊教育具有患者停留时间短、流动性大、针对性差、难以实施系统教育的特点，门诊教育主要侧重于普遍性、一般性的宣教。教育内容力求精练、新颖、实用，以增进教育的吸引力。现多采用口头教育、健康教育处方、健康手册、宣传专栏、宣传看板、闭路电视、多媒体教育咨询系统等。

二、住院患者健康教育

住院患者的健康教育是护理健康教育的重点。对患者或其家属在住院期间进行的教育，要根据患者不同时期的住院特点，建立全程分期教育模式。全程健康教育是指患者从入院到出院全过程的系统健康教育。分期教育是指患者在入院、住院和出院时期进行的阶段性教育。教育应形式多样，趣味性强，并反复强化。

为了让患者在有限的住院时间内，获得尽可能多的有用健康知识，住院教育可根据患者不同疾病及患者的个性特征进行有针对性的个性化教育。

1. **入院教育** 是指患者初进病房，对住院环境、医生、护士非常陌生的情况下，对患者及其家属所进行的教育。此期教育的目的是使患者尽快消除陌生、恐惧的感觉，帮助患者完成角色转换，建立起有利于接受治疗和护理的遵医行为，与医护人员建立真诚、友善、信赖的治疗性互动关系。教育内容包括病区环境、主管医生、责任护士、医院有关制度（卫生制度，探视制度，陪护制度，作息制度，离院请假制度，特殊治疗、检查、用药制度等），教育方法多采用口头教育，亦可发放教育手册或通过宣传栏教育等。

2. **住院患者教育** 住院患者的健康教育，是护理健康教育的核心内容，是一种有计划、有目标、有评价的系统教育，根据每个病区病种不同，分别制订标准护理健康教育计划和特殊患者的健康教育计划，由病区的护士按照教育计划实施，形式多种多样，可采用集体教育、个别指导的方法。教育的内容主要包括以下几个方面。

（1）一般常识：如饮食卫生知识、人体卫生常识、环境卫生知识、意外事件防范、个人财物管理等。

（2）精神疾病相关的知识：如疾病的基本概念、临床表现、治疗原则及护理要点，传染病的消毒隔离知识，特殊治疗（如醒脉通治疗等）的配合，并发症的预防，康复知识等。

（3）各种检查知识：如特殊检查（B超、CT、X线、磁共振、眼动、P300检查等），各种化验（血、尿、大便等），检查前的准备、检查过程中的配合，以及检查后可能出现的不良反应及预防等。

（4）合理用药知识：所用药物的主要药理作用，适应证、禁忌证，常用量、服用方法，常见的不良反应及预防紧急处理等。

（5）饮食、休息、活动与疾病的关系：强调其与疾病康复的重要性。例如，醒脉通治疗前 8 h 禁食，4 h 禁水；充足的睡眠及适当的活动有利于精神疾病的康复。

（6）心理卫生知识：学习心理卫生的概念、标准，学习如何控制情绪、正确对待和处理各种心理压力，建立良好的人际关系，积极参加文娱、体育活动，选择正确的方法宣泄冲动，以积极乐观的态度面对人生。

（7）健康行为指导及行为训练知识：如自我照顾技巧训练、自我放松技巧训练、生活技能训练、社交技巧训练等。

（8）特殊患者的教育：如老年痴呆、精神衰退、木僵、违拗、幻听、妄想、自伤、自杀等患者的健康教育。对这类患者要根据每位患者的具体情况，进行个别指导。

（9）时事形势教育：包括政治常识、国内外大事、社会变化等。

三、出院患者健康教育

出院患者健康教育包括对病情稳定的患者或康复期患者进行健康教育，也包括对各种原因被迫出院的患者和出院后正在休养的患者进行健康教育。教育内容包括以下几个方面。

（1）目前国内外对该疾病的治疗进展。

（2）出院时病情现状。如病情稳定仍需药物控制；疾病已进入康复期，以功能锻炼为主，辅以药物治疗；疾病仍处于不稳定期需要系统的药物治疗等。

（3）遵医嘱正确应用药物。如药物的主要作用，正确的服药方法（饭前、饭后、睡前等），用药指导（如需要避光的药物在服用过程中要避免阳光直射，缓慢起身预防体位性低血压等），用药的注意事项（出现异常情况应立即停药，并与医生联系等）。

（4）饮食、睡眠、日常生活注意事项。饮食上要清淡，保障足够营养，避免进食辛辣食物、饮酒，生活规律，不熬夜，保证充足睡眠。

（5）心理康复指导。教育患者要使心情保持良好状态，指导患者学会自我调控情绪，适当参加有益活动，提高患者对家庭、社会环境的适应能力。减少各种不良刺激的影响，指导患者以肌肉松弛法、运动、听音乐、绘画、书法等形式释放压力。

（6）自我照顾技巧训练。由于住院时间较长，大多数患者出院后有不适应之感，应教会患者自理生活，尽快融入家庭、社会。

（7）复诊和随诊。指导患者遵医嘱及时复诊，教育患者在什么情况下及时随诊。例如，患者出院后病情加重、出现严重的药物不良反应、出现新的健康问题时应及时与医生联系，并及时就诊。

四、社区教育

社区教育是指以社区为单位，以促进该社区居民精神健康为目的的教育。教育内容包括以下方面。

（1）一般卫生常识。如饮食、睡眠、个人心理及家庭环境与疾病发生、发展的关系。

（2）社会因素、生活方式与健康的关系。心理因素与健康之间关系密切，许多心理因素的刺激，如下岗、调岗、职务升降、离婚、丧偶、灾害、创伤、人际关系等，都有可能成为致病因素；生活方式，如吸烟、酗酒、药物滥用、不良的饮食习惯、缺乏活动和锻炼等也是影响健康的主要危险因素。

（3）家庭康复指导：精神疾病患者的家庭管理及心理疏导等。

（4）社区心理教育、心理卫生咨询。

（5）疾病的三级预防知识。

（6）健康咨询。

第三节　精神科健康教育的模式和方法

一、健康教育的模式

（一）以教育者为主导的模式

以教育者为主导的健康教育模式即由教育者单向传授教学内容，学习者被动地接受模式。这种传统教育模式使用于以护士为主导的集体教育活动。它的优势是护士可以控制教学时间和所学内容，缺点是单向教学使患者没有机会参与学习活动的设计，不知道"为什么学""学什么"和"如何学"。

（二）以学习者为主导的模式

在这种教学活动中，患者可主导自己的学习活动，护士处于指导或辅助的位置。这种教学模式的优点是可以照顾患者的个性化需求和从实践中学习的特点，不利之处是由于受传统的教学模式影响，患者往往缺乏自己学习的愿望和能力，如果护士放任地让患者自己学习，学习进度和学习效果就很难控制。

（三）教育者与被教育者共同参与的模式

这种教学模式结合了传统与放任式教学模式的优点，在教学活动的前、中、后教育者与被教育者都要共同参与教学目标的确立、教学计划的制订和教学效果的评价活动。在这种教学相长的理念指导下，护士不仅知道"为什么教""教什么"和"怎样教"，而且还指导患者懂得"为什么学""学什么"和"如何学"，这是最理想的教学模式。但在实际教学过程中，也有它的不足，就是耗时费力，因为它需要护患双方共同策划，参与活动。

二、健康教育的方法

健康教育的方法可分为个体健康教育和集体健康教育。

（一）个体健康教育

个体健康教育是由责任护士根据患者的需求，实行一对一的会谈指导，实行护患互动模式。优点是有针对性，可以根据个体的差异而采取灵活多变的方法施教。缺点是教育效率低，需要较多的人力和时间，但从个体的角度看，个别指导可以带来良好的效果。

（二）集体健康教育

集体健康教育由专职护士组织一定数量有相同或不同教育目标、内容的患者进行集体讲解或指导。与个别健康教育相比，集体健康教育效率高，缺点是针对性不强。具体的方法如下。

1. 知识灌输

(1) 讲演：可分为讲解和演示，是通过口头传递信息，使患者了解所需健康知识，影响人们的观念，从而形成一种健康的思维，如健康知识讲座等。

(2) 大众传播媒介：是健康教育较常用的方式，媒介技术与其他面对面的传播方式不同，信息通常是通过电视、广播、图表、标语、书籍、图册和教学设备来传播。在大众媒介中，患者教育常用的电子媒介是电视、录像、录音；常用的印刷媒介是教育手册和宣传栏等。

2. 双向交流式学习

(1) 询问式学习：亦称解决问题和思考学习，鼓励患者通过提问解决学习中的难题，获得知识。这种方式能提高患者学习动机，促进认知领域的学习，发展应用、分析、综合、评价等方面的技巧，并能使患者在严格思考、解决复杂问题和阐明价值方面的能力有所增强。此法适用于有一定文化程度的患者。

(2) 小组讨论：是一种科学的教学手段，其优点是能提供交流观点和感情的机会，通过双向互动，交流不同观点，给患者以积极加入学习的机会，复习以前学过的东西，把对事物的认识与实际问题联系起来，并提出解决办法。不足之处是比讲演更需花费时间，讨论的问题容易分散，达不到预期目的，因此不适用于讨论复杂的内容。

(3) 患者现身说法：是一种以相同情况的患者为主体的实例教学方法。它是通过护士的举例或安排患者之间主动的交流而进行的。

3. 行为训练

(1) 技能培训：是通过解释和示范某一项技术操作的步骤和方法，使每个患者都能有机会在护士面前完整地示范和解释整个过程，如学习电脑技术、乘车、购物、整理日用品及若干手工制作技能等。

(2) 模拟与游戏：是一种实验性方法，通过模拟一个真实的生活情境以刺激和辅助学习。模拟可采用游戏、角色扮演、文艺节目等方式实施。例如，护患共同协商将患者的生活经历编写成故事情节，然后由患者自己导演模拟或以游戏的形式完成，使扮演的患者亲身体验感受，观看者可以从中模拟学习，从而达到健康教育的目的。

4. 模式化集体健康教育 利用住院患者的真实病历材料，作为故事引导，把医学、心理学、康复及护理学理论有机融合，结合精神分裂症患者疾病的特点，把集体健康教育的内容、方法及评价手段编制成对应的系统化集体健康教育模块。方法上有故事情节做引导，程序化具体操作，运用团体训练的同质性、高效性（一人指挥，多人参与，可节约人力）及互动性的特点。采用趣味、探索、体验为一体的"互动式"系统化的集体健康教育模式，动静结合，启发、引导患者思考、探索并主动参与（在轻松愉快的环境中体验、感受）。

集体健康教育模块，分为急性期、治疗期、康复期，设置成三个单元，各单元之间相互独立又相互联系。每一个单元均按以下形式来完成。

(1) 沟通无限：可制造团结和谐的集体健康教育的氛围，消除患者的陌生恐惧感，增加患者的安全和信任感，易使患者接受健康教育。

（2）相关疾病知识教育：以病史症状编写生动的故事情节，可激发诱导患者探索主动参与的兴趣，互动式提问可帮助患者理解自己的症状，了解本病不同阶段的相关知识，减少患者病态体验的时间，使患者在轻松愉快的环境中了解健康教育的内容。

（3）心理游戏活动：进一步增进护患之间的了解，增加患者与社会交往的机会，促进社会功能的恢复，理论联系实际让患者深层次体验教育的内容，从而提高患者的综合素质。

（4）作业训练模式化：锻炼患者动手、动脑的能力，增加其责任感，强化健康教育知识的掌握。每日实施集体教育模块，既丰富患者的住院生活，又强化患者对精神疾病相关知识的全面了解掌握。

附：系统化集体健康教育模块

1. 急性期（心灵之探索） 目的是协助参加者了解疾病知识、自我探索、自我认识、自我接纳、克服自卑，体验协作的重要性。

（1）沟通无限：每个人做一下自我介绍（敞开心扉，克服自卑）。

（2）相关疾病知识教育：主持人讲解案例，并提出问题，每个人都要回答问题，并谈自己的看法，最后由主持人总结。其目的是帮助患者了解精神疾病的症状，使每个人掌握精神疾病知识，同时让其学到健康的标准，从而达到配合治疗的目的。

【病历摘要】 丽丽每日对着窗户大骂，家人问她，外面没有人，你骂谁呢？丽丽说："你听，村上的王二，他说我不要脸，不孝敬父母，在家不干活。他才不要脸呢，他才不孝敬父母。你评评理，我整天在家有没有招惹他们，我从来没有说过他们，可他们总在背后指指点点议论我。"丽丽泣不成声（哭着说），"你说气人不气人？"

【问题】 ①丽丽的这种现象（想法）是否正常？②为什么？是什么问题？③应该怎么办？

（3）心理游戏：无敌风火轮。

【目标】 主要培养团队的默契和自信心。

【要求】 ①每支参赛队利用给定材料做一个布圈。完成后，各参赛队队员在已做好的布圈中站成一纵队，推动布圈从起点滚动到终点。看谁先到达。②全队成员都必须踩着布圈前进，途中如有队员踏出布圈或串道，视为犯规，全队原地停留5s后继续前进；滚动过程中布圈带如发生断裂，全队必须原地修补后重新出发。

【操作】 ①人数：21人。②道具：剪刀1把、针线1套、布块若干。③引导：前面是一条不可正常穿越的路，怎么办？团队有材料，如剪刀、胶带、布，还有大家的智慧。④利用给定的针线将布块缝合成一条长的封闭的圆环。⑤队员在队长的领导下踩在圆环中向前行走。

【总结】 让患者谈感受，在此同时教育者引申，帮助患者理解此游戏的真正目的。①合理配置资源，分工配合很重要。②检验组织成员参与的主动性，建立团队自己的节奏，使成员明白协调一致对组织的重要性、个人与团队的相互作用（个人的能量只有透过组织才能发挥出来，如果个人与团队目标不统一，就很难达到目标，只有目标明确，有效的沟通与合作，互相理解，才能达到目标）。

（4）作业训练：可给患者布置相应的作业，可以是文字（如心得等）也可以是手工制作（如折纸等）。

2. 治疗期（信任之旅） 目的是帮助患者了解自知力，进一步掌握精神症状，理解其家属强行治疗的重要性，同时了解医院的治疗项目、目的及重要性，从而达到患者配合治疗的目的。

（1）沟通无限：总结上期心灵探索的内容，每个人做一下自我介绍（敞开心扉，克服自卑），增加每个人的自信心。

（2）相关疾病知识教育：主持人讲解案例，并提出问题，每个人要回答问题，并谈自己的看法，最后由主持人总结。其目的是帮助患者了解精神病的症状，使每个人掌握精神疾病知识，同时让其学到健康的标准，从而达到配合治疗的目的。

【病历摘要（续）】 丽丽的母亲让她去医院治疗，丽丽说："我能吃能喝的，没病，为什么去医院？"丽丽的母亲只好强行将其送入医院治疗。可丽丽到医院后仍坚持说自己没病，不吃药，不打针，不做任何治疗，并说；"他们才有病呢？没事整日在那说别人的坏话，议论人，我亲耳听到的，那还有假？"这时候丽丽说她的母亲："她不管管别人，偏让我住进了医院，这不是没事找事吗？"

【问题】 ① 丽丽为什么会这样认为？（无自知力）②她为什么会出现这种现象？（进一步解释幻听）③应该怎么办？（耐心解释治疗项目及其重要性，必要时强行治疗等）

（3）心理游戏：盲人圈。

【目标】 协助成员了解助人与受助的感受，增加责任感，理解家人及周围人的帮助。

【操作】 ①引导。教育者讲："平时我们常常说助人为乐，受助是福。今天我们将通过盲人走路的活动来体会和感受受助的过程。"②扮演。领导者："请大家站成一圈，'1、2'报数。报'1'的向前一步，当盲人；报'2'的当拐杖。'盲人'请蒙上眼睛，原地转三圈，停住，体会一下内心的感受；'拐杖'上去选择一位'盲人'，协助他走完全程。"全程不允许讲话，完全采用非语言的沟通，用动作（如搀扶）、声音（如跺脚）、辅助（摸扶手或墙）等方式协助'盲人'。③分享。先两人一组交流。"盲人"要讲当眼睛什么都看不到时内心的感受，由这种情景可以想到生活中的什么，对'拐杖'哪些地方满意，哪些地方不满意，通过这个活动有哪些感受、发现和体会。"拐杖"要讲是怎样理解"盲人"眼睛看不见时的感受的，采用了什么方法帮助"盲人"，对自己的帮助行为是否满意，这个活动带来哪些启发等。团体可以围成圈，大家一起分享活动的感受。④角色交换："盲人"与"拐杖"互换角色重新体验与分享，要求同前。

【总结】 团体教育者总结概括成员的讨论，与现实生活联系。例如，联系到患者在犯病期间其实很无助，需要别人的帮助，只是个人当时处在病态之中不知道而已，这时家人给予了很大的帮助，所以大家应互相理解和信任。

（4）作业训练：可给患者布置相应的作业，可以是文字（如心得等），也可以是手工制作（如折纸等）。

3. 康复期（理想之旅程有多远） 目的是了解自己的过去、现在，对自我真实评估，展望未来。在此同时树立自信，增强意志力。

（1）沟通无限：总结上期心灵探索的内容，每个人做一下自我介绍（敞开心扉，克服自卑），增加自信心。

（2）相关疾病知识教育：主持人讲解案例，并提出问题，每个人要回答问题，并谈自己的看法，最后由主持人总结。其目的是帮助患者了解精神疾病的症状，使每个人掌握精神疾病知识，同时让其学到健康的标准，从而达到康复及适应社会的目的。

【病历摘要（续）】　经过一个多月的治疗，丽丽说："那时候听到的声音现在听不见了，也没有被别人指指点点的感觉了。唉，那时候真信以为真，现在想起来，也够可笑的。"

【提出问题】　丽丽问医生："①这病是否会再犯？②怎样预防？③需要吃多长时间药？④能否结婚？能否像以前一样的生活？"

（3）心理游戏：生命线。

【目标】　对过去的我、现在的我进行评估，展望未来的我。

【要求】　①时间约 60 min。②准备：1 张纸、1 支笔。

【操作】　团体教育者先说明练习内容，然后让团体成员自行填写，10 min 后大家一起分享交流。小组交流中，每个人都拿出自己的生命线给其他人看，边展示边说明，注意自己与他人内心的反应。

【总结】　让患者理解人的生命是有限的，应该总结过去，珍惜现在，好好规划把握未来，自强、自立，做些力所能及的事，来回报社会及家庭。

模式化集体健康教育模块是根据患者的特点，分期归类，集趣味、探索、体验为一体的"互动式"系列教育模式。主持人（护士）引导，鼓励患者主动参与。生动的故事情节，可激起患者参与的兴趣；巧妙问题的提出，可激发患者思索的欲望；有趣的心理游戏，可为患者提供人际交往和社会实践的机会，同时也可增加患者的信任与安全感，拉近护患之间的距离。患者主动参与进来，一方面减少了患者急性期病态的体验，另一方面使患者在轻松愉快的环境中，了解了精神疾病的有关知识，提高了人际交往沟通的能力，促进其社会功能的恢复。

三、健康教育的工具

（一）文字工具

文字工具包括教育手册、保健类书籍，以健康知识介绍为主题的报纸、杂志、宣传单、药品说明书等。

（二）非文字工具

非文字工具包括电视机、录音机、幻灯机、光盘、投影仪、多媒体及电脑等。

（三）实物工具

实物工具包括操作技能训练所用的各种器具，如各种生活用品、生命体征监测用具等。使用教育工具时应注意实用性和安全性。

第四节　精神科健康教育的组织与实施

　　健康教育是通过护士与患者之间教与学的互动过程来实现的，护士与患者双方都必须积极参与，护士有义务根据教育目标要求，向患者传授健康知识、技能和技巧，使患者的行为趋向于健康。患者要主动接受护士的指导，掌握与疾病相关的康复知识，并将这些知识转化为行动的准则，实现教育目标。在教学互动过程中，护士不能仅仅满足于对患者的知识灌输，更重要的是通过个别指导和行为干预让患者把所学的知识转化为自我保健和自我护理的能力，以达教育目的。健康教育应根据护理程序组织实施，包括五个方面，即评估学习需求、确定教学目标、制订教育计划、实施教育计划和教育效果评价。

一、精神科健康教育的组织

　　根据本病区工作程序及护理工作流程，合理组织患者进行集体与个体健康教育。个体教育应由责任护士负责完成，集体健康教育应由门诊、病区及康复科专职护士每日有计划地按健康教育的具体方法组织实施完成。患者健康教育亦可按临床路径设计与应用，患者入院后，由责任护士逐项填写教育路径表，并将教育路径表单交给患者，说明应用教育路径的目的和意义，讲解实施教育路径的具体方法，取得患者的理解和合作。各班护士按照路径规定的内容，在设定的时间内逐项落实教育计划并对已落实到的项目用打钩方式进行记录。责任护士负责对路径实施情况进行个案管理，监督并标记路径表规定项目完成情况，对路径实施中发生的变异要及时进行详细的记录，并纳入交班内容。患者出院后，责任护士负责收集整理路径记录单和变异记录单。变异记录内容包括变异发生的时间、具体的内容和原因、对住院日的影响，定期对变异情况进行汇总分析，为改进路径提供依据。

二、精神科健康教育的实施

(一) 评估学习需求

　　根据住院期间对患者治疗、护理、康复的要求确定患者的学习需求，有的放矢地选择教育内容。评估方法力求科学、可靠，不能仅凭护士的主观判断来确定患者的学习需求。此外，评估的内容亦应全面、系统，不能以偏概全。评估内容包括：

　　1. **学习能力评估**　包括患者的一般情况，如年龄、意识、思维、认知、疾病、舒适、情绪、行为等，通过评估确定学习者是否有能力参与学习、接受能力、文化程度，以指导制订学习时间与计划。

　　2. **心理状况评估**　利用直接与间接观察的方法，重点评估患者的个性特征、对疾病的适应模式及目前的心理需求等，有针对性地开展健康教育。

　　3. **社会文化背景评估**　重点评估患者的生活方式，因为生活方式将决定其如何看待住院生活和学习。评估内容包括患者的职业、生长环境、经济收入、住房条件、居住地区（农村、城市）、饮食习惯、睡眠习惯、烟酒嗜好、运动情况、性生活等。此外，患者的价值观和宗教信仰也会影响其对疾病的看法和接受教育的态度。

4. **学习态度评估** 学习态度的积极与否直接影响教育效果。通过对患者的直接提问和行为观察来判断患者的学习态度，及时发现和纠正患者对学习的消极态度。

5. **学习需求评估** 评估住院期间患者对治疗、护理、康复的知识需求，护士评估时，要根据患者特点，确定对患者进行健康教育的内容与教育方法。

（二）确定教育目标

教育目标是护士和患者通过教育活动期望达到的预期结果。教育目标是教学活动的行为导向，它可引导护患双方选择教育时间、教育方式、教学工具，制订教学计划等。根据学习的需求分为总目标和从属目标。

1. **总目标** 学习者在学习过程中，所期望达到的目标，如神经症的患者期望能自己控制情绪，减少调适障碍。

2. **从属目标** 为达到总目标而进行的各个分解目标。例如，神经症的患者为达到总目标而进行：①建立良好的人际关系；②寻求适当的支持系统；③选择挑战、妥协或逃避等策略解决压力问题；④通过参与集体活动，社会活动等，分享他人的快乐。

目标的制订须根据评估的需求及学习者的身体状况、文化程度、学习能力、周围环境等选择最适宜的教学方法，由简到繁、循序渐进地进行，同时要根据学习者对知识掌握的情况及反馈信息及时调整教育计划，以清晰的步骤、完整的计划来完成明确的目标。

（三）制订教育计划

1. **教育计划的内容** 患者教育计划主要包括患者教学目标、教育内容、教育方法和教育效果评价。

2. **患者教育计划分类** 有标准教育计划（见本章第五节）和个体教育计划。个体教育计划是护士进行有针对性的个案教学的依据。个体教育计划通常是在标准教育计划的基础上，通过评估患者的教育需求而制订的具体宣教计划。它的特点是针对性强，教学目标明确，教育内容具体。

（四）实施教育计划

实施患者教育计划，重点要解决护士"教什么""怎么教"和患者"怎样学"的问题。由于受不同教育对象的个体特征、病种及疾病的不同阶段等因素的影响，教育内容包罗万象，十分复杂。每个病种，每个具体的健康问题，每一种特殊检查和治疗及每一种健康行为等都可形成一组教育内容。应遵循患者健康教育原则及教育方法有效地实施。为便于护士在实施教育计划时，能针对患者的学习目标选择适当的教育内容，将患者教育内容归纳分类如下。

1. **卫生常识** 包括人体卫生知识、健康生活方式知识、食品营养卫生知识、优生优育知识、吸烟危害知识、家庭急救与防止意外伤害知识等。

2. **疾病防治知识** 精神疾病的种类、病因、临床表现、治疗护理及康复指导等知识，识别早期精神疾病及科学睡眠等方面的知识。

3. **各种检查治疗知识** 包括各种仪器、器械的检查知识，各种化验检查知识等。

主要内容为检查治疗的禁忌证、适应证和检查治疗方法、配合要点、并发症预防等。

4. **合理用药知识** 各类药物的适应证、禁忌证、用法、剂量、不良反应、保存方法等。

5. **心理卫生知识** 心理健康常识，如控制情绪、保持良好人际关系及正确对待疾病不同阶段心理反应等。

6. **住院的规章制度** 病区环境及医院各种规章制度等。

7. **有利于健康的行为指导与行为训练知识** 包括自我护理技巧、放松技术训练、家庭护理技巧训练、早期康复训练、戒烟指导、性生活指导等。

8. **常见病教育知识** 如高血压病、冠心病、脑血管病、糖尿病、传染病的防治内容等。

（五）评价教育效果

评价是患者教育程序的最后阶段，它是将患者教育结果与预期目标进行比较的过程，评价的目的是测定患者达到学习目标的程度，以便修订原有计划，改进教育工作。

1. **目标评价分类**

（1）目标完全实现：教育结果与教育计划中的预期目标一致，达到理想的教育效果，使预期设定的教育目标完全实现。

（2）目标部分实现：教育目标由于受某种因素影响而未能完全达成，只是实现了其中的一部分，未实现的部分可作为进一步修订教育计划的依据。

（3）目标未能实现：实施教育计划后，患者的教育效果未能达到预期的目标。出现这种情况时应冷静思考，对未达成的目标原因应进行认真分析，找出问题的根源并加以解决。

2. **评价的内容** ①学习需要的评价；②教育计划的评价；③教育方法的评价；④教育质量的评价；⑤教育效果的评价。通过评价，检验计划是否符合患者的需要，教育方法是否有利于患者获取知识，教育目标是否能够达到患者的实际学习水平，为教育计划的修订、教学方法的改进提供依据。

3. **评价的方法**

（1）交流询问法：主要用于对患者或患者家属知识掌握情况的测评，多用于个别指导的效果评价或对患者及患者家属的个别评价。利用与患者交流的方式询问患者的学习需求是否满足，学习目的是否达到，从而评价计划目标的达标情况。同时征求患者对学习内容、方法、形式及教育者的教学能力的意见，以便对教学计划的修订和方法的改进。

（2）外显行为观察法：主要用于评价患者通过学习后异常行为的矫正情况及通过知识的获得而改变不良行为的情况，通常是在患者不知情的情况下进行。如患者吃肥皂、喝脏水的行为是否改变；物质依赖的患者是否建立正常的生活规律，是否存有生理及心理依赖现象等。

（3）内在行为观察法：主要用于评价患者精神活动、认知过程、意识及潜意识的境界，通过观察患者的情绪、情感、认知、记忆、运动、与他人打招呼、交谈、环境的适应、技巧的训练、人际关系的协调等，了解患者学习后的实际行为，注意与学习前及目标进行对比，借此评价教育效果。

（4）间接观察法：可为效果评价提供参考资料，如通过患者家属及同病室患者的反映，医生的病情记录及与患者接触的护士及医务人员的反映，也可通过电视监控发现患者的真实行为和情绪反应。

（5）书面评分法：主要用于集体教育的效果评价。检查学习者对应知应会的学习内容掌握、了解、理解情况，将评价结果与计划目标进行比较，分析教育内容、教育目标、教育方法是否恰当，为改进教育计划提供可靠的依据。

（6）表格式评价：适用于日常工作中，护士用其评价健康教育的效果。护士完成教育内容，在表格上记录教育的时间、内容、方式，经过反复教育之后，评价患者对疾病相关知识和技能的掌握情况，可以打钩的方式进行记录，也可用于护士长或护理部进行工作检查时，了解护士健康教育工作的执行情况。

（7）技能测评：主要用于了解患者实际动手能力和知识运用能力。在对学习者进行技能训练、行为纠正、各种技能培训之后，检查学习者掌握的情况。测评时可根据学习者的实际情况设置模拟情景，让学习者进入角色，在没有压力的情况下反映自己的实际能力。效果评价时应注意其客观性及可靠性，并贯穿于患者住院教育的全过程，以促进患者教育计划的实施。

第五节　精神科标准健康教育计划

一、标准健康教育计划的形成

标准教育计划是护士进行系统教育的模板和依据。制订标准教育计划的目的是帮助护士系统了解患者教育的目标、内容、方法和评价依据，指导护士有效地开展教育活动，避免护士因缺乏教育知识而盲目施教，提高教育水平。标准教育计划通常是以患者教育的共性问题为主，根据患者住院不同阶段的治疗、护理特点，列出护士所应教育的内容和施教方法，便于护士在制订个体教育计划时选择和参考。

由于健康教育在我国起步较晚，没有成熟的经验可借鉴。在职的临床护士在健康教育理论知识方面尚有欠缺（据调查，半数以上的护士不知道健康教育的基本程序），要想在短时间内让置身于繁忙工作中的护士用比较系统的、全面的教育知识和技能对患者、患者家属或健康人群进行教育，是一项非常艰难的任务。因此，为了使护理健康教育工作能顺利有效地开展，减轻护士书写教育计划的负担，提高教育计划的质量，使教育计划的内容更加丰富、详细、系统，减少护士为制订教育计划而大量翻阅各种书籍（医学、护理学、药物学、诊断学、营养学、心理学、预防医学、保健学、影像学等）所花费的时间，将健康教育计划在制订和实施过程中的经验加以总结，分门归类，使之达到标准化、系统化、科学化，标准健康教育计划应运而生。

标准健康教育计划的项目包括教育目标、教育内容、教育方法、效果评价。

（一）教育目标

教育目标是经过教育，患者所要达到的目标。包括观念的转变、知识的获取、行为的改变等。

（二）教育内容

根据不同的教育对象，选择不同的教育内容。

（三）教育方法

教育方法包括讲解和示范。

（四）效果评价

评价患者或其家属对教育内容的掌握程度。掌握比较全面、能复述的为了解；掌握得不牢固、不全面的为基本了解；一知半解，似是而非的为不了解。

二、标准健康教育计划的临床意义

标准健康教育计划的目的是帮助护士系统地了解教育对象的教育目标、教育内容、教育方法和评价标准，指导护士有效地开展教育活动，避免护士因缺乏教育知识而盲目施救，缩短护士制订教育计划所用的时间，是临床护士对患者进行高质量、系统化健康教育的模板和依据。

标准护理健康教育计划的形成对于深化整体护理有以下几面的指导意义。

（一）提高整体护理水平

健康教育是整体护理的重要组成分。整体护理中对患者实施的生理、心理、社会、文化、精神等诸方面的护理，主要通过健康教育来完成。例如，患者在住院期间大都渴望知道自己所患疾病的病因、症状、诊断，目前国内外的治疗方法，希望了解治疗方案、主管医生、责任护士、病区的规章制度，如何配合医护人员的诊疗活动，饮食、睡眠、生活方式与疾病的关系，出院后的注意事项，怎样安排日常生活、工作和学习等。这些需求都需要护士在患者住院期间，通过健康教育来满足。标准健康教育能将绝大多数患者健康需求归纳起来，列出比较正确的、系统的、精练的、全面的计划。需要时，可根据患者的健康状况，有选择地进行教育。也可以将病区有相同健康需求的患者召集在一起，进行专题讲座。有条件的将标准健康教育计划制成光盘、录音带等，按时播放，强化教育，使患者的健康需求得到满足，从而能够积极、有效地配合治疗、护理及特殊检查等，使整体护理的水平上升到一个新的高度。

（二）减少药物不良反应，预防意外事件发生

在患者的疾病治疗过程中，根据不同疾病所处的不同阶段，针对患者的健康需求，从标准护理健康教育计划用药指南的预防栏中选择需要的内容进行教育。例如，教育患者在服用抗精神病药物期间，要注意：①在改变体位时动作要缓慢，站立时间不要过长，以免发生体位性低血压而导致意外伤害。②不要在紫外线下暴晒，以防剥脱性皮炎。③服药期间禁止大量饮酒、驾车及高空作业等。当病情稳定，准备出院时，教育患者严格遵医嘱服药，不可自行增减药物，以防复发；当出现不良反应时及时与医生联系等。

（三）增进护患关系，促进患者康复

患者在住院过程中，通过护士认真、系统、有的放矢的健康教育，健康需求得到了满足；通过知识的获得，增强了战胜疾病的信心和勇气。患者除了能自觉配合各项治疗活动外，还能自我控制情绪、自我调整心态、自我监测疾病的变化。并能按要求自觉坚

持康复锻炼，积极参加各种生活技巧的训练，如自我护理技巧、会谈技巧、交友技巧、社交技巧等，以顽强的毅力参与行为矫正，不厌其烦地进行模仿。这样既有效地促进了身心的康复，同时在教学过程中，由于护患之间的教学互动，增强了护患之间的沟通，密切了双方之间的关系，强化了患者的遵医行为，促进了患者康复目标的实现。

（四）提高护士的教学能力

由于我国健康教育起步较晚，致使很多临床护士没有受过系统的健康教育理论培训，因此，在进行健康教育时感到缺乏组织能力、语言表达能力、护患沟通能力和系统理论知识，对健康教育程序运用得不够熟练，对教育内容缺乏系统性、全面性、广泛性和针对性，不能提供完善的、高质量的、使患者满意的教育内容。为此，部分刚踏上工作岗位的年轻护士，应利用业余时间努力学习与健康教育内容相关的医学、护理学及其他学科的知识，如行为学、教育学、社会学、心理学、伦理学、预防医学和保健医学等，努力培养自己的教学能力。通过这些学习，对于年轻护士自身素质的提高，将起到积极的作用。对于年龄比较大、工作繁忙、家庭负担重的护士来说，想通过业余学习上述诸多的理论获得教育能力，是比较困难的。标准健康教育计划，可为其提供健康教育的模板，他们通过实施标准健康教育计划，达到对相关知识的系统化掌握，有助于提高他们的教学能力。

（五）提高患者对护理工作的满意度

应用标准健康教育计划对患者或患者家属进行教育，可在入院后短期内与患者建立相互信任的护患关系，患者愿意将自己的体会和感受向护士倾诉，护士可以借此掌握患者的身体缺陷、心理状态和潜意识境界，为制订个体健康教育计划提供可靠的依据，应用标准健康教育计划对患者或患者家属施教，可以满足患者或患者家属在住院期间的心理需求，使他们对自己的疾病有初步了解；同时了解所患疾病的治疗原则及目前国内外最新治疗措施；住院期间应注意的问题；进行康复锻炼和社会适应能力的训练的方法。在对患者施教的过程中，使患者或其家属对护士的工作产生不同程度的理解和尊敬，同时对护士的日常工作给予充分的理解和肯定。因此，标准健康教育计划的实施，会提高患者对护理工作的满意度。

（六）减少护患纠纷

应用标准健康教育计划对患者或患者家属施教，能够将患者或患者家属所关心的问题、所渴求的知识给予及时的讲解，及时解除患者的焦虑、恐惧心理，及时疏导患者家属的焦虑情绪，使他们更加理解和支持护理工作。在施教过程中，护士恳切的语言，关爱、细致、耐心的技巧演示，文雅的举止，恰如其分的表情、动作，谦逊温和的态度可拉近护患之间的距离。特别是护士在繁忙的工作之余，能够拿出更多的时间，手把手地进行日常生活技巧训练和康复指导，除可拉近护患之间的距离，更可减少护患纠纷。

三、标准健康教育计划的形式

标准健康教育计划目前多采用卡片式、表格式和手册式。

（一）卡片式

卡片式是指将标准健康教育内容根据疾病分类制成某种疾病的健康教育计划，抄写或打印在卡片上，护士每人一份，在对患某种疾病的患者或其家属进行健康教育时，首先评估患者或其家属的学习能力、学习态度、对知识的需求、心理状态、躯体疾病、社会文化背景等情况后，按照标准健康教育卡片，在其中选出适合该患者教育的计划加以施教，同时记录施教日期、时间、方式，及时评价教育结果，把施教过程中发生的新情况、新问题记录下来，以便重新修订教育计划，以促进标准健康教育计划的不断完善。

（二）表格式

表格式是目前临床护理工作中比较常用的一种形式，它将某种疾病患者的标准健康教育计划用表格形式打印出来，内容包括教育内容、教育时间、效果评价等，每位患者一份。护士可根据评估效果，调整教育计划，然后按照标准护理健康教育计划的顺序施教。例如，新入院的患者要进行入院教育，以后根据病情发展的不同阶段及患者或其家属的不同要求，有的放矢地进行教育。若患者准备出院，要根据病情恢复的不同程度进行出院教育。此表还比较详细地记录了教育方式，如是讲解还是示范，是对患者还是对患者家属的教育活动。效果评价栏是对患者或其家属经过一段时间教育后的效果评价，内容包括评价日期、患者或其家属对教育内容的掌握程度。在阶段性评价过程中，若出现基本了解或不了解者，可根据接受者的具体情况，对教育方式做进一步修改后，再进行下一阶段的教育，直至接受者能够掌握教育内容，并且发生知识的行为转化，方可达到教育目标。

此表还作为护士长或护理部检查教育质量的评价。在护士完成教育计划的内容并做出效果评价后，护士长或护理部根据标准健康教育计划项目逐项进行考评，测评护士的教育能力和接受教育者的教育效果，以决定标准教育计划的修订和继续留用。

精神科标准健康教育计划单见表10-1。

表 10-1 精神科标准健康教育计划单

姓名_____ 病区_____ 床号____ 诊断_____ 住院号_____

项目	教育内容	开始日期	对象		方法		评价日期	效果评价			护士签名	患者签名
			患者	家属	讲解	示范		了解	基本了解	不了解		
入院介绍	1. 介绍主管医生、护士长、责任护士 2. 介绍病区环境、作息制度 3. 介绍探视制度及安全制度 4. 介绍病员的组织生活 5. 介绍住院费用（一日清单）事宜											
疾病知识	1. 病因 2. 主要临床表现 3. 治疗方法											
用药指导	1. 坚持服药的意义 2. 避免或减少药物不良反应 3. 用药的注意事项 4. 药瘾的定义及表现，滥用药物的危害											

续表

项目	教育内容	开始日期	对象		方法		评价日期	效果评价			护士签名	患者签名
			患者	家属	讲解	示范		了解	基本了解	不了解		
精神卫生知识	1. 精神健康的具体表现 2. 失眠相关因素，改善睡眠的措施 3. 对待不良刺激的方法 4. 疾病复发的先兆、自我防治方法											
日常生活指导	1. 吸烟、饮酒对人体健康的危害 2. 改变不良行为的方法 3. 日常生活技能训练的内容及意义 4. 多参加社会活动，改善社会适应能力											
出院指导	1. 坚持服药，遵医嘱加减药量（药物由家属保管） 2. 定期复诊，若有不适或病情反复及时就诊（告知科室电话） 3. 生活有规律，合理安排作息时间 4. 创造良好的家庭康复环境 5. 避免各种不良刺激，保持情绪稳定，保持性格开朗 6. 可能出现的药物不良反应及采取的措施 7. 康复训练的目的、方法											

（三）手册式

手册式标准护理健康教育计划是将本病区常见精神疾病患者的共同需要加以归纳、总结、概括，按照患者受教育程度，遵照科学化、规范化、制度化的原则，比较系统地将每一种疾病患者的共同需要，按照教育目标、教育内容、教育方式、教育效果等内容全面、系统地列出。病区责任护士人手一册，首先将教育内容进行学习记忆，对技巧进行模拟训练，使自己具有一定教育能力后再对患者及其家属施教。此种形式的特点是内容丰富，知识比较全面，病种覆盖面广，无须护士重新查阅资料，教育效果好。缺点是评价结果需要记录。

四、应用标准护理健康教育计划应注意的问题

制订标准护理健康教育计划的目的是为了适应当前护士缺乏健康教育的知识和技能，教育能力普遍偏低，健康教育材料不系统，健康教育学的学科体系不完善，护理健

康教育缺乏规范化的形式，帮助没有经过健康教育理论系统学习和培训的护士，尽快适应教育者的角色，掌握健康教育的基本程序，在繁忙的护理工作中，出色地完成对患者健康教育的义务。标准护理健康教育计划的形成，减少了护士翻阅查找资料的时间，缩短了对患者进行教育的准备时间，避免了教育的盲目性、单一性，充实了教育内容，同时又为患者提供了高质量的教育服务，促进了患者健康行为的建立。但是标准护理健康教育计划只是对相同疾病的患者及其家属的共同需求提供教育内容，对患有多种疾病、严重疾病或合并多脏器功能衰竭的患者及其家属，以及疑难杂症的患者和其家属，就不能千篇一律地提供相同的教育内容。这样不仅不能满足患者的需求，而且延误了教育时机，影响了整体护理质量。因此，为了使临床护士能够正确应用标准护理健康教育计划，在此提出几点应注意的问题。

（一）正确理解标准护理健康教育计划的指导作用

标准护理健康教育计划的应用，确实给临床进行健康教育时间不长的护士提供了模板，统一了模式，受到了临床护士的普遍欢迎。但是也使个别护士出现了懒惰行为，他们不愿意去认真进行评估，不愿动脑思考、分析患者的个体差异，更不愿去认真制订个体教育计划。这样将会影响教育质量和整体护理质量。因为标准护理健康教育计划只是总结了相同疾病的患者及其家属的共同需求，并没有照顾到患者的个体差异、文化背景、宗教信仰、身体健康状况、心理社会因素及对健康知识需求的不同点，如有的精神疾病患者住院时间长，标准教育计划程序化，不能按要求如期完成。所以，不能把标准护理健康教育计划作为每一个相同疾病患者及其家属的个体教育计划，它只能在制订个体健康教育计划时起指导作用。这就要求护士在患者入院后，即对患者进行入院评估，评估患者或其家属的健康需求，确定教育目标，然后按照相同疾病的患者标准教育计划，在其中选择该患者或其家属的教育内容，对存在个体需求差异的要根据具体情况，补充教育内容，选择教育方式，并及时评价教育效果，以确保教育目标的实施。只有这样，标准护理健康教育计划才能真正发挥它的作用。

（二）正确应用标准护理健康教育计划

虽然标准护理健康教育计划总结了临床上相同疾病的患者或其家属共同存在的健康需求，教育内容比较丰富、全面，知识结构力求深入浅出，教育方式多样化，但在临床实践中，仍有许多问题需要护士在护理工作中发挥自己的潜能。例如：①在对个体进行教育时，不能生搬硬套标准健康教育计划；②要选择适当的时机进行教育，切忌只要患者或其家属存在需求，不管患者心理适应模式和对学习的认知能力是否符合学习要求，刻板地进行教育；③要按照健康教育的基本程序进行施教，切忌不进行评估，即照本宣科；④要及时进行教育评价，切忌只管教育，不管效果。实践证明，只有在健康教育程序得到很好实施的情况下，标准健康教育计划才能发挥其应有的作用。

（三）正确认识标准护理健康教育计划的相对性

标准护理健康教育计划的制订受时间、地点、环境、条件、医学科学技术的发展、编者的知识结构和临床经验等诸多方面的影响，随着时间的推移，医学模式的转变，科学技术的不断发展，护理新理论、新技术的不断涌现，人类的进步，生活质量的提高，人们的知识结构趋向智能化，对健康知识的需求也越来越趋向专业化，某一个时期制订的标准护理健康教育计划就会失去它的标准性。因此，在临床上运用标准护理健康教育计划时，要用发展的眼光，批判性的思维去选择、应用，并在应用中不断发现它的缺陷和不足，并不断完善、改进、提高、发展，标准护理健康教育计划才能真正起到它应有的作用。

（阚瑞云）

第十一章 精神科住院患者院内
康复训练项目及程序

【导读】

　　随着医学模式的转变及精神医学的快速发展，精神病患者的康复工作显得日益重要。我们怎样对精神病患者进行康复训练？本章特制定出系统康复训练项目和程序。主要包括药物处置程式训练、人际交往能力训练、住院休闲娱乐活动训练、日常生活自理能力训练、应对方式训练、自信训练、放松训练、认知治疗训练等，每项训练按照训练目标、适用对象、训练内容、操作方法、评价工具、流程图等几个内容进行详细的介绍。有的项目后面还附有相关表格及具体的评价工具。通过本章的学习，可以使大家更系统、规范地掌握各项技能训练的操作，并运用到日常工作中，使患者更多地利用社会支持资源，减轻精神功能的衰退，降低复发。

第一节 药物自我处置技能训练程式

　　药物自我处置技能训练程式是一项精神康复治疗技术，是为了帮助慢性精神病患者主动、自信地使用抗精神病药物而设计的。目的是提高患者药物治疗的依从性，改善患者的阴性症状、社会功能和社交技能。该程式为患者提供相互交流的机会，使他们能够相互理解、相互支持，从而提高患者人际交往、解决问题和独立生活技能。

　　（一）训练目标

　　通过药物自我处置技能训练使患者了解药物维持治疗的知识，掌握正确自行管理药物和服药、预防复发的技能，提高其坚持服药的主动性和积极性，从而明显降低疾病复发率，进而提高生活质量。

　　（二）训练的工具

　　使用利伯曼（Liberman）等编制的《社会技能和独立生活技能训练程式手册》中的药物自我处置程式。

　　（三）适用对象

　　（1）主要适用于精神分裂症、情感障碍器质性精神病及其他有精神症状的康复者。

　　（2）入组标准：

　　1）主要的精神症状，如思维松弛、幻觉、妄想或其他思维障碍必须得到控制。

　　2）必须具备学习动机。

（四）训练内容

（1）药物自我处置技能训练程式的内容包括四个技能部分。

1）技能1：获得抗精神病药物作用的有关知识。重点是让患者了解抗精神病药物对他们有什么帮助。

2）技能2：了解正确的自我服用药物的方法并对其评价。重点是让患者正确管理自己的药物和评价药物治疗的反应。

3）技能3：识别和处置药物的不良反应。重点是让患者认识不良反应及应对措施。

4）技能4：与医务人员商讨药物治疗问题。

每一技能部分分为七个学习活动：介绍技能部分，看录像和问与答，角色演练，资源管理，结果问题，现场练习，安排并分派家庭作业。

（2）药物自我处置技能训练程式的应用工具包括三部分：训练者手册、录像带、患者手册。

（五）操作程序

（1）按照适用对象及入组标准选择入组患者。

（2）开始训练：分三个阶段进行。

【准备阶段】

（1）建立信任联盟：参加治疗的工作人员进行自我介绍，建立信任的治疗联盟。

（2）小组联盟：患者自我介绍，包括姓名、年龄、住院次数、来自何方及爱好等，介绍不低于三句话。每位患者讲话后给予鼓掌致谢。

（3）共定目标：治疗师介绍学习的目标，让患者熟悉四个学习技能部分的重点。

（4）模拟训练：让患者做简短的角色模拟训练，如遇见了一位好久不见的朋友怎样来交谈。

【实施阶段】　向患者介绍该程式的四个技能部分及明确目标。

（1）让患者高声朗读康复理念。

（2）填写药物知识自评量表。

（3）看录像和问与答。

1）介绍录像中的场面，如下面我们将看一位护士告诉患者关于他们药物治疗的情景。

2）放录像时一次就放一段。

3）然后就录像的这一段提问相应的问题，治疗师给予讲解分析并与患者讨论。

（4）角色演练：

1）向患者说明指导语，如为了强化已经学过的录像带中的知识，我们现在要请两位患者分别扮演服药的患者和治疗专家。

2）选择两位患者。一位扮演患者，另一为扮演专家来回答问题。

3）开始角色演练（或给予录像），必要时可以互换角色。

4）小组成员观看表演，并讨论表演情况，治疗师给予阳性反馈。

5）完成每一位患者演练，并决定是否需要附加训练。

（5）反馈问题，布置家庭作业。

（6）再次朗读康复理念。

【评价阶段】

（1）训练期间分别用药物知识自评量表、精神疾病常识调查问卷、护士用住院患者观察量表、护士用简明精神病量表（N-BPRS）、社会功能缺陷筛选量表（SDSS）评定训练效果。

（2）训练形式及疗程：采取个人或小组（围成半圆形或马蹄形，10～15人）形式。每次1～2 h，每周2～3次，2个月为1个疗程。

（六）评估工具

（1）精神疾病常识调查问卷（表11-1）。

（2）药物知识自评量表（表11-2）。

（3）护士用住院患者观察量表。

（4）社会功能缺陷筛选量表。

（5）护士用简明精神病量表。

（七）评价方法

（1）入组前填写精神疾病常识调查问卷、进行服药态度的评估。

（2）训练开始前、训练期间、训练结束后分别进行药物知识自评量表测评。

（3）训练前后分别使用护士用住院患者观察量表、社会功能缺陷筛选量表、护士用简明精神病量表评定一次。

表11-1　精神疾病常识调查问卷

指导语：该问卷是我们向你了解你对精神疾病常识的了解情况，请如实在下面的问题中做答

1. 你是否知道你所患的是哪种疾病？ 　　　　是　否

2. 你是否知道你所服的药物都叫什么名字？ 　　是　否

3. 你是否知道你所服的药物都起哪些治疗作用？ 是　否

4. 你是否知道如何处理常见的药物不良反应？ 　是　否

5. 你是否知道为什么要进行住院治疗？ 　　　　是　否

6. 你是否知道如何去看门诊？ 　　　　　　　　是　否

7. 你是否知道什么是心理治疗？ 　　　　　　　是　否

8. 你是否知道什么是精神疾病的康复治疗？ 　　是　否

9. 你是否知道你疾病复发的先兆有哪些？ 　　　是　否

10. 你是否知道家庭康复应注意些什么？ 　　　　是　否

合计＿＿＿＿＿分

表11-2　药物知识自评量表

请根据实际情况，在下面每一条目的"是"与"否"上画圈表示

1. 每次吃药的时候，我总是应该看药瓶上的标签说明 　　　　　　　　是　否

2. 如果我忘了一次吃药，下次我应该吃上它两倍的剂量 　　　　　　　是　否

3. 如果我朋友的药吃完了，我借给他一瓶我的药，因为药物的颜色与他的是相同的 　是　否

4. 药物的不良反应帮助我控制病态症状 　　　　　　　　　　　　　　是　否

5. 如果我维持服药 3～6 个月，我将会治愈　　　　　　　　　　　　　　　是　否

6. 我对医生的医嘱从来没有怀疑过　　　　　　　　　　　　　　　　　　是　否

7. 只要我吃药，不管在一天的什么时候都行　　　　　　　　　　　　　　是　否

8. 某些药物的不良反应要比别的药更严重　　　　　　　　　　　　　　　是　否

9. 即使我的嘴很干并且很想睡觉，我仍要坚持服药　　　　　　　　　　　是　否

10. 症状和不良反应之间的区别是，症状是由药物引起的，而不良反应是由疾病引起的　是　否

11. 每日在我醒来时，感到都很好，不管怎样我都应吃药　　　　　　　　　是　否

12. 我有权请医生解释药物治疗的目的和由于药物产生的不良反应　　　　　是　否

13. 如果我继续长期服药，我会成瘾　　　　　　　　　　　　　　　　　　是　否

14. 我应和医生定期讨论服药后产生的感觉是怎样的　　　　　　　　　　　是　否

15. 迟发性运动障碍从来都是难以控制的　　　　　　　　　　　　　　　　是　否

16. 剂量指的是一日服药次数，而次数指的是药量　　　　　　　　　　　　是　否

17. 只要我长时间服药，我就不会再住院　　　　　　　　　　　　　　　　是　否

18. 我参加小组治疗和其他治疗，从药物治疗中获得极大的好处　　　　　　是　否

（八）流程图

药物自我处置技能训练程式流程见图 11-1。

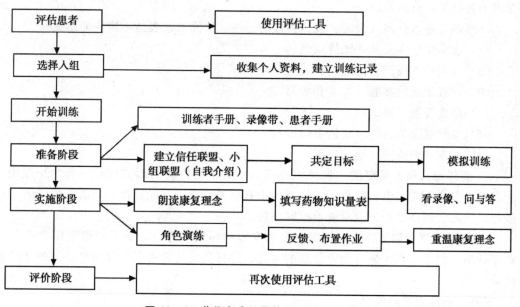

图 11-1　药物自我处置技能训练程式流程

第二节　社交技能训练

社交技能是指符合社会规范、得到社会认可的人际行为。它包括衣着得体、谈吐得当、合理地表达感受、保持恰当的人际交往距离、在不同场合做恰当的行为等内容。大多数精神疾病患者在临床症状缓解的同时，都不同程度地存在社交技能缺陷，难以建立

和维持社会关系、成功地扮演社会角色、满足自身各种需要。社交技能训练是促进精神康复的重要手段，也是心理社会干预的重要内容。它主要是运用学习理论原则，通过示范—强化—塑造—过度学习—推广的过程，采用角色扮演、反馈等训练方法，增进患者的人际交往技能，帮助患者学习这些技能并运用到日常生活中，从而达到减少复发、提高生活质量的目的。

（一）训练目标

（1）通过训练，使患者掌握一种或多种人际交往技能，并能运用到日常生活中。

（2）使患者更多地利用社会支持资源，减少挫折感，降低复发危险。

（二）适用对象

（1）有社会功能缺陷者如人际交往能力差、情感表达不如愿、自信心不足等，住院或门诊患者均可参加。

（2）患者精神症状平稳、没有严重的躯体不适、愿意参加训练，且训练中大部分时间能集中注意力。

（三）训练内容

1. **课程设置**　社交技能训练课程共设十节课，每周可设两节课，每次 45～60 min。学习七种技能，分别为：

（1）四种基本技能（倾听、表达积极的感受、提要求、表达不愉快的感受）。

（2）会谈技能（发起并维持谈话）。

（3）有主见的技能（拒绝）。

（4）处理矛盾的技能（妥协和协商）。

（5）职业技能（面试）。

（6）维护健康的技能（如何看门诊）。

（7）交友约会技能（邀请）等。

2. **训练形式和人员资质**　训练以小组治疗、角色扮演的形式进行，每个小组由 1 名训练者和 8～10 名患者组成。训练者应由有精神科背景并经过社交技能训练培训、有爱心、热心、耐心的护士或专业治疗师担任。

3. **场地设置**　训练要求在相对宽敞和安静的环境中进行，护士和患者围坐成圆形或半圆形，圆中央作为进行角色扮演的地方。这样的设置有助于分清角色扮演的开始和结束。

（四）操作方法及程序

（1）评估患者（选择适合的量表测评）。

（2）选择入组患者（按照适用对象标准），建立训练记录。

（3）小组成员相互认识，明确为什么要学习技能并讨论技能的步骤。

（4）以角色扮演的方式示范技能，之后和患者（学习者）回顾角色扮演的过程。

（5）请一位患者用同样的方式进行角色扮演，给予肯定和纠正的反馈。

（6）还请这位患者再用同样的场景进行一次角色扮演，再次给予反馈。

（7）请另外的患者进行角色扮演并按上述步骤进行反馈。

（8）安排课后作业，并在下一次训练开始时进行回顾。

（9）总结和自由发言。

（五）评估工具及方法

（1）护士用住院患者观察量表。

（2）护士用简明精神病量表。

（3）社会功能缺陷筛选量表。

（4）自卑感量表（FIS）。

（5）焦虑自评量表（SAS）。

（6）抑郁自评量表（SDS）。

评价方法：入组前后分别选择上述适合的量表进行测评。

（六）流程图

社交技能训练流程见图 11－2。

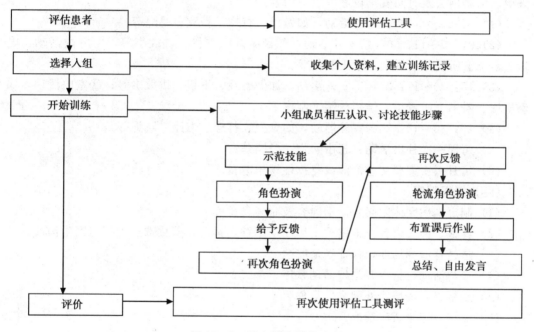

图 11－2　社交技能训练流程

第三节　患者休闲娱乐活动训练

休闲娱乐活动训练是精神康复的一项重要内容。训练的重点在于培养精神疾病患者积极参与群体活动，扩大接触交往面，以提高生活的情趣，促进身心健康。同时也可以丰富患者的住院生活、转移病态思维、稳定患者情绪，使患者的生活充满愉快、信心和希望。活动内容一般包括游乐和观赏活动、学习和竞技性活动，如歌咏、舞蹈、健身操、绘画、球类比赛、卡拉 OK 赛、大型娱乐活动、户外活动等。

（一）训练目标

（1）患者对住院生活满意。

（2）患者的住院依从性、主动性及对生活的兴趣有所提高。

（3）患者与现实接触逐步增多，病理体验有所转移。

（4）患者的人与人、人与环境之间的交流增多，适应能力提高。

（二）适用对象

（1）新入院患者无严重消极、自伤、伤人、兴奋、出走行为，生活能自理。

（2）经治疗后病情缓解，无以上危险状况，处于恢复期的患者。

（3）康复待出院者。

（三）训练形式及内容

采用集体训练形式，活动场地可选择病室内、院内、院外、公园、商场、超市、郊外等。活动内容及时间安排可参考以下内容。

（1）6：30～7：30：室外活动，如做操、打球、慢跑、跳绳等。

（2）9：30～11：00：①室外活动，如做游戏、下棋、讲故事等；②室内活动：电影、看书、听音乐、绘画、手工制作等。

（3）15：30～17：30：①室外活动，如做游戏、下棋、讲故事等；②室内活动，如看电影、看书、听音乐、绘画、手工制作等。

（4）17：30～18：30：室外活动，如做操、打球、慢跑、跳绳等。

（5）每周一次外出活动：超市购物、公园郊游。

（6）每月一次大型文艺汇演或竞技性娱乐节目。

（四）操作程序

（1）制定本病区休闲娱乐活动内容及时间安排表。

（2）评估、挑选患者。根据护士用简明精神病量表评分挑选患者并与医生沟通。

（3）选择合适的场地，保证场地安全。

（4）参与活动，指导并维持活动秩序。

（5）观察患者病情，处理突发事件。

（6）总结、记录活动情况。

（五）评估工具

（1）住院患者满意度调查表。

（2）护士用住院患者观察量表。

（六）流程图

患者休闲娱乐活动训练流程见图11－3。

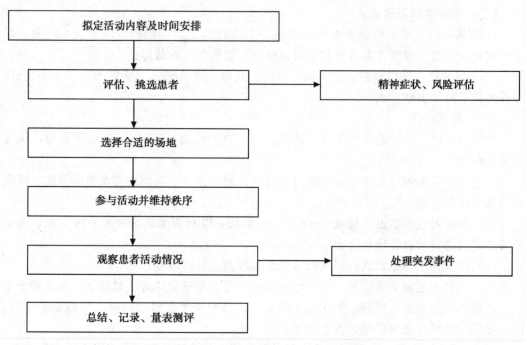

图 11-3　患者休闲娱乐活动训练流程

第四节　日常生活自理能力训练（始动性训练）

日常生活自理能力训练主要是针对病程较长的慢性衰退患者进行的训练。这些患者往往表现为行为退缩、情感淡漠、活动减少、生活懒散、仪表不整或不能自理生活。通过有效的日常生活技能训练可以减少患者复发率和致残率。日常生活自理能力训练项目主要着重于患者个人卫生、饮食、衣着、排便等方面，以住院患者的最大愿望为刺激手段，通过个别或小组活动形式，采取阳性强化方法，每日数次督促教导和训练，使患者重获日常生活技能，提升自我照顾能力。帮助患者重新适应社会投入家庭工作及生活角色。

（一）训练目标

（1）通过训练，改善患者仪表不整、行为退缩、情感淡漠、活动减少、生活懒散等症状。

（2）通过训练，改善患者的生活自理能力，使患者维持基本的日常生活活动的行为技能。

（二）适用对象

（1）符合精神分裂症诊断标准，精神症状基本缓解，处于康复期的患者。

（2）慢性衰退、行为退缩的患者。

（3）长期住院的慢性精神分裂症患者。

（三）训练内容及形式

1. 训练内容 重点培训患者个人卫生与生活自理能力，如整理床单位、洗漱、穿衣、饮食、睡眠、排便、衣着穿戴及熨烫整理、管理个人物品等。

2. 训练方式 采用示范、看录像、讲解、观摩、模仿练习、反复练习、互动交流、阳性强化手段等多种形式。

（四）操作程序

（1）康复护士评估适合的患者（精神症状、自理能力），拟定入组患者名单，填写康复治疗单。

（2）向患者讲解日常生活自理能力训练的目的、意义、具体做法及奖惩办法，以取得患者理解与合作。

（3）将患者分为两组，每组 5～8 人，设组长，以利训练的开展和实施，每日由护士带领组长进行检查评比。

（4）康复护士与患者共同拟定日常生活自理能力训练内容。

（5）由护士先做正规示范，尔后组织患者练习。如整理床铺、叠被子，先由护士示范，然后每组分别进行操作，护士给予指导，让每个患者都进行练习，好的给予奖励，不合规范的鼓励其重新操作，直至合乎标准为止。

1）刷牙洗脸标准：脸部清洁没有污垢及眼屎，牙齿清洁没有口臭及食物残留牙缝。

2）沐浴更衣的标准：头发清洁没有头皮屑、身体清洁没有异味、指甲修剪整齐、衣服鞋袜干净没有臭味。

3）穿着修饰的标准：衣服清洁整齐、头发梳理美观，衣着与身材、年龄、性别、季节场合相适宜。

4）床单位整洁的标准：床铺、棉被、床单平整无杂物，床旁桌清洁，毛巾摆放整齐。

（6）训练期间每日对患者进行评分。每项内容主动且完整地完成评 4 分；主动但草率地完成评 3 分；被动但完整地完成评 2 分；被动或拒绝完成评 1 分。

（7）观察、记录训练效果。

1）成人：每日记录评分结果，同时两组之间每周进行检查评比一次，优胜者挂流动红旗，并使用阳性强化手段给予物质奖励。

2）儿童：每日记录每项得分并公布在展板上，满分者贴上笑脸以示鼓励。每周六上午总评：①1 周总成绩 80 分者为自理能手。②1 周总成绩低于 70 分者作为下一周的重点培训对象。

（8）训练结束，对入组者选择合适的量表进行疗效评定。

（9）总结训练经验，整理资料，完整保存。

（五）评估工具及方法

1. 评估工具 阳性和阴性症状量表（PANSS）、行为观察量表、护士用住院患者观察量表、日常生活自理能力量表、社会功能缺陷筛选量表（其中任意选两种量表）。

2. 评价方法

（1）每位入组患者在开始前、训练期间及结束后分别用阴性和阳性症状量表评定一次。

（2）训练期间行为观察量表每日评定一次。护士观察量表每周评定一次。

（六）流程图

日常生活自理能力训练流程见图 11-4。

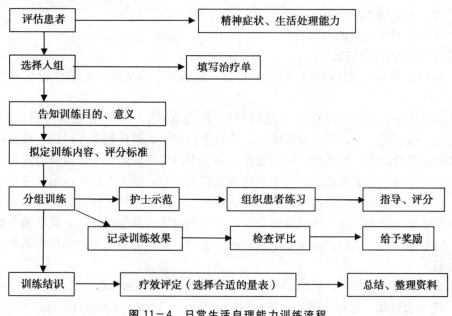

图 11-4　日常生活自理能力训练流程

第五节　老年认知功能训练

认知功能障碍是老年精神障碍患者常见的临床表现，目前药物对认知功能障碍的治疗效果并不理想。临床实践证明，认知功能训练可以有效地延缓和防止认知功能的下降，从而提高老年人的生活质量和生活自理能力，减轻家庭和社会负担。在训练过程中主要是根据患者认知缺陷的进展情况，按照循序渐进的原则，不断调整训练难度和内容，反复重复，逐渐巩固训练成果，才能获得满意的康复效果。

（一）训练目标

（1）提高对老年认知功能下降的表现及可导致的不良后果的认识。

（2）早发现、早干预，防治或延缓认知功能进一步衰退。

（3）使家属掌握认知训练的内容及方法，出院后使训练得以维持。

（二）适用对象

（1）认知功能障碍患者，年龄≥60 岁，无明显视力、听力下降，简易精神状态检查量表（MMSE）评分文盲组<17 分，小学组<20 分，中学或以上组<24 分。

（2）轻、中度老年痴呆患者，无严重躯体残疾。

（三）训练形式及疗程

（1）训练形式：采用个人训练、分组训练、集体训练，以及接受电话指导、电话咨询等。

（2）训练时间：每次 1～1.5 h，每周 5 次，连续 3～6 个月。

（3）预期目标：

1）2 周内熟悉训练内容。

2）1 个月认知功能改善。

3）2 个月日常生活能力改善。

（四）训练内容及方法

1. 记忆力训练　记忆训练从内容上划分，包括生态任务训练，工作记忆任务训练等多种形式。

（1）生态任务训练：内容包括故事回忆、购物单回忆、本周计划事件回忆、人脸/名字记忆、地点记忆等。其中故事回忆、购物单回忆、本周计划事件回忆、地点回忆要求患者把给予的故事、购物单、约会安排、地图中的重要街道在尽可能短的时间里说出来，而人脸、名字记忆要求患者记住人脸和相应名字后，给出人脸能说出名字。

（2）工作任务记忆：包括顺叙数字、倒叙数字、图形记忆、词组记忆等。顺叙数字和倒叙数字要求患者记住一组阿拉伯数字，然后顺向或反向说出它们，数字的个数逐渐增加，图形记忆和词组记忆是基于电脑完成的工作，将在电脑屏幕上出现的图形、词组复述出来。

记忆训练的方法分为：轨迹记忆法（Method of Loci）和策略训练法等。

2. 定向力训练　定向力训练包括对时间、地点、人物的识别能力训练。

（1）对时间定向训练：在病房或患者活动室内挂数字清晰、字体较大的钟表和日历，每次训练让患者记忆时间和日期，并每日让其复述 3 次以上。不同时间段安排不同的活动，让患者重建对纵向时间定向力的认知。

（2）对人物定向力的训练：医务人员、家属、照顾者在与患者接触时进行自我介绍，在治疗和康复训练时反复重复相关人员的姓名和信息，有助于对人物的识别和记忆。

（3）对地点定向训练：在患者的房间、厕所、活动室等活动场所设置固定、醒目的标志，反复训练。

3. 逻辑联想、思维灵活性训练　根据患者智力评定结果，选择难易程度适当的智力拼图进行训练。将各种形状的碎片拼成一幅图画，可培养丰富的想象力，并改善思维的灵活性。

4. 分析和综合能力训练　训练内容是对许多单词卡片、物体图片和实物进行归纳和分类。例如，让患者从许多图片或实物中挑选出动物类、食品类或工具类的东西；如果患者有改善或能力较好，可做更细致的分类，如从动物中再可细分出哺乳动物、飞禽类、鱼类等。

5. 理解和表达能力训练　通过听故事或阅读进行语言理解能力训练，通过讲述故事情节或写故事片段或心得等进行语言表达能力训练。例如，给患者讲述一些故事（可以是生活中发生的事，也可以是电影、电视、小说中的内容），讲完后可以让患者复述故事概要，或通过提问题的方式让患者回答。

6. 计算力训练　让患者认识数字，做数字游戏、做算术题、购物等。

7. 益智类活动训练　可根据老人的不同兴趣爱好，选择适合自己的活动进行锻炼，如围棋、象棋、扑克、麻将等棋牌类活动，或听音乐、绘画、书法等。可制定活动时间表，有规律、定时定量进行训练。手指操训练：进行以手指为中心的活动，直接刺激脑细胞，保持大脑的兴奋性，延缓认知功能的减退。

8. 日常生活能力训练　沏茶、整理房间、个人卫生、穿衣、吃饭、做预算、问题状况的处理（迷路后怎么办等）。

（五）操作程序

（1）评估患者，采用多维评估。评估内容：

1）一般情况：年龄、性别、受教育程度、婚姻状况、职业、爱好等。

2）躯体状况：视力、听力、躯体疾病等。

3）认知功能：使用简易精神状态检查量表、日常生活能力量表（ADL）进行评估。

4）家庭支持系统：经济情况、亲人态度、家庭成员。

5）训练依从性：有顾虑、合作、拒绝。

（2）选择合适的患者入组，说明训练的目的、意义。

（3）开始训练，采取个人训练与分组训练相结合的形式。

1）拟定病区训练内容及时间安排表。

2）每日按照规定内容进行训练、指导。

3）记录训练情况。

（4）训练结束，评价训练效果。

（5）出院后继续训练。

（6）定期随访。

（六）评估工具及方法

1. 评估工具

（1）简易精神状态检查量表是目前世界上最有影响、最普及、最常用的认知缺损筛查量表之一。主要对定向、记忆、语言、计算和注意等功能进行简单评定。总分 0～30 分，费时 5～10 min。评定计分标准：回答或操作正确计 1 分，错误或不回答计 0 分，统计记 1 的项目总和为总分。国内标准：文盲组 17 分，小学组 20 分，中学或以上组 24 分，低于划界分为认知功能受损。

（2）日常生活能力量表共 14 项，包括两部分内容：一是躯体自理量表，共 6 项，如厕、进食、穿衣、梳洗、行走和洗澡；二是工具性日常生活能力量表，共 8 项，打电话、购物、备餐、做家务、洗衣、使用交通工具、服药和自理经济。总分 ≥22 分者功能明显障碍，可疑痴呆。

2. 评价方法　在训练前后及训练 4 周后分别进行简易精神状态检查量表和日常生活量表测评。

（七）流程图

老年认知功能训练流程见图 11－5。

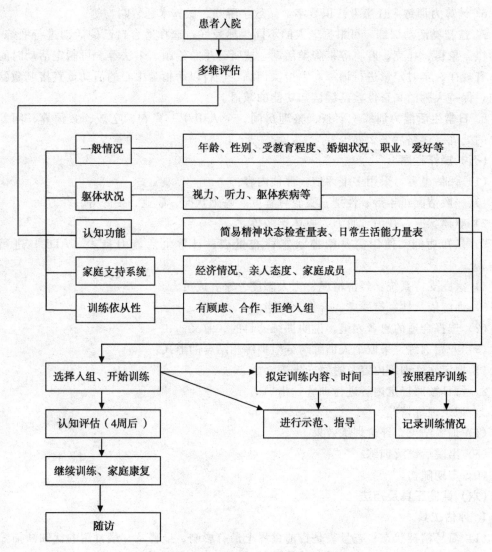

图 11-5 老年认知功能训练流程

第六节 应对方式训练

应对是个体为缓解心理应激所做出的认知和行为上的努力。应对方式是个体在成长过程中逐渐形成的,它包含着个体有目的、有意识的认知行为和努力,从理论上讲是可以改变的。应对方式训练是目前应用很广泛的心理治疗方法。近三十年来,国内外对应对方式训练进行了大量的临床实践及实证研究,发现轻中度抑郁症患者接受应对方式训练的疗效与服用抗抑郁药疗效基本等同,且复发率较药物治疗低,对于社会功能的恢复有明显的帮助。

(一)训练目标

(1)通过应对方式训练,改善患者认知和行为。

（2）增加抗挫折能力，从而改善人际关系和社会适应能力。

（3）愿意参加训练者。

（二）适用对象

（1）可以用于治疗所有的心理障碍及躯体疾病所致的精神障碍，如抑郁症、焦虑症、神经性厌食症、性功能障碍、药物依赖、恐怖症、慢性疼痛、精神病的康复期治疗等。

（2）最主要的是治疗情绪抑郁患者，尤其对于单相抑郁症的成年患者来说是一种有效的短期治疗方法。

（三）操作程序

（1）评估适合的患者，年龄18～60岁，初中以上文化。

（2）确定入组患者6～10人，说明训练的目的、方法和注意事项，取得患者合作，并进行B类量表测定。

（3）对应对方式理论知识进行授课，结合典型的事例加深患者理解，明白哪些是积极的应对方式，哪些是消极的应对方式。

（4）布置课后作业，针对具体生活事件填写应对方式表格，包括原来的应对方式和新的应对方式。

（5）进行小组讨论，针对个体所采取的应对方式进行分析讲评。

（6）强化总结，并写出心得体会。

（四）评价工具及方法

（1）训练者在训练的过程中，适时进行填写应对方式问卷。

（2）模拟场景，角色扮演，组员共同分析。

（3）抑郁自评量表，由护士训练前后各评定一次。

（五）流程图

应对方式训练流程见图11-6。

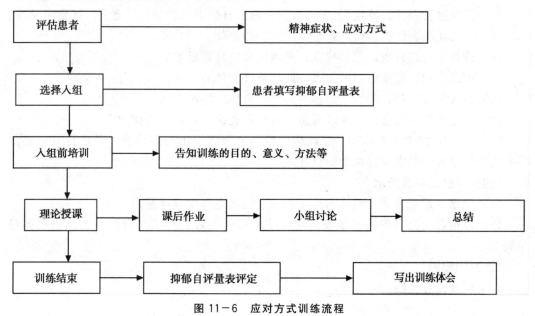

图 11-6　应对方式训练流程

第七节　自信训练

自信训练是一种培养个体坦率、真诚、直接地表达自己的情感和思想，以增强自信，避免紧张，从而在人际交往中能够做出恰当反应的训练方法。通过接受辅导、模仿、角色互换等训练，患者能恰当地运用言语和非言语行为。从心理学角度讲，自信是一个多维度的心理系统，是个体对自己的正面肯定和积极确认程度。自信训练可以帮助患者增强对自我的认可、肯定、接受和支持的态度，提高自我情绪、感觉、认识和评价。

（一）训练目标

（1）通过训练，缓解患者的紧张焦虑情绪。

（2）通过训练，提高患者的自信心，恢复其社会功能。

（二）适用对象

（1）各类伴有自卑、自信心缺乏的神经症患者。

（2）伴有自卑、自信心缺乏的精神分裂症、情感障碍恢复期能合作的患者。

（3）愿意参加训练的患者。

（三）操作程序

（1）评估适合的患者，填写自信心状况自我测量量表和焦虑自评量表。

（2）评估每位患者影响自信的因素，包括环境因素、家庭环境、重要他人的态度和评价、集体风气与氛围的影响、个人特征、行为业绩、学习工作成绩、人际关系、自我认识等。

（3）治疗师设计训练的理念和思路。

（4）分组进行训练，每组 6～8 人为宜，讲解自信训练的目的、意义、注意事项等。

（5）首先让患者认识自己，肯定自己的独特之处。

（6）进行恰当的自我定位，建立合理而积极的自我形象。

（7）形成合理、积极的归因方式，创造条件去体验成功。

（8）每次活动安排：包括认识自信、建立自信、发展自信。

（9）小组活动进行总结，患者写出自己参加此次活动的心得体会。

（10）8～10 次为 1 个疗程，疗程结束后每位患者写出心得体会，并进行自信心状况自我测量量表、焦虑抑郁量表的自评。

（四）评价工具及方法

（1）焦虑自评量表：在训练前后让患者自行填写焦虑自评量表。

（2）自信心状况自我测量量表：在训练前后让患者自行填写自信心状况自我测量量表。

（五）流程图

自信训练流程见图 11－7

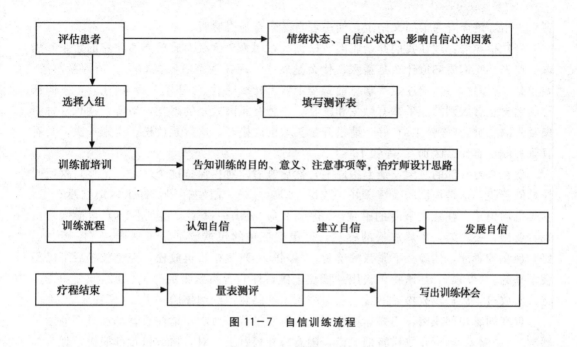

图 11-7 自信训练流程

第八节 放松训练

放松训练或放松疗法是通过一定的程式训练，学会精神上及躯体上（骨骼肌）放松的一种行为治疗方法。它是按一定的练习程序，学习有意识地控制或调节自身的心理生理活动，以达到降低机体唤醒水平，调整那些因紧张刺激而紊乱了的功能，缓解焦虑和对抗应激，从而达到增进身心健康和防病治病的目的。

（一）训练目标

（1）通过训练，缓解患者的紧张焦虑情绪。

（2）通过训练，使他们回归社会后能尽快适应社会。

（二）适用对象

（1）各类伴有焦虑、抑郁症状的神经症患者。

（2）精神分裂症、心境障碍恢复期能合作者。

（3）愿意参加训练者。

（三）操作程序

（1）评估适合的患者，进行焦虑自评量表评定。

（2）确定每期入组患者 10 人左右，讲解放松训练的目的、意义、注意事项等。

（3）选择合适的治疗环境，一般选择环境安静、光线柔和、气温适宜的处所，周围不应有干扰刺激。可以低声播放轻松、缓慢、柔和的音乐，音乐节拍以每分钟约 60 拍为宜。患者在训练前可少量进食，但应排空大、小便，宽松衣带、鞋带和颈部的衣扣。

（4）从某一部分肌肉训练开始，完成之后，再训练另一部分肌肉放松，如此逐渐达到全身放松。指导语的速度与实际训练中的速度应完全一致，磁带配有恬静优雅的背景音乐。指导语声音温柔而又坚定，使患者自然乐意地去聆听、照办。

（5）指导语：现在我们开始肌肉放松训练，因为全身肌肉放松能消除您的紧张和焦虑。首先，我们要知道什么是紧张、什么是放松。现在注意听我的口令。请握紧右手，要用劲。（停顿2 s）请注意手掌、前臂与上臂有什么感觉。（停顿3 s）请注意，不同部位的感觉是有区别的。手掌有触觉和压觉，胳膊有肌肉紧张的感觉，请特别注意这种肌肉紧张的感觉。（停顿1 s）好，请松开拳头，彻底松开，这就是放松。再来一次，看看紧张和放松有什么区别。（停顿10 s）

现在练习头部的肌肉，请上抬眉毛，然后皱眉。对！保持这个样子，记住，这就叫作愁眉苦脸，这是烦恼的表情。好，放松，眉毛放松，眼睛轻闭，好了，烦恼没有了，呼吸也均匀了。注意呼吸时的感觉。（停顿2 s）吸满一口气，（停顿2 s）再慢慢呼出来，要慢，要均匀，注意放松的感觉，好像把沉重的包袱放下来了一样。（停顿2 s）好，现在咬紧牙，体验一下紧张的感觉。（停顿2 s）放松，再放松，完全放松后下巴是会下垂的。（停顿3 s）请将舌头用劲抵住上颌，体验舌头紧张的感觉。（停顿2 s）好，将舌头放松，放松，放松后的舌头便有膨大了的感觉，细细体验一下。（停顿3 s）

现在训练颈部肌肉，不要靠在椅背上，笔直坐着，对啦，请注意背部和颈部的紧张感觉。（停顿2 s）现在放松背部肌肉，随意靠在椅背上。对！再放松颈部肌肉，让头部随重量下垂，前倾后仰都可以。对，就这个样子，这就叫放松。（停顿3 s）现在练习抬肩，左边的，还有右边的，对，体验肌肉紧张的感觉。（停顿2 s）现在放松，完全放松，让双臂自然下垂。（停顿3 s）现在收腹，使劲收，好像有人向你的肚子击来一拳。（停顿2 s）现在放松，好像内脏在下坠。（停顿3 s）请把脚跟靠向椅子，对，努力下压，好，同时抬高脚趾。你会觉得小腿和大腿绷得很紧。（停顿2 s）好，现在放松，完全放松。好，现在休息一会儿。（停顿1 min）现在继续练习，你刚才做得很好，跟着我的口令再练习一次。

现在握紧双拳，对了，再紧皱眉头，对，咬牙，抵舌，耸肩，挺胸，昂头，直背，收腹，坚持住！再双腿下压，脚趾上翘。好！这就是紧张，全身紧张。（停顿5 s）现在逐步放松，松拳，舒展眉头，放松牙关、舌头，双肩下垂，对啦，靠背，垂首，松腹，再放松双腿。很好，深深吸一口气，（停顿2 s）慢慢呼出。随着空气的呼出，你已彻底地放松。（停顿2 s）再来一次深吸慢呼……现在，你正在享受肌肉完全放松的状态，这是你以前不曾体验过的……

（6）入组患者可以听着录音自己进行练习，每日1～2次。掌握要领后可渐渐脱离录音带，独立练习，每次10～15 min。

（7）10～15次为1个疗程，疗程结束后每位患者写出心得体会，并进行焦虑自评量表的测评。

（四）评估工具及方法

可使用焦虑自评量表进行评估。通常，在训练前后让患者自行填写焦虑自评量表。

（五）流程图

放松训练流程见图11-8。

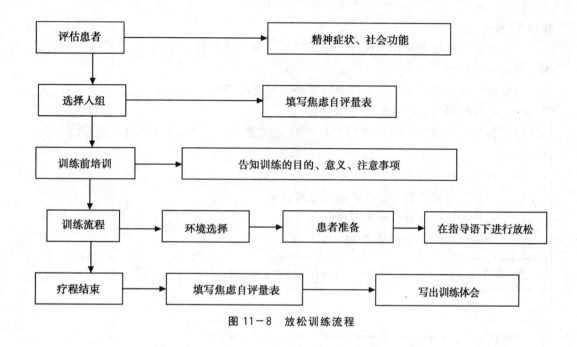

图 11-8　放松训练流程

第九节　认知疗法

认知疗法是 20 世纪 70 年代所发展起来的一种心理治疗技术。它是根据认知过程影响情感和行为的理论假设，通过认知和行为技术来改变患者不良认知的一类心理治疗方法的总称。认知疗法高度重视研究患者的不良认知和思维方式，并且把自我挫败行为看成是患者不良认知的结果。所谓不良认知，是指歪曲的、不合理的、消极的信念或思想，它们往往会导致情绪障碍和非适应行为。治疗的目的就在于矫正这些不合理的认知，从而使患者的情感和行为得到相应的改变。主要采取心理剧、角色表演、箱庭治疗（沙盘治疗）、个别与团体治疗、指导阅读、经验交流等方式。

（一）训练目标

通过建立求助的动机 、识别认知错误、识别自动性思想、去中心化、焦虑水平监控等程序，改变患者的不良认知，来达到改变患者行为，纠正负性情感的目的。

（二）适用对象

（1）各类神经症患者，如焦虑症、强迫症、恐怖症等。

（2）精神分裂症、心境障碍康复期能合作的患者。

（3）酒精依赖、行为障碍、人格障碍、性变态的患者。

（4）性心理障碍、偏头痛等患者。

（5）愿意参加此训练者。

（三）操作程序

1. 个体认知疗法操作程序

（1）患者提出书面或口头申请，或治疗师评估患者存在不良的认知，并根据情况安排治疗时间。

（2）治疗师认真做好初次接待，协助填写"患者信息登记表"，介绍治疗须知，并发放有关宣传材料。

（3）进行摄入性会谈，收集患者有关心理问题的资料，并进行心理评估。

（4）进行心理问题的诊断及原因分析。

（5）制订咨询方案，包括咨询目标，双方的责、权、义，时间安排，心理治疗方法等。

（6）针对心理问题采用有效的心理治疗方法。

（7）对治疗效果进行评价，并布置家庭作业。

（8）做相应记录并进行经验总结。

（9）个体认知治疗流程见图 11－9。

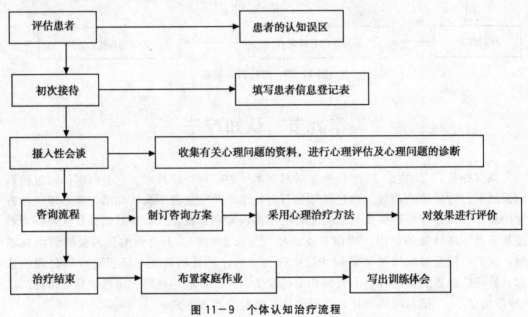

图 11－9　个体认知治疗流程

2. 团体认知治疗操作程序

（1）调查患者普遍存在的心理问题，并进行记录与总结。根据问题的特点创建相应的治疗小组或工作坊。

（2）明确团体治疗的目的与意义，计划团体治疗的内容与安排。

（3）根据团体治疗的适应证筛选入组成员，并对成员情况进行初步评估。

（4）制定团体治疗的规则，并做到人人皆知，以保证治疗的顺利进行。

（5）应用适当的心理治疗方法，把握治疗中的技术要点。

（6）引导成员积极配合治疗，对影响治疗的成员进行有效干预。

（7）准备有关的用物，并评估其安全性。

（8）对治疗效果进行评估，并对治疗过程进行经验总结。

（9）团体认知治疗流程见图 11－10。

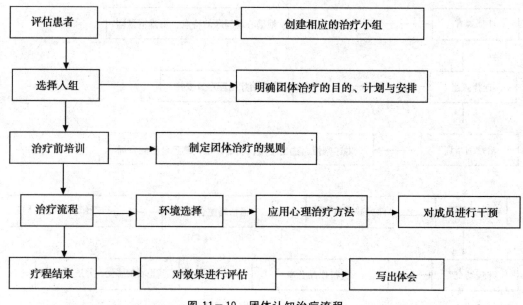

图 11-10　团体认知治疗流程

3. 心理剧治疗工作程序

（1）根据患者的心理问题特点设计并编排合适的心理剧剧本。

（2）介绍治疗程序及安排，说明实施的目的及意义，明确治疗规则及保密要求，充分取得患者的合作。

（3）讲述剧情，选出主角，明确角色分工，主角应熟悉自己的台词，允许根据自己的意思修改内容。

（4）治疗师在热身过程中尽快帮成员进入剧情，并引导大家在演练中把握角色。

（5）治疗师在演出过程中努力创造一种治疗氛围，使成员之间相互配合，共同协助主角宣泄情绪、处理创伤体验、整合自我等。

（6）有条件的情况下可进行录像，以便使大家有创作作品的感觉，增进大家对表演的投入程度。

（7）表演结束后共同分享作品带给大家的思考，共同谈自己的感受，并对活动进行总结（可以结合录像）。

（8）治疗师根据剧情适当应用角色互换、替身、镜观等技巧。

（9）治疗者对活动过程及效果进行经验总结。

（10）心理剧治疗流程见图 11-11。

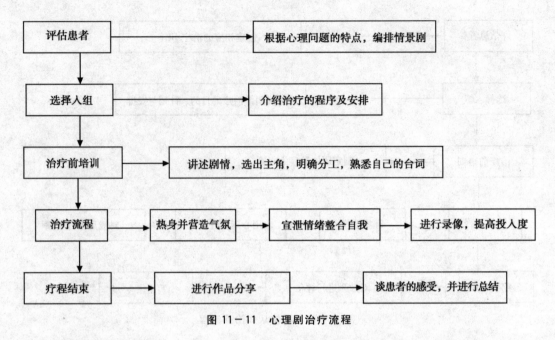

图 11 - 11　心理剧治疗流程

4. 箱庭治疗工作程序

（1）通过初步评估了解患者存在的问题及需求，建立良好的治疗性人际关系。

（2）准备好沙盘与沙具，向患者介绍沙盘的制作规则，适当导入沙盘主题，并解答个案所提出的有关问题。

（3）提供一个安全、受保护和自由的空间，共同建立一种积极的期待。

（4）沙盘制作开始以后，治疗师仔细观察患者使用和不使用哪些沙具，以及怎样使用，必要时进行简单的记录。

（5）在患者制作沙盘的过程中，治疗师不评判个案的作品，让其投入其中，治疗师只是陪伴者，而不是指引者或控制者。

（6）沙盘制作完成后，鼓励患者围绕沙盘走一走，从不同角度观察世界，让患者体验他的沙盘，并分享他的感受。

（7）让患者重新配置沙世界，留些时间让个体体验修改后的沙世界。

（8）让个体对自己的作品主题进行命名，治疗者应以欣赏作品的姿态，通过支持、解释、整合、疏通和启发，帮助患者澄清作品所代表的意思、表现的主题，达到对患者的共感理解。

（9）治疗者对箱庭治疗的过程予以记录，必要时拍成照片予以记录保存。

（10）治疗结束后拆除作品，将沙具放归原来位置。

（11）箱庭治疗流程见图 11 - 12。

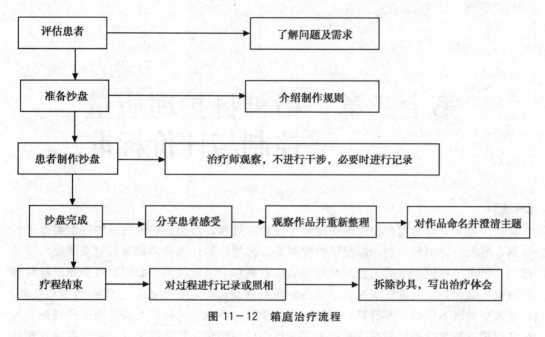

图 11-12　箱庭治疗流程

（王素红）

第十二章 精神科护理质量控制与评价标准

【导读】

护理质量管理是指按照护理质量形成过程和规律，对构成护理质量的各个要素进行计划、组织、协调和控制，以保证护理服务达到规定的标准和满足服务对象需要的活动过程。随着精神卫生法的出台及精神疾病患者需求的不断提高，如何把握护理质量管理的重点，确保护理质量稳步提升，提高患者的满意度，是护理质量管理者的中心任务，也是医院护理工作的主要目标。通过本章的学习，要求护理管理人员及临床一线护理人员掌握护理质量管理的新观念和新方法，熟练应用护理质量管理工具，建立系统、规范的精神科护理质量评价体系，逐步从经验管理转化为科学管理，实现护理质量的持续改进。

第一节 精神科护理质量管理的概述

一、护理质量管理的定义

护理质量管理（nursing quality management）是指按照质量形成的过程和规律，对构成护理质量的各要素进行计划、组织、协调和控制，以确保护理服务达到规定的标准，满足和超越护理对象需求的多动过程。

二、护理质量管理的主要内容

护理质量管理包括建立护理质量管理体系、制订护理质量管理目标、进行护理质量教育、对护理质量资源进行管理、实施全面质量控制、持续改进护理质量。

三、护理质量管理标准

（一）医院内部质量评价标准

广义标准涵盖了政府颁布的法律法规、规范与标准；医院内部制定的各种制度、护理常规、技术操作规范等。

（1）临床护理质量标准包括危重患者护理质量考核标准、基础护理质量考核标准、责任护士工作质量考核标准、患者组织管理工作质量考核标准、病房管理工作质量考核标准等。

（2）护理管理质量标准包括安全管理质量标准、急救管理质量标准、核心制度管理质量标准等。

（3）护理文件书写质量标准。

（4）护理技术操作质量标准。

（二）医院外部质量评价标准

医院外部质量评价标准有 ISO9000 质量管理体系、JCI 医院评审标准、《三级精神病医院评审标准实施细则（2011 版）》《优质护理服务评价细则（2014 版）》《患者安全目标（2014—2015）》等。

四、护理质量管理的原则

1. **以患者为中心原则**　护理质量管理是为了给患者提供高质量的护理服务。因此，护理管理者应重视患者当前和未来的需求变化，尽可能满足患者的需求，并创造条件争取超越患者的期望。

2. **领导作用原则**　护理管理者首先要明确自身在质量管理中的领导作用，并引领全体护理人员明确医院开展护理质量管理及优质护理服务的意义。

3. **全员参与原则**　护理质量管理需要全体护士的参与。因此，护理管理者要对全体护理人员进行质量意识和质量标准的培训，创造一个促使护理人员自愿、主动参与质量管理的良好氛围，充分调动其主观能动性和创造力，不断提高护理质量。

4. **重视过程原则**　所有的产品和服务都是通过过程来完成的。护理工作的对象是人，服务内容是维护生命与促进健康。护理质量管理必须抓好过程管理，不允许在任何环节出现"次品"。

5. **系统方法原则**　首先护理管理者要系统地分析相关数据、资料以确定质量管理的目标；其次要制订具体的实施步骤和措施，配置适当的资源，形成一个完整的质量管理决策方案；最后通过系统管理来达成质量管理的组织目标。

6. **实事求是原则**　有效的决策必须建立在用事实和数据说话的基础上，护理质量管理通过有目的地收集相关信息和数据，进行科学分析来制定科学的决策。

7. **持续改进原则**　持续改进是质量管理的精髓。护理管理者要对全体护理人员进行质量意识、质量标准、质量管理方法的培训，提高整体持续质量改进的意识。

8. **共赢的原则**　护理管理者要与患者和医院内相关部门工作人员保持有效沟通和良好协作，以达到共赢的目标。

第二节　精神科护理质量管理常用的方法

一、PDCA 循环

PDCA 循环又称戴明循环，是美国统计学家威廉·爱德华兹·戴明提出的，它是全面质量管理最基本的工作程序，反映了实施管理活动的一般规律。PDCA 循环包括四个阶段、八个步骤。四个阶段为计划（P，plan）、执行（D，du）、检查（C，check）、处理（A，action）；八个步骤为分析现状、找出原因、找出影响质量的主要原因、制订措施和计划、实施、检查结果、标准化、遗留下来的问题转入下一个 PDCA 循环。它恰似一个不断旋转的循环，推动着管理过程不断向前发展。

（一）PDCA 循环的四个阶段

1. **计划阶段**　针对需要解决的问题，确定目标、方针，提出计划及实施方案。

2. **执行阶段**　实施计划和实施方案中的内容，落实计划与方案。

3. **检查阶段**　检查计划实施情况，总结执行计划的结果，确认有没有达到预期效果，找出问题，做第二次改善，再次确认效果。

4. **处理阶段**　对总结检查的结果进行处理，成功的经验加以肯定，并适当推广、标准化；失败的教训进行总结；未解决的问题放到下一个 PDCA 循环中解决。

（二）PDCA 循环的特点

（1）PDCA 循环是一个工作循环，并且是一个前进的循环。

（2）PDCA 循环在每一级组织的工作中都存在，各级 PDCA 形成大环套小环，一层一层解决问题并相互推进，从而使整个组织的 PDCA 循环转动起来。

（3）每通过一次 PDCA 循环，都要进行总结，提出新的目标，再进行下一次的 PDCA 循环，使质量管理的车轮不断前进。

（4）在运行过程中充分体现三全，即全面、全员、全程的质量管理。

（三）PDCA 循环的运作原理

1. **单个 PDCA 循环的运作原理**　如图 12－1 所示。

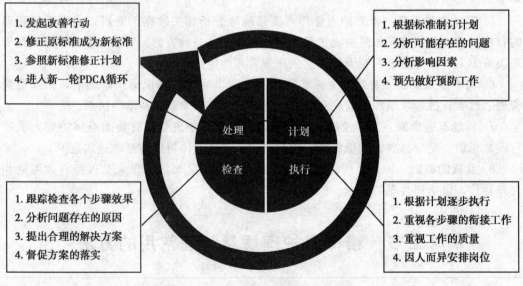

图 12－1　单个 PDCA 循环的运作原理

2. 突破单个 PDCA 循环的运作步骤和方法　如图 12-2 所示。

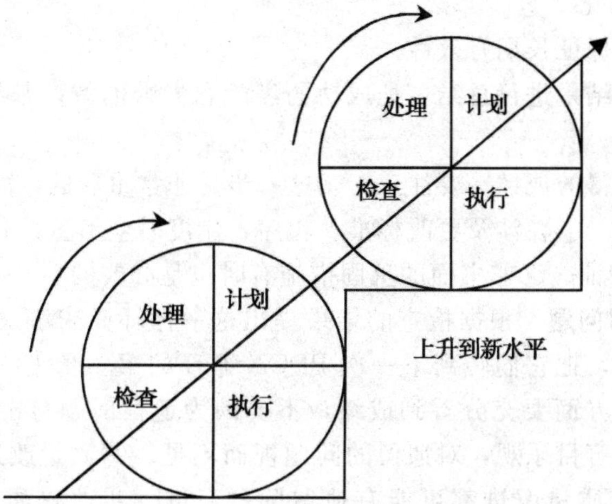

图 12-2　突破单个 PDCA 循环的运作步骤和方法

（四）PDCA 循环的八个步骤

1. 第一步：分析现状

（1）确认问题。

（2）收集和组织资料。

（3）制订目标，确定测定方法。

2. 第二步：找出原因

（1）要逐个问题、逐个因素进行分析。

（2）切忌主观臆断、粗枝大叶。

3. 第三步：找出影响质量的主要原因

（1）找出影响质量的各方面因素。

（2）分析大的影响因素中包含的许多次影响因素。

（3）要全力找出影响质量最主要的、最直接的因素，以便从主要因素入手解决。

4. 第四步：制订措施和计划

（1）找出对应的解决方法。

（2）制订具体的措施和实施计划。

以上四步是计划阶段的具体化。

5. 第五步：实施　按照既定的措施、计划开始实施，也就是执行阶段。

6. 第六步：检查结果

（1）根据措施、计划的要求，检查、验证实际执行的结果。

（2）检查是否达到了预期的效果。

（3）检查哪里还存在差距。

（4）总结我们学到了什么。

第六步也就是检查阶段。要注意：①检查结果要根据计划中规定的目标进行；②检查结果必须实事求是，不可夸大，也不得缩小，未完全达到目标也没有关系。

7. 第七步：标准化

（1）采取措施以保证长期有效性。

（2）根据检查的结果进行总结，把成功的经验和失败的教训都纳入有关标准规程、制度之中，即标准化。

（3）巩固已经取得的成绩。要注意：①这一步是非常重要的，需要下决心，否则质量改进就失去了意义。②在涉及更改标准、程序、制度时应慎重，必要时还需要进行多次 PDCA 循环加以验证。③非书面的巩固措施有时也是必要的。

8. 第八步：遗留问题　根据检查的结果提出这一循环尚未解决的问题，分析因质量改进造成的新问题，把它们转到下一次 PDCA 循环的第一步去。要注意：①对遗留问题要进行分析，一方面要充分看到成绩，不要因为遗留问题打击了质量改进的积极性；另一方面又不能盲目乐观，对遗留的问题视而不见。②质量改进之所以是持续的、不间断的，在于任何质量改进都可能有遗留问题，进一步改进质量的可能性总是存在的。

第七、八两步是处理阶段的具体化。

PDCA 循环是质量持续改进、阶梯式上升的一种科学总结，在现场管理中得到了广泛的应用。其实施步骤和方法如表 12－1 所示。

表 12－1　PDCA 循环的实施步骤和方法

PDCA 阶段	步骤	主要方法
计划阶段	1. 分析现状	排列图、直方图、控制图
	2. 找出原因	因果图
	3. 找出影响质量的主要原因	排列图、相关图
	4. 针对主要原因，制订措施和计划	回答"5W1H"
		（Why）为什么制订这个措施？
		（What）达到什么目标？
		（Where）在何处执行？
		（Who）由谁负责完成？
		（When）什么时间完成？
		（How）怎样执行？
执行阶段	5. 执行、实施计划	
检查阶段	6. 确认计划执行结果	排列图、直方图、控制图
处理阶段	7. 总结成功经验，制定相应标准	制定或修改工作规程、检查规程及其他有关规章制度
	8. 把未解决或新出现的问题转入下一个 PDCA 循环	

二、六西格玛

六西格玛（six sigma）是摩托罗拉公司的比尔·史密斯（Bill Smith）于 1986 年提出的，其目的是设计一个目标，在生产过程中降低产品及流程的缺陷次数，防止产品变异，提升品质。关于六西格玛管理，目前没有统一的定义。我们可以把六西格玛管理定义为："获得和保持企业在经营上的成功并将其经营业绩最大化的综合管理体系和发展战略，是使企业获得快速增长的经营方式。"它不是单纯的技术方法的引用，而是全新的管理模式。

六西格玛管理方法体系分为 DMAIC 阶段，即通过界定阶段（D，defin）、测量阶段（M，measure）、分析阶段（A，analyze）、改进阶段（I，improve）、控制阶段（C，control）来实现产品和服务质量持续改进。

（一）六西格玛管理的五个阶段

1. **界定阶段** 确认顾客的关键需求并识别需要改进的产品和流程，组成项目团队，制订项目计划，决定要进行测量、分析、改进和控制的关键质量特性，确定项目所涉及的职能部门，将改进项目界定在合理的范围之内。

2. **测量阶段** 基于顾客的关键需求、组织的战略目标或关键绩效衡量标准，对旧的流程进行测量和评估，验证测量系统的有效性，分析过程的当前绩效水平并确定过程基准。

3. **分析阶段** 在收集到各种数据、把握了各种情况的前提下，利用统计学工具对整个系统进行分析，找到影响质量的关键因素所在。

4. **改进阶段** 运用价值流图等工具，针对关键因素寻找并确立最佳的改进方案，力图使过程的缺陷或变异降到最低。

5. **控制阶段** 监控新的系统流程，采取措施以维持改进的结果，以期使整个流程充分发挥功效。

六西格玛操作流程如图 12-3 所示。

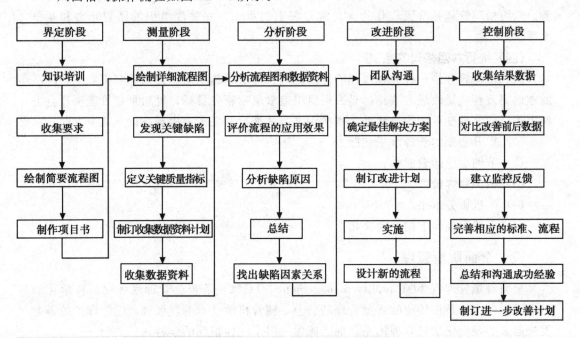

图 12-3 六西格玛操作流程

（二）六西格玛的实施步骤

1. **找出问题** 即把要改善的问题找出来，当目标锁定后便召集有关员工，成为改善的主力，并选出组长，作为改善责任人，然后制订时间表跟进。

2. **研究调整** 研究现时生产方法，收集现时生产方法的数据，并进行整理。

3. **找出原因** 集合有经验的员工，利用科学方法找出每一个可能发生问题的原因。

4. **计划及找出解决方法** 依靠有经验的员工和技术人才，通过各种检验，找出解决方法，当解决方法设计完成后，便立即实行。

5. **检查效果** 通过数据收集、分析，检查解决方法是否有效。

6. **把有效方法制度化** 当方法证明有效后，便制订为工作守则，各员工必须遵守。

7. **总结成效并发展新目标** 当以上问题解决后，总结其成效，并制订解决其他问题的方案。

（三）六西格玛管理的特点

（1）六西格玛管理强调从顾客的关键要求及企业经营战略焦点出发，寻求业绩突破的机会，为顾客和企业创造更大的价值。

（2）六西格玛管理强调对业绩和过程的度量，通过度量，提出挑战性的目标和水平对比的平台。

（3）六西格玛管理是基于数据的决策方法，强调用数据说话。量化是六西格玛管理的基础，量化的指标客观地反映了工作状态，并且容易引起人们的注意。

（4）六西格玛管理追求的是接近完美的流程或服务。它是一个很高的目标，每百万次操作中缺陷的数目只有三四个。

（5）六西格玛管理以流程为中心进行管理和改进，但它追求的不仅仅是流程的改善。六西格玛管理是将流程作为满足客户需求的重点，并关注组织的赢利能力和竞争水平。

（四）推行六西格玛的意义

六西格玛管理是一种通过过程的持续改进、追求卓越质量、提高顾客满意度、降低成本的突破性质量改进方法论，是根据组织追求卓越领先目标，针对重点管理项目自上而下进行的管理变革和改进活动。概括而言，其推行意义主要表现在以下几个方面。

（1）提升企业的管理水平和能力。

（2）节约企业运营成本。

（3）增加顾客价值。

（4）改进服务水平。

（5）形成积极向上的企业文化。

三、全面质量管理

全面质量管理（total quality management，TQM）是企业管理现代化、科学化的一项重要内容，是在传统的质量管理基础上，随着科学技术的发展和经营管理上的需要发展起来的现代化质量管理体系，现已成为一门系统性很强的学科。

(一) 全面质量管理的历程

20世纪50年代, 戴明系统和科学地提出用统计学的方法进行质量和生产力的持续改进; 强调大多数质量问题是生产和经营系统的问题; 强调最高管理层对质量管理的责任。此后, 戴明不断完善其理论, 最终形成了对质量管理产生重大影响的"戴明十四法"。

20世纪50年代末, 美国通用电气公司的费根鲍姆和质量管理专家朱兰提出了"全面质量管理"的概念, 认为"全面质量管理是为了能够在最经济的水平上, 并考虑到充分满足客户要求的条件下, 进行生产和提供服务, 把企业各部门在研制质量、维持质量和提高质量的活动中构成为一体的一种有效体系"。

戴明、朱兰、费根鲍姆的全面质量管理理论在日本被普遍接受。日本企业创造了全面质量控制 (TQC) 的质量管理方法。统计技术, 特别是"因果图""流程图""直方图""检查单""散点图""排列图""控制图"等被称为"七工具法", 被普遍用于质量改进。

(二) 全面质量管理的方法

全面质量管理的基本方法可以概况为"一个过程, 四个阶段, 八个步骤, 数理统计方法"。

一个过程: 即企业管理是一个过程。企业在不同时间内, 应完成不同的工作任务。企业的每项生产经营活动, 都有一个产生、形成、实施和验证的过程。

四个阶段: 根据管理是一个过程的理论, 美国的戴明博士把它运用到质量管理中来, 总结出 PDCA 循环。

为了解决和改进质量问题, PDCA 循环中的四个阶段还可以具体分为八个步骤: ①分析现状; ②找出原因; ③找出影响质量的主要原因; ④针对措施和计划; ⑤执行计划, 实施措施; ⑥检查结果; ⑦总结经验, 巩固成果, 将成果标准化; ⑧提出尚未解决的问题, 转入下一个循环。

数理统计方法: 在应用 PDCA 四个阶段、八个步骤来解决质量问题时, 需要收集和整理大量的数据资料, 并用科学的方法进行系统的分析。最常用的七种统计方法: 排列图、因果图、直方图、分层法、相关图、控制图及统计分析表。这套方法是以数据统计为理论基础, 不仅科学可靠, 而且比较直观。

(三) 全面质量管理的特征

全面质量管理有三个核心特征, 即全员参加的质量管理、全过程的质量管理和全面的质量管理。它的全面性体现在控制产品质量的各个环节、各个阶段。

(四) 推行全面质量管理的意义

推行全面质量管理, 需要企业真正自上而下地关注质量, 全员改变思维模式和行为方式。无论是哪一种质量管理或是改进理念, 都是不能违背的。所以推行全面质量管理具有以下现实意义: ①提高产品质量; ②改善产品设计; ③加速生产流程; ④鼓舞员工士气和增强质量意识; ⑤改进产品售后服务; ⑥提高市场接受程度; ⑦降低经营质量成本; ⑧减少经营亏损; ⑨降低现场维修成本; ⑩减少责任事故。

四、五常法

五常法（图12-4）是用来创造和维护良好工作环境的一种有效技术，包括常整理、常整顿、常清扫、常清洁和常自律。五常法起源于日本，是以5个"S"为首的字命名，即整理（seiri）、整顿（seiton）、清扫（seiso）、清洁（seiketsu）、素养（shitsuke），故也称"5S"。它是由内到外、由物到人、由软件到硬件、由理论到实践、由制度到流程、由考评到自省的完整而系统的管理体系。

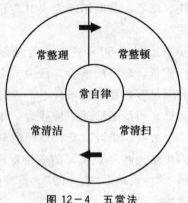

图12-4　五常法

（一）五常法的基本程序

1. 常整理

（1）定义：判断必需与非必需的物品，并将必需物品的数量降低到最低限度，将非必需的物品清理掉。

（2）目的：把"空间"腾出来活用并防止误用。

（3）做法：

1）对所在的工作场所进行全面检查。

2）制定需要和不需要的判别基准。

3）清除不需要物品。

4）调查需要物品的使用频率、决定日常用量。

5）根据物品的使用频率进行分层管理。

2. 常整顿

（1）定义：要用的东西依规定定位、定量、明确标识地摆放整齐。

（2）目的：整齐、有标识，不用浪费时间寻找东西，30 s找到要找的东西。

（3）做法：

1）对可供放的场所和物架进行统筹（画线定位）。

2）将物品在规划好的地方摆放整齐（规定放置位置）。

3）标识所有的物品（目视管理重点）。

3. 常清洁

（1）定义：清洁工作场所各区域的脏乱物品，保持环境、物品、仪器、设备处于清洁状态，防止污染的发生。

（2）目的：环境整洁、明亮，保证取出的物品能正常使用。

（3）做法：

1）建立清洁责任区。

2）清洁要领：

A. 对工作场所进行全面的大清扫，包括地面、墙壁、天花板、台面、物架等地方。

B. 注意清洁隐蔽的地方，要使清洁更容易，尽快使物品高低放置。

C. 仪器、设备每次用完清洁干净并上油保护。

D. 破损的物品要清理好。

E. 定期进行清扫活动。

4. **常规范**

（1）定义：连续地、反复不断地坚持前面"3S"活动。即养成坚持的习惯，并辅以一定的监督措施。

（2）目的：通过制度化来维持成果。

（3）做法：

1）认真落实前面"3S"工作。

2）分文明责任区、分区落实责任人。

3）视觉管理和透明度。

4）制定稽查方法和检查标准。

5）维持"5S"意识。坚持上班"5S"1 min，下班前"5S"5 min，时刻不忘"5S"。

5. **常自律**

（1）定义：要求人人依规定行事，养成好习惯。

（2）目的：改变"人质"，养成工作规范认真的好习惯。

（3）做法：

1）持续推动前面"4S"至习惯化。

2）制定共同遵守的有关规则、规定。

3）持之以恒：坚持每日应用五常法，使五常法成为日常工作的一部分。

4）加强五常法管理：每季度有一周为"5S加强周"，纳入质量检查的内容。

（二）五常法的特点

（1）五常法管理为工作者提供一个整洁、安全、有条不紊的工作环境，提高实际工作效率。

（2）五常法管理能帮助员工养成良好的工作习惯，提高全员整体素质，提高团队竞争力。

（三）推行五常法的目的和意义

1. **推行五常法的目的** 五常法作为一种管理方法，通过提升人的品质，养成良好的工作习惯，其最终目的是提升企业核心竞争力，使企业在激烈的市场竞争中处于有利地位，从而吸引更多的客户，以最小的成本支出赚取更多的利润收入。具体来讲，推行五常法有以下八大主要目的：①提升企业形象；②提高工作效率；③降低成本；④保障产品品质；⑤提升客户关系；⑥保障安全；⑦提高员工整体素质；⑧健全管理制度。

2. **推行五常法的意义** 具体来说，五常法活动的意义主要体现在以下三个方面。

（1）在企业品性方面：①员工主动遵守规章制度；②员工参加各项活动能够准时；③管理状态一目了然；④员工精神面貌好，工作效率高。

（2）在员工品性方面：①关爱之心：关心同事，关心朋友；②明辨是非之心：有能力判断是非曲直；③惜时之心：珍惜自己和他人的时间，时间观念强；④协调之心：能够积极地沟通和协调好同事之间、上下级之间的关系；⑤自律之心：自觉提升道德修养水平，并以积极向上的社会道德规范自己的言行。

（3）在员工工作意识方面：①效率意识：工作中处处追求更高的效率；②成本意识：工作中始终贯彻厉行节约的原则，追求低投入、低成本；③品质意识：能够充分认识品质的意义，并通过规范的作业来保证品质的达成；④安全意识：认识安全为上、保障安全对高效生产的重要性，革除工作中的马虎心态和不安全操作；⑤服务意识：时刻以为客户提供满意服务为目标，能够从客户感受出发不断改善服务。

五、品管圈

品管圈（quality control circle，QCC）亦称质量管理小组，是由日本石川馨博士于1962年所创。指同一质量场所、工作性质相似的人员自动自发进行品质管理所形成的小组，这些小组作为全面质量管理中的一环，在自我启发、相互启发的原则下，活用各种统计工具，以全员参加的方式不断进行维护和改善自己工作场所的活动。通过轻松愉快的现场管理方式，使员工自动自发地参与管理活动，在工作中获得满足感与成就感。品管圈是全面质量管理中的具体操作方法之一，通常按十个步骤进行，即组圈、选定主题、拟定活动计划、现况把握与分析、制订活动目标并解析、检查对策、实施对策、确认成效、标准化、检讨与改进（图12-5）。

（一）品管圈活动的基本程序

1. **组圈**　由工作目标相同、场所相同、性质相同的5～12人组成品管圈，选出圈长。圈长通常由班长、组长或部门主管、技术骨干担任。圈名由圈员共同商讨决定，最好选择富有持久性及象征工作性质的意义和名字。

2. **选定主题**　在充分了解、掌握部门工作现场问题的基础上，选定主题。工作现场的问题大致有效率问题、服务问题、品质问题、浪费问题等。选定主题应当谨慎，要考虑其共同性，是圈能力可以解决的，可以用数据量化，可以收到预期效果并且符合主要目标方针的主题。

3. **拟定活动计划**　主题选定后，应拟定活动计划。事先拟定计划表对品管活动能否顺利推行并取得显著成效具有十分重要的作用。计划表可以"周"为单位来拟定，在实施过程中，如发现实际与计划有出入或停止不前，应立即找出问题所在并及时加以改进。在拟定计划表时应明确各步骤具体负责人，在活动推行过程中，需要明确标注实施线，且计划线应在实施线之上。

4. **现况把握与分析**　对工作现场进行调查分析，分析需要用数据说话，注意数据的客观性、可比性、时限性，通过数据整理，分层分析，找到问题的症结。针对存在的问题进行原因分析，对诸多原因进行鉴别，找出主要原因，为制定策略提供依据。

5. **制订活动目标并解析**　设定与主题对应的改善目标，目标要明确，最好用数据表示目标值并说明制订目标的依据。

6. **检查对策**　制定对策，应用"4W2H"做法①What：做什么；②Who：谁来做；③Where：何处进行；④When：何时；⑤How：如何做；⑥How much：成本如何。研讨出的改善计划内容应包括改善项目主题、发生原因、对策措施、责任人、预定完成时间。

7. **实施对策**　拟定具体的实施方法，实施前召集相关人员进行适当培训。实施过程中，负责专项责任的圈员应担负起教导的责任，并控制过程中正确的做法。小组成员严格按照列出的改进措施计划加以实施。每条对策实施完毕，应再次收集数据，与对策表中所定的目标进行比较，检查对策是否彻底实施并达到要求。

8. **确认成效**　把对策实施后的数据与实施前的现状及小组制订的目标进行比较，计算经济效益，鼓舞士气，增加成就感，调动积极性。

9. **标准化**　评价活动效果，优秀或良好者应保持下去，并将实施方案标准化，制定出标准操作程序，并经有关部门确认。已经标准化的作业方法，要进行认真培训，并确定遵守，确保活动收获实效。

10. **检讨与改进**　据实评价活动开展过程中每步骤的实施效果，分析其优缺点，总结经验，探讨今后应努力的方向，为下一圈活动的顺利推行提供经验。

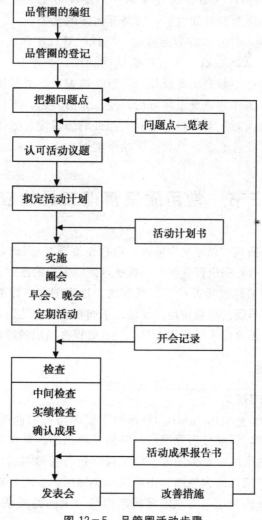

图 12-5　品管圈活动步骤

（二）品管圈活动的特点

1. **品管圈活动提供自我管理机会**　以往的管理方式，大都由上而下决策，品管圈活动，提供基层员工"由下而上"的管理，基层员工可以得到参与决策的机会。采用这种自主管理与人性化管理的方式，给予员工自主与尊重，加强与员工的沟通，倾听员工的意见与想法，由员工自己提出或制订对自己的约束与管理方法，反而比较容易获得员工的认同与配合。

2. 品管圈是全员参与的品质改善活动 经过管理层对管理的改善活动及基层员工对现场的改善活动，实现企业的全面质量管理，从而改善及强化企业素质。

(三) 品管圈活动的效益

至于医院推行品管圈的效益，可分为对医院、管理层及参与活动的个人三方面的效益。

1. 对医院的效益 ①全面提升医疗质量；②全面提升患者满意度；③可在品管圈活动中发掘人才；④培养员工的"问题意识"，并掌握独立处理问题的能力；⑤可在圈会中培养干部的领导能力；⑥节省医院成本；⑦促进员工人际关系，提高工作士气；⑧提升员工满意度；⑨提升医院知名度；⑩降低人才的流失。

2. 对管理层的效益 ①使工作容易推动；②减轻管理工作成本或负荷。

3. 对参与活动的个人的效益 ①有机会接受训练，学习到新的品管知识及计算机软、硬件的应用，使自己不断充实并成长；②意见被重视，可实现自己的理想，获得自信心；③大家一起改善工作环境及工作方法，使工作更轻松，工作流程更顺畅；④与大家一起协力合作，增强人际关系，提升与同人相处的愉悦度；⑤体现个人价值，增加成就感；⑥优良品管圈可获得奖金、奖状、奖品等奖励。

第三节 常用质量管理工具的应用

质量管理活动中，强调"以事实为依据，用数据说话"。因此，需要借助科学的方法进行数据收集、整理，对数据进行分析，寻找质量问题发生的原因，进一步针对原因采取措施。常用的质量管理工具包括查检表、层别法、排列图、特性要因图、直方图、控制图、散布图等。这些工具既能单独使用，又可以不同要求综合使用，具有实用、科学、便于操作的特点。学会运用这些质量管理工具，能有效提高组织的运作效率和质量。

一、特性要因图

(一) 特性要因图的定义

特性要因图（characteristic diagram）是对于结果与要因间或所期望的效果与对策间的关系，以箭头连接，详细分析原因或对策的一种图形。其作用是分析影响质量的诸多因素之间的关系，它采用带箭头的线，将质量问题与其影响因素之间的关系明确地表示出来，寻找造成这种问题的大原因、中原因和小原因，并有针对性地提出解决质量问题的措施。特性要因图代表结果与原因间或期望与对策间的关系。因其图形很像鱼骨，也可称为鱼骨图或因果图。

(二) 特性要因图的作用

（1）用来说明质量的特性，影响质量的主要因素、次要因素，以及三者间关系的图形。

（2）当需要考虑复杂问题，并需要找出可能的客观原因或对策时应用。

（三）特性要因图的绘制方法与分类

1. 绘制方法　绘制特性要因图共有演绎法和归纳法两种方法。

（1）演绎法：将原因预先分成几大原因，如"人员""材料""工具""方法""其他"等，成员再由这些大原因往下分别思考中原因和小原因。此法可使特性要因图快速完成，但也容易造成成员的思考方向局限在这几个大原因上，而忽略其他大原因。

（2）归纳法：先请每位成员写几个原因，再将所有原因集合起来，删去重复的部分，加以分类。此法所想出的原因较完整，不太会被局限在某一范围内，但是所花费的时间会比演绎法多。

2. 分类　特性要因图可分为以下两种（图 12-6）。

（1）原因追求型特性要因图：用于"原因分析"（鱼头朝右）。

（2）对策追求型特性要因图：用于"对策拟定"（鱼头朝左）。

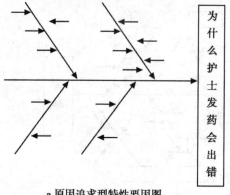

a.原因追求型特性要因图　　　b.对策追求型特性要因图

图 12-6　特性要因图的两种类型

上述两种类型的特性要因图的差异，如表 12-2 所示。

表 12-2　两种类型的特性要因图比较

	原因追求型特性要因图	对策追求型特性要因图
鱼头方向	向右	向左
箭头所指	问题	目的
鱼骨	原因	对策或手段
如何发问	Why	How

（四）特性要因图的制作步骤

（1）列出问题：画出主骨与所要讨论的主题，主题可表示为"为什么"开头的语句，如"为什么健康教育知晓率不达标""为什么危险物品管理不到位""为什么患者跌倒发生率高"等。

（2）确定大原因：一般而言，可由 4M——方法（method）、人员（man）、材料（material）和机器设备（machine）这四个方面进行思考，也可以从"人""事""时"

"地""物"等方向考虑。大原因可以用方框或其他形状的图形框住（也可以不画框），再从框边缘画直线与主骨成 $60°\sim80°$ 的角，然后在与主骨交接的线头画上箭头。

（3）找出更细节的原因：对引起问题的原因进一步细化，画出中骨、小骨……尽可能列出所有原因。

（4）填写制作的目的、日期及制作者等基本数据。

特性要因图的绘制步骤如图 12−7 所示。

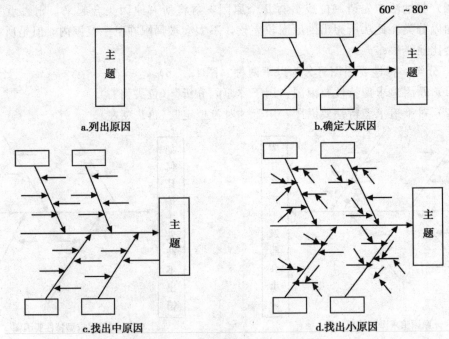

图 12−7　特性要因图的绘制步骤

特性要因图的基本结构如图 12−8 所示。

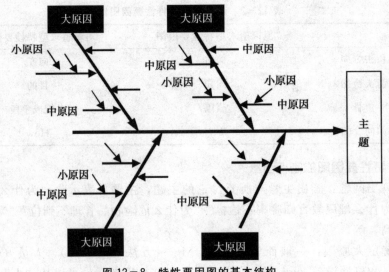

图 12−8　特性要因图的基本结构

（5）绘制特性要因图时常见以下错误：①没有画上箭头记号；②因果关系不明确或放入无关联的原因；③用词笼统含糊；④小原因数量不足或中原因未细分成小原因；⑤将对策当成原因。

图 12-9 是以"为什么护士培训效果不好"为例所做的特性要因图。

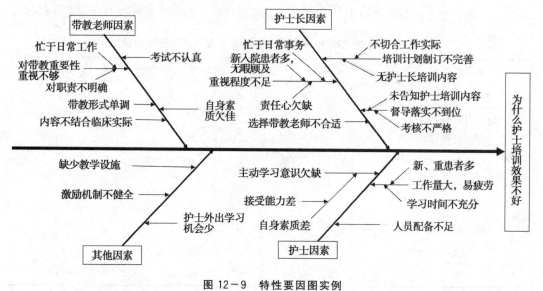

图 12-9　特性要因图实例

二、排列图

（一）排列图的定义

排列图（pareto diagram）又称柏拉图，是按照事件发生频率大小顺序绘制的直方图，表示有多少结果是由已确认类型或范畴的原因所造成。它是将出现的质量问题和质量改进项目按照重要程度依次排列的一种图表，可以用来分析质量问题，确定产生质量问题的主要因素。排列图法则认为相对来说数量较少的原因往往造成绝大多数的问题或缺陷。它是找出影响工作质量主要因素的一种简单而有效的图表方法。

（二）排列图的作用

（1）在排列图中，不同类别的数据根据其频率降序排列的，并在同一张图中画出累积百分比图。排列图可以体现柏拉法则：数据的绝大部分存在于很少类别中，极少剩下的数据分散在大部分类别中。确定影响质量的主要因素，通常按累计百分比将影响因素分为三类：累计百分比在 80% 以内为 A 类因素，即主要因素；累计百分比在 80%～90% 为 B 类因素，即次要因素；累计百分比在 90%～100% 为 C 类因素，即一般因素。由于 A 类因素已包含 80% 存在问题，此问题解决了，大部分质量问题就得到解决了。

（2）决定改善的实施目标。

（3）确认改善效果。

（4）用于发现现场的重要问题。

（5）用于整理报表或记录。

（6）可做不同条件的评价。

（三）排列图的制作步骤

以某医院 2014 年不良事件分析为例，运用排列图法分析不良事件类型所占事件总数的百分比，以确定哪些事件需要进一步采取措施重点防范。

（1）收集数据。

（2）把分类好的数据进行汇总，由多到少进行排序，并计算累计百分比（表 12－3）。

表 12－3　某医院 2014 年护理不良事件类型频数分布情况

不良事件类型	频数	百分比（%）	累计百分比（%）
跌倒/坠床	25	31	31
暴力攻击	19	24	55
自杀自伤	16	20	75
出走	7	9	84
噎食	5	6	90
吞食异物	3	4	94
给药错误	3	4	98
其他	2	2	100
合计	80	100	100

（3）绘制横轴与纵轴刻度，横轴显示影响质量原因的频数，右侧纵轴显示各项原因的累计百分比，绘制柱状图。

（4）绘制累计柱状图或曲线，长方形高度表示相应因素的影响程度，曲线表示累计频率已找出影响结果的重要因素。

（5）记入必要事项。

（6）由分析排列图（图 12－10），可以看出某医院护理不良事件的类型主要有患者

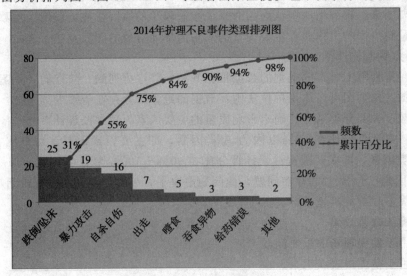

图 12－10　排列图实例

跌倒/坠床、暴力攻击和自杀自伤，此三项累计百分比接近80%，属于A类因素，要针对这三项事件研究防范措施，以降低不良事件的发生率。

(四) 排列图的使用

排列图的使用要以层别法为前提，将层别法的项目从大到小进行排列，再加上累计值的图形。适用于计数值统计，帮助我们抓住关键的少数及有用的多数，又称ABC图。

排列图应用要点：

(1) 排列图要留存，把改善前与改善后的排列图排在一起，可以评估出改善的效果。

(2) 分析排列图只要抓住前面的2~3项就可以。

(3) 排列图的分类项目不要太少，5~9项较合适。

(4) 做成的排列网如果发现各项目分配的比例差不多时，排列图失去意义，与排列图法则不符。

(5) 排列图是管理手段而非目的，如果数据项目已经很清楚，则无须再浪费时间制作排列图。

(6) 其他项目如果大于前面几项，则必须分析加以分层，分析其中是否有其他原因。

(7) 排列图分析的主要目的是从获得情报显示重点问题而采取对策，如果第一项依靠现有条件很难解决，或即使能够解决但是花费很大，得不偿失，可以避开第一项，从第二项入手。

三、查检表

(一) 查检表的定义

查检表 (check list) 是在收集数据过程中设计的一种表格，是用来记录事实和分析事实的统计表。其作用是将质量管理活动的相关数据和预定收集的数据系统地加以汇总，以便于管理者对工作现况的掌握与了解。

(二) 查检表的分类及作用

1. **点检用查检表**　它是把要确认的各种事项全部列出来制成表格。由于这种查检表是对所列出的事项逐一点检，所以不但对工作的确认有帮助，而且可防止事故的发生。

2. **记录用查检表**　它是把数据分为数个项目别类，以符号记录的表或图。这种查检表可记录每日的数据，在记录完成后，还可以看出哪一项目的数据特别集中。

(三) 查检表的制作步骤

1. **确定要收集的数据及分类项目**　点检用查检表需要把确定的各种事项全部罗列出来制成表格；而记录用查检表只需确定数据的各个项目，而不需要罗列每个项目的具体内容。

2. **确定记录的记号**　点检用查检表可用"√"或"×"记录；记录用查检表则可用"○""△""×""正"等字符来记录。

（四）查检表在护理质量管理中的应用实例

1. **点检用查检表** 某医院为提高病区环境的安全性，特别设计了病区环境安全巡查表，即点检用查检表在护理质量管理中的具体应用（表12-4）。

表12-4 病区环境安全巡查表

序号	查检项目	6月1日	6月2日	6月3日	6月4日	6月5日	6月6日	6月7日
1	病房门、窗、病床、餐桌、防护网等无损坏							
2	电线无裸露，电源开关功能良好							
3	各区域消防器材功能良好，消防通道畅通							
4	病区地面无积水							
5	床单位无危险物品							
6	急救设备、器械、物品、药品处于完好备用状态							
7	各类治疗用物分类放置，包装完好，在有效期内							
8	无违章使用大功率电器							

标记符号：用"√"表示正常或良好，用"×"表示未达到要求。

2. **记录用查检表** 某精神病专科医院护理部为进一步落实优质护理服务中将时间还给护士，将护士还给患者的要求，特对护士每日书写护理文件的时间做现状调查，绘制的查检表如表12-5所示。

表12-5 责任护士每日书写护理文书时间一览表

日期 书写时间	6月1日	6月2日	6月3日	6月4日	6月5日	6月6日	6月7日
10～20 min							
21～30 min							
31～40 min							
41～50 min							
51～60 min							
60 min 以上							

四、直方图

（一）直方图的定义

直方图（histogram）又称质量分布图，它是从总体中随机抽取样本，并把从样本中抽取的数据进行整理所绘制的一种工具图。

（二）直方图的作用

通过绘制直方图可找出样本数据的变化规律，其作用主要体现在预测质量好坏，估计不合格率，从而进行有效的质量分析。

（三）直方图的制作步骤

（1）收集计量值的数据，找出最大值 $X_{\max}$ 和最小值 $X_{\min}$。数据的个数最好不少于 50 个。

（2）确定数据的组成 K，$K=$ 错误，未找到引用源（表 12－6）。

表 12－6　组数 K 取值参考表

数据的总体 N	组数 K
50～100	6～10
101～250	7～12
250 以上	10～20

（3）确定极差 R，$R=$ 最大值 $X_{\max}$－最小值 $X_{\min}$。

（4）确定组距 H，$H=$ 极差 R/组数 K，即 $H=$（最大值 $X_{\max}$－最小值 $X_{\min}$）$/K$。

（5）确定各组上下界值。确定第一组上下界值的公式为：$X_{\min} \pm$（$H/2$），第二组的下界限值就是第一组的上界限值。第二组的下界限值加上组距就是第二组的上界限值，以此类推确定各组的组界。

（6）做频数分布表：统计录入各组的数据个数，即频数 f_i。

（7）画直方图：以横坐标表示质量特性，纵坐标表示频数，在横坐标上标明各组组界，以组距为底、数据为高，画出一组直方柱即为直方图。

（8）在直方图空白区域标上有关数据的资料，如数据收集的时间、数据个数等。

（9）直方图实例：某医院开展护士分层级专科知识培训，年终进行考核，随机抽取 80 位 N1 级护理人员进行考核，成绩如表 12－7 所示。

表 12－7　某医院 N1 级护理人员专科理论知识考核成绩

姓名	得分（分）	姓名	得分（分）	姓名	得分（分）	姓名	得分（分）	姓名	得分（分）	姓名	得分（分）	姓名	得分（分）	姓名	得分（分）
人员1	73	人员11	91	人员21	99	人员31	71	人员41	93	人员51	88	人员61	77	人员71	93
人员2	78	人员12	60	人员22	66	人员32	78	人员42	91	人员52	78	人员62	78	人员72	83
人员3	84	人员13	86	人员23	76	人员33	76	人员43	86	人员53	77	人员63	91	人员73	76
人员4	79	人员14	83	人员24	73	人员34	88	人员44	84	人员54	91	人员64	86	人员74	79
人员5	95	人员15	68	人员25	84	人员35	84	人员45	83	人员55	92	人员65	92	人员75	84
人员6	96	人员16	84	人员26	82	人员36	91	人员46	77	人员56	83	人员66	76	人员76	83
人员7	100	人员17	86	人员27	92	人员37	86	人员47	76	人员57	84	人员67	84	人员77	96
人员8	86	人员18	91	人员28	95	人员38	68	人员48	75	人员58	88	人员68	83	人员78	83
人员9	72	人员19	93	人员29	91	人员39	67	人员49	72	人员59	76	人员69	86	人员79	96
人员10	69	人员20	82	人员30	76	人员40	92	人员50	68	人员60	79	人员70	76	人员80	91

根据以上数据绘制的直方图如图 12－11 所示。

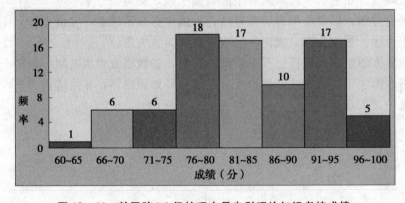

图 12－11　某医院 N1 级护理人员专科理论知识考核成绩

五、层别法

（一）层别法的定义

层别法（stratification）是将大量关于某一特定主题的观点、意见或想法按组分类，将收集到的大量数据或资料按相互关系进行分组，加以层别；或是按照一定的类别，把收集到的数据加以分类整理的一种方法。

（二）层别法的作用及特点

层别法是一种系统概念，在于将相当复杂的资料进行分门别类并归纳统计。层别法是品质管理中发现问题最基本、最容易的操作手法，它强调用科学管理方法取代经验主义，也是其他品质管理手法的基础。

层别法最主要的功能是从不同角度发现问题，通过各种分层，按各层收集数据寻找不良所在或最佳条件，作为改善质量的有效方法。在质量管理活动中，早期发现问题是一个重要因素，确认问题后才可以利用质量改善方法找出真正的要因，制订明确可行的对策。

（三）层别法的操作步骤

1. 确定使用层别法的目的　使用层别法时，首先应了解为了什么目的而进行层别。要根据选定的主题确定层别的对象及特性，明确要收集的资料是什么，如不良事件、操作时间、并发症种类等。

2. 确定层别项目　明确使用何种层别项目将数据分类，选择层别的角度应根据层别的目的并配合专业知识考虑。确定原则是将品质特性相近的资料放在一起成为一层，使层内的差异小，而各层间的差异大，以便进行分析。常用的层别项目见表 12 - 8。

表 12 - 8　常用的层别项目

层别项目	层别内容
操作人员的层别	组、班、年龄、教育程度、性别、熟练度、职称
仪器设备的层别	型号、速度、位置、新旧
材料的层别	批次、供应厂商、产地、成分、等级、材质、大小
操作条件的层别	压力、温度、速度、湿度、顺序、工作方法
时间的层别	时、日、周、月、上下午、年、季节、操作开始与结束、改善前后、正常班与加班
天气的层别	气温、湿度、晴天或雨天
检查的层别	检测员、检查场所、检查方法
其他层别	包装、搬运方法

3. 设计收集数据的表格　确定了层别的内容后，下一步就要设计一个简洁明了的

数据收集表格，为使层别目的早日完成，收集到合适的数据，建议配合查检表方便记录。

4. 收集数据 层别法记录的方式与查检表相同，都是利用表格的方式收集数据，而不是以图形的方式来记录。具体方法可参考前述内容。

5. 解析原因，比较差异 利用所收集的数据来分析各层别间所显示的差异。由于品管圈活动是团队的活动，因此可适度配合使用图表及其他质量改善手法，如排列图、散布图、直方图等，使结果的呈现更加清晰、明确。当层别项目间发现有差异情况产生时，需要掌握哪些好、哪些不好，以了解造成变异或不良情况的原因，然后针对各项所找到的要因，进行对策拟定，使对策与要因间相互紧密结合。

因此，通过层别法的使用可获得以下信息：①通过层别的方式，使含糊不清、混沌不明的整体数据呈现出变异之处，明确看出数据的特征；②各层别间的数据变得明确，可掌握及解释平均值的差异及变异源自何处，有助于后续对策拟定的进行；③从数据中获得正确有效的信息。

6. 层别法实例 某医院神经内科共有四个护理小组，分别为一组、二组、三组、四组。在一个月内分别对四个护理小组随机抽取 10 名患者做满意度调查，共 40 名患者的满意度得分数据见表 12-9。

表 12-9 某医院神经内科患者满意度调查得分（$n=40$）

患者序号	得分	患者序号	得分	患者序号	得分	患者序号	得分
患者 1	90	患者 11	88	患者 21	90	患者 31	95
患者 2	91	患者 12	87	患者 22	91	患者 32	93
患者 3	88	患者 13	89	患者 23	88	患者 33	92
患者 4	92	患者 14	92	患者 24	87	患者 34	90
患者 5	93	患者 15	85	患者 25	88	患者 35	88
患者 6	90	患者 16	86	患者 26	92	患者 36	90
患者 7	91	患者 17	91	患者 27	85	患者 37	89
患者 8	89	患者 18	94	患者 28	85	患者 38	94
患者 9	95	患者 19	86	患者 29	86	患者 39	91
患者 10	92	患者 20	90	患者 30	82	患者 40	93

根据以上数据，按照各护理小组的不同组别将 40 名患者进行分层，每一层 10 位患者的满意度得分见表 12-10，此表即为分层法的具体应用表。

表 12－10　某医院神经内科各护理小组满意度调查得分

护理组别	患者编号										均值
	1	2	3	4	5	6	7	8	9	10	
一组	90	91	88	92	93	90	91	89	95	92	91.1
二组	88	87	89	92	85	86	91	94	86	90	88.8
三组	90	91	88	87	88	92	85	85	86	82	87.4
四组	95	93	92	90	88	90	89	94	91	93	91.5
均值	—	—	—	—	—	—	—	—	—	—	89.7

利用层别法分析，神经内科患者满意度平均得分为 89.7 分，未达到医院对各科室患者满意度的最低要求（90 分）。主要原因是二、三护理小组患者的满意度低于医院要求。从而得出结论，提高神经内科患者的满意度，首先应该从二、三护理小组着手。

（四）层别法进行时的注意事项

（1）层别分类不得将两个以上角度混杂分类：分类需符合周延（所分类别能包括内容）、互斥（类别不能互相包含）原则。

（2）层别后，应进行比较（或检定）各操作条件是否有差异，将层别所得到的信息立即付诸行动。

（3）尽量将层别观念融进其他手法，如查检表、排列图、推移图、直方图、散布图、管制图等。

（4）为能做好与数据相关的种种层别，达到层别的功能，需先清楚数据的性质，因此建议进行层别法时关注以下事项：①利用"5W1H"的方式明确地了解是谁（Who）、是什么（What）、何时（When）、在何处（Where）、为什么（Why）、怎么做（How）这六项；②使用以配合目的而设计的查检表协助进行数据收集；③为能取得层别后的数据，需先做好设计操作日志、数据记录用纸等前期准备工作。

六、控制图

（一）控制图的定义

控制图（control chart）就是对质量特性值进行测定、记录、评估并监测过程是否处于控制状态的一种图形方法。根据假设检验的原理构造一种图，用于监测质量过程是否处于控制状态。它是统计质量管理的一种重要手段和工具。

（二）控制图的作用

运用控制图的作用是通过观察控制图上质量特性值的分布状况，分析和判断质量过程是否发生了异常，一旦发现异常就要及时采取必要的措施加以消除，使之恢复稳定状态。也可以应用控制图来使质量过程达到统计控制的状态。

（三）控制图的实施步骤

（1）确定抽样数目，抽样数目通常为每组 2～6 个。

（2）确定级差、均值，以及均值、级差控制界限。

（3）制作控制图。

（4）分析控制图并对异常原因进行调查，以实现对质量的连续监控（图 12 - 12）。

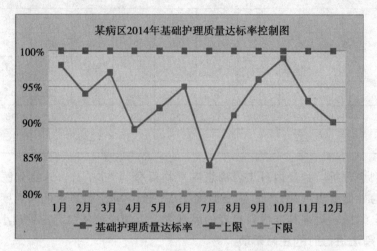

图 12 - 12　某病区 2014 年基础护理质量达标率

七、散布图

（一）散布图的定义

散布图（scatter diagram）又称点聚图，就是把互相有关联的对应数据，在方格纸上以纵轴表示结果，横轴表示原因，以点表示出分布形态，根据分布形态来判断对应数据之间的相互关系。

（二）散布图的作用

散布图的作用主要是了解原因与结果关系是否相关，相关的程度如何。散布图可以看作是定量查找原因的工具，以这种因果关系的方式来表示其相关性，并将因果关系所对应变化的数据分别点绘制在 X、Y 轴坐标的象限上，以观察其中的相关性是否存在。

（三）散布图的实施步骤

（1）确定要调查的两个变量，收集相关的数据，至少 30 组以上，并整理后写入数据表中。数据太少时无法明确判断相互间的关系，所以至少应在 30 组以上。

（2）找出两个变量的最大值与最小值。

（3）画出纵轴与横轴的刻度，计算组距。

（4）将各组对应数据标示在坐标上。

（5）记录必要的事项。

（6）分析散布图的相关性与相关程度。

散布图实例：某医院 30 个精神科护理单元新入院患者保护性约束使用率 2013 年平均为 64.2%，2014 年降至 49.8%，超过 2/3 的护理单元保护性约束使用率明显低于 2013 年。现将调查的护理单元两年间床位使用率数据绘制成散布图（图 12 - 13）。

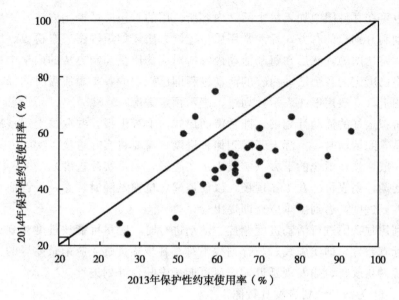

图 12－13　某医院保护性约束使用率散布图

八、甘特图

（一）甘特图的定义

甘特图（gantt chart）又叫甘梯图、横道图、条状图，它是以图示的方式通过活动列表和时间刻度形象地表示出任何特定项目的活动顺序与持续时间。管理学界有人认为，甘特用图表帮助管理者进行计划与控制的做法是当时管理技术上的一次革命。有了它，管理部门就可以从一张事先准备好的图表上看到计划执行的进展情况，并可以采取一切必要行动使计划按时完成，或使计划在预期的许可延误范围内完成。

（二）甘特图的特点及作用

甘特图内在思想简单，基本是一张线条图，横坐标表示时间，纵坐标表示工作顺序或活动内容，线条表示在整个工作期间内计划和实际的活动完成情况。在活动开始时先按照预定进度用虚线画上计划线，在活动中每完成一个工作项目，便以实线画上实施线，用以监控工作进度，以便如期完成改善活动。管理者由此可以极为便利地明确一项任务（项目）还剩下哪些工作要做，并可评估工作是提前还是滞后，抑或正常进行。甘特图具有简单、醒目和便于编制等特点，在企业管理工作及品管圈活动中被广泛应用，是一种理想的控制工具。

（三）甘特图的绘制步骤

（1）明确项目涉及的各项活动内容，并设定具体的时间进程。

（2）搭建甘特图草图。将所有的活动内容按时间顺序从上到下标注在甘特图左方的纵坐标上，甘特图上方的横坐标应该标注活动的时间［周别：以周为单位，也可以在以周为单位的时间上方再标注相应的年月时间（月别）］。如此搭建出网格形式的甘特图草图。

（3）已决定的活动执行人员标注到甘特图的右方纵坐标。

（4）也可在甘特图中加入每个活动内容所应用的常用质量控制方法。一般在上方横坐标（周别和月别）的右方，标注常用质量控制方法，如矩阵图、查检表、层别法、特性要因图、雷达图等，然后在每个活动内容所对应的质量控制方法的网格中打"√"。

（5）将已决定的各个活动内容的活动进程即已拟定的各步骤所需时间以虚线方式标注到甘特图上（一般用虚线表示计划线，表示预定进度）。

（6）将拟定好的活动计划书，即甘特图形式向上级汇报，并取得上级核准。

（7）品管圈活动时，实际上开展到何种进度，需要将实际进度以实线方式标注到甘特图上，一般标注在虚线的下方（实线表示实施线，表示实际进度）。

（8）活动计划表可挂在工作现场，以便提醒每位圈员随时注意及了解活动进度，加深印象并控制进度，遇到困难应立即提出检讨。

（9）利用甘特图进行活动进度调控。活动进行时，应尽可能按进度计划进行，如计划表与实际有差异，即实施线若与计划线不符，各步骤负责人应记录差异的原因，以便活动后的检讨与改善。如发现延迟，应尽可能考虑配合计划进度。

表 12-11 为活动计划进度甘特图。

表 12-11 活动计划进度甘特图

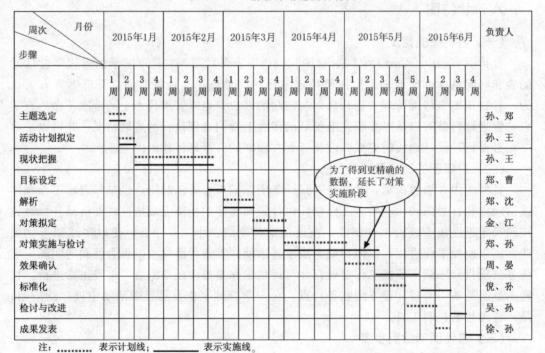

注：┅┅┅表示计划线； ──── 表示实施线。

（四）绘制甘特图的注意事项

（1）解析和对策拟定的线不能重叠，因为没有做好解析，就没有办法做好对策拟定。

（2）效果确认和标准化的线不能重叠，因为没有做好效果确认这个步骤，尚不知道所实施的对策是否有效，自然就不会有标准化的对策出现。

九、系统图

(一)系统图的定义

系统图(system diagram)是为了达成目标或解决问题,以"目的-方法"或"结果-原因"层层展开分析,以寻找最恰当的方法和最根本的原因。当某一目的较难达成,一时又想不出较好的方法,或当某一结果令人失望,却又找不到根本原因,在这种情况下,建议应用品管新七大手法之一的系统图。通过系统图可将原来复杂的问题简单化,找到产生问题的原因所在。

(二)系统图的特点

系统图具有以下特点:①对较为复杂或涉及面较广的项目或目标,效果更易突出,很容易对事项进行展开;②协调、归纳、统一成员的各种意见,把问题看得更全面,方法和工具可能选得更恰当有效;③容易整理、观看时简洁、直观、明了。

(三)系统图的种类

系统图一般可分为两种,一种是对策型系统图,另一种是原因型系统图。

1. **对策型系统图**　以"目的-方法"方式展开,如问题是"如何提升品质",则开始发问"如何达成此目的?""方法有哪些?"经研究发现有"推行零缺点运动""推行品质绩效奖励制度"等(以上为一次方法)。"推行零缺点运动"有哪些方法?(二次方法)。后续同样就每项二次方法换成目的,展开成三次方法,最后建立对策系统图(图12-14)。

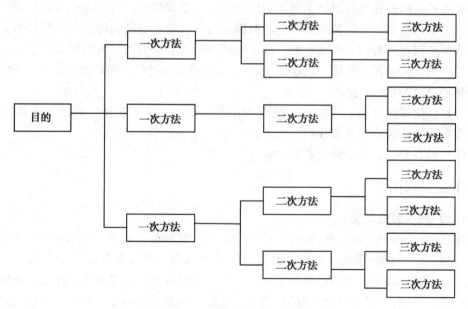

图 12-14　对策型系统图展开模式

2. **原因型系统图**　以"结果-原因"方式展开,如问题是"为何品质降低?"则开始发问"为何形成此结果?""原因有哪些?"经研究发现原因是"人力不足""新进人员多"等(以上为一次原因)。接着以"人力不足""新进人员多"等为结果,分别追问

"为何形成此结果?""原因有哪些?"其中"人力不足"的原因有"招聘困难""人员素质不高"等(二次原因)。后续同样就每项二次原因展开成三次原因等,最后建立原因型系统图(图12-15)。

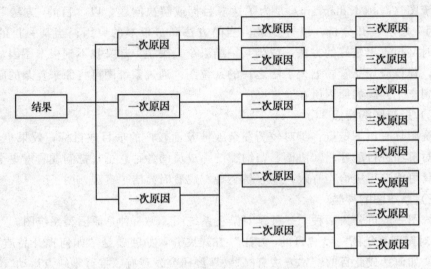

图 12 - 15 原因型系统图展开模式

(四)系统图的制作步骤

(1)确定主题:将想要探寻原因的主题,以粗体字写在卡片上,必须以简洁精练的语言来表示,但要让成员能够了解句中的含义。主题表现形式为"为什么会如此"。

(2)第一次展开:讨论问题产生的原因,摊开白纸,将结果写在最左侧的中央,一次找到的原因在其右侧,画线连接。此步骤相当于特性要因图中的大原因。

(3)第二次展开:把第一次展开所讨论出来的原因当作结果,继续讨论。讨论后,将得到的原因写在卡片上。

(4)以同样的方法,将第二次原因当作结果,展开深入讨论,以此不断地往下展开,直到大家认为找到足够多的原因为止。

(6)对找到的原因用评价法等方法进行筛选。

十、关联图

(一)关联图的定义

关联图(interrelationship diagraph)全名为"管理指标间的关联分析"。关联图围绕原因-结果、目的-手段等具有缠绕复杂关系的问题,将所有的原因全部列出,用自由发言的方式表现出简明的原因,将这些因果关系以理论的原理用箭头连接,并将它们分门别类,使用关键性的动作或结果作为有效的解决办法的中心。因此,关联图就是把现象与问题有关系的各种因素串联起来的图形。通过连图可以找出与此问题有关系的一切原因,从而进一步抓住重点问题并寻求解决对策。

(二)关联图的特点

(1)以广阔的视野透视问题,可打破先入为主的观念,容易掌握关联关系,有效地掌握重点。

（2）适合整理原因非常复杂的问题，比其他手法更易处理原因之间的关联关系。

（3）共识容易形成，并有利于增长见识。

（4）表现形式不受拘束，图形可自由绘制，有助于因素之间的连接和转换。

（三）关联图的类型

1. **按图形分** 关联图图形分类可分为两种类型。

（1）单目的型：整个关联图中只有一个焦点问题（图12-16）。

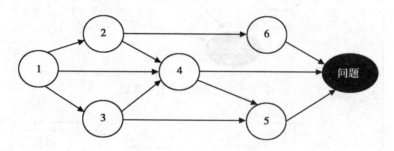

图 12-16 单目的型关联图

（2）多目的型：整个关联图中有两个或以上焦点问题（图12-17）。

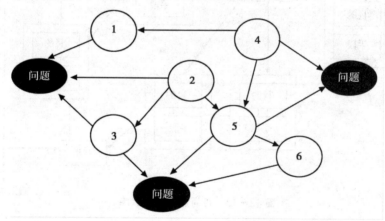

图 12-17 多目的型关联图

2. **按用途分** 关联图可以分为原因追求型和目的达成型。

（1）原因追求型：追求结果（问题）的原因，弄清原因和结果的相互关系，解析阶段主要用的就是这类关联图（图12-18）。

（2）目的达成型：追求实现目的（基本目的）的手段，弄清目的和手段的相互关系（图12-19）。

（四）关联图的绘制步骤

（1）确定题目，写出主题。所确定的问题必须以明确而简洁的语言描述。

（2）考虑问题产生的原因并制作原因卡。运用头脑风暴等方法，寻找原因，将所想出的原因记下来，选出与问题较有关系的原因，收集整理后，用简明通俗的语言做成

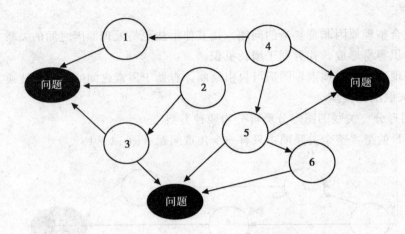

图 12－18　原因追求型关联图

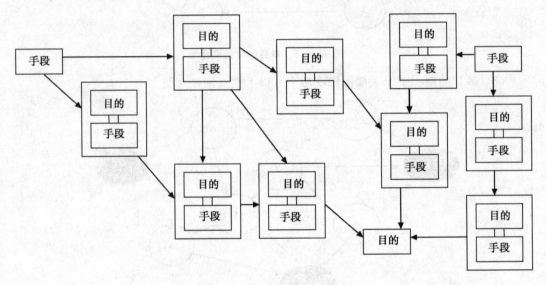

图 12－19　目的达成型关联图

卡片。

（3）排列卡片：集群组合，将因果关系相近的卡片加以归类。将要讨论的主题摆放在白板的正中心或图纸的中间位置。核对每个原因卡，理解其中的内容，将内容类似者放在一起，在图纸或白板上区分成组。

将5～25张与问题关联性较大的卡片摆放在问题卡的四周，并留出足够的空间画箭头；与问题关联性较小的卡片放在距问题卡较远的区域。

找出一次原因，即直接导致问题（主题）产生的原因，有时一次原因可能有好几个。针对一次原因进行提问，依次找出二次原因、三次原因等。同样，二次原因、三次原因等也可能有好几个，则应该分别记录在图纸或白板上的相关问题附近，并以箭头连接。

（4）以箭头连接原因结果，尽量以"为什么"发问，回答寻找因果关系。

（5）粘贴卡片，画箭头，连接因果关系制作关联图。

（6）将大致完成的关联图，再次检查原因-结果之间的关系，要非常有逻辑性，如"因为……所以……"修正图形，讨论不足，修改箭头（图12-20）。

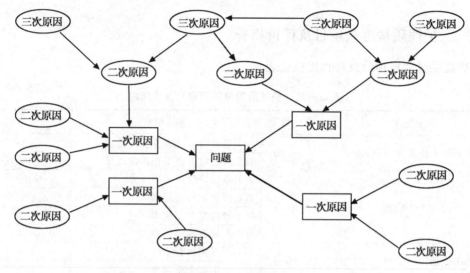

图 12-20　关联图示意

关联图实例：某医院针对药品调剂室发生发药数量错误事件所绘制的关联图，由图中可以发现，造成数量差错的原因有十几个，如图12-21所示。

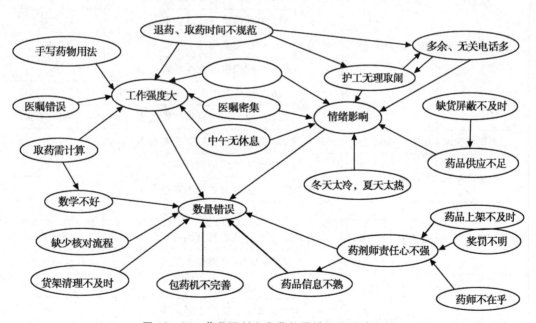

图 12-21　药品调剂室发药数量错误关联图实例

第四节　精神科护理质量评价标准及相关指标

一、护理质量考核项目及评价指标

护理质量考核项目及评价指标见表12-12。

表 12-12　护理质量考核项目及评价指标

考核项目	达标值	考核项目	合格率
1. 护士长工作质量（100分）	95分	1.1 患者对护理服务的满意度	≥95%
		1.2 医生对护理工作的满意度	≥90%
2. 责任护士工作质量（100分）	93分	2.1 基础护理合格率	≥95%
		2.2 健康教育覆盖率	100%
		2.3 健康教育知晓率	≥90%
		2.4 出院患者随访率	≥30%
3. 病房管理工作质量（100分）	95分	3.1 手卫生执行率	≥95%
		3.2 卫生洗手正确率	100%
4. 急救管理工作质量（100分）	95分	4.1 急救器械、物品完好率	100%
5. 护理安全管理工作质量（100分）	95分	5.1 护理应急预案知晓率	≥80%
		5.2 高危患者护理风险评估率	100%
		5.3 护理防范措施落实率	≥90%
		5.4 护理安全指标上报率	100%
		5.5 年护理事故发生率	0
		5.6 年压疮发生次数（非难免除外）	0
		5.7 严重护理不良事件发生率	≤0.5/(年·百张床)
6. 患者组织管理工作质量（100分）	95分	6.1 院内康复技能训练实施率	100%
7. 一级护理单元工作质量（100分）	95分	7.1 危重患者护理合格率	≥95%
		7.2 约束后患者护理合格率	100%
8. 护理核心制度执行质量（100分）	95分	8.1 护理核心制度知晓率	≥80%
		8.2 护理核心制度执行率	≥90%
		8.3 护理不良事件上报率	100%
9. 护士培训工作质量（100分）	93分	9.1 护士三基培训率	≥95%
		9.2 各级各类护士培训率	≥90%
		9.3 新护士岗前培训率、达标率	100%
		9.4 护理技术操作合格率	≥95%
10. 护理文件书写质量（100分）	95分	10.1 护理文件书写合格率	≥95%

二、护理质量评价标准

1. 护士长工作质量评价标准

（1）护理管理资料分类放置，保存完好，及时更新，随时备查，齐全规范并有效落实。

1）年度护理工作计划全面，有特色、有创新。

2）细化并公示分级护理标准和服务内涵，体现本科疾病特色。

3）有完整的护理工作制度、护理核心制度、临床护理技术操作规范和疾病护理常规、应急预案，及时更新。

4）落实绩效考核制度，奖金分配与方案相符，能调动护士工作积极性。

5）有护士长调整护士原则、指导护士规定。

6）建立病区紧急状态下护理人力资源调配的原则和流程。

7）落实护士分层级管理制度，根据护士的工作能力、职称、年限、学历等制定相对应的岗位职责、工作标准、工作流程和质量考核标准，符合责任制整体护理要求。

8）落实护理质量控制方案，质控小组每月对护理工作进行全面检查，质控资料真实准确，有可持续改进的措施，改进效果好。

9）质控资料、护士考核、护士长手册、护理安全监测指标、护理人员质量档案、护理不良事件等材料按时总结并上报。

10）按照护理文书质量考核标准，对运行、出院病历定期（每周一次）进行质量监控，有记录。

11）各种登记本齐全：日查记录本、护理不良事件登记本、患者意见本、投诉处理登记等，项目填写完整，内容简明扼要。

12）护士长会议记录本内容准确全面，护理部下发的各种文件资料，保管完好，均传达并落实到位。

（2）落实责任制整体护理模式：

1）根据患者病情、护理难度和技术要求，实施分层管理，体现能级对应。

2）责任护士职责清晰，有资质的护士独立分管患者，责任护士平均负责患者不超过8人。

3）护士排班根据患者需要和尊重护士意愿；保证夜班、节假日的护理人力；工作量安排均衡，注重各班次间的协调配合。

（3）护士长深入病区，掌握病区重点患者疾病的诊疗护理相关信息；征求患者的意见和建议，认真落实改进措施并及时反馈，患者对护士长工作的满意度高。

（1）询问患者是否知晓护士长，护士长深入病房的情况，对护士长的工作是否满意。

（2）护士长掌握危重患者及重点防护患者的姓名、诊断、主要临床表现、主要辅助检查阳性结果、主要护理问题和护理措施。

（3）患者满意度调查问卷每月调查人数不少于病区核定床位的30%，根据患者反馈的意见，有可持续改进的措施及结果。

（4）患者对护理服务的满意率≥95％，医生对护理服务的满意度≥90％。

（5）查阅工休座谈会记录本，每月召开两次（至少有一次是护士长亲自组织召开），认真听取患者意见，积极整改，及时反馈。

（6）患者投诉登记记录内容真实正确，处理及时得当；患者意见簿及时阅读并认真回复。

（7）征求患者对护理工作的意见和建议。

2．责任护士工作质量评价标准

（1）基础及专科护理体现专业化、规范化、精细化、科学化，基础护理合格率≥90％。

1）患者面部、口腔、头发（胡须）、皮肤、指甲、会阴清洁，无异味。

2）新入院患者更换患者服，当班进行卫生处置，特殊情况24 h内完成。

3）床铺清洁平整，脸盆和毛巾清洁，摆放整齐；床旁床下无杂物；床头柜及壁柜清洁，物放有序。

4）床号、护理级别、警示标识三统一（医嘱单、患者一览表、床头卡）。

5）重型精神障碍患者及综合科昏迷、意识不清、无自主能力等患者正确使用腕带作为识别患者的身份标识；腕带卷曲、字迹不清、损坏等及时更换。

6）陪护用品管理到位，陪护床定点摆放整齐。

7）包间内整洁，物放有序，无危险物品。

8）各类管道位置正确，固定良好，引流通畅，管壁清洁，无折叠、扭曲、受压，标识清晰。

9）患者卧位符合专科疾病要求，舒适安全。

10）根据患者疾病特点和护理级别，及时、准确观察病情，输液巡视卡、翻身卡记录及时、无漏项、字迹清晰。

11）专科护理措施落实到位，无护理并发症。

12）基础护理合格率≥95％。

（2）责任护士掌握并落实分级护理标准与岗位职责。

1）熟悉岗位职责、工作流程、工作标准、质量考核标准。

2）认真落实岗位职责，工作流程规范，符合工作标准及质量考核标准。

3）患者对责任护士的工作及护理服务满意。

（3）责任护士掌握所负责患者疾病的诊疗护理相关信息，做到七知道。

1）一般资料：床号、姓名、性别、年龄、文化程度、主管医生。

2）主要诊断。

3）主要病情：住院原因、目前身体状况、临床表现、饮食、睡眠、活动情况、大小便、心理状况。

4）治疗措施：主要用药及目的、特殊治疗或检查（手术名称及手术日期）。

5）主要辅助检查的阳性结果（阳性结果的第一次及最后一次）。

6）现存的主要护理问题及护理措施。

7）目前病情变化的观察重点。

8）按照以上内容汇报，条理清晰，内容完整。

（4）责任护士采用多种形式实施健康教育，健康教育覆盖率 100％，知晓率≥90％。

1）患者住院须知：包括护士长、主管医生、责任护士、病房环境、住院探视（陪护）制度。

2）投诉渠道（护士长、科主任、意见箱、护理部、医务科、监察室等）至少知道两种。

3）疾病相关知识：诱发因素、主要症状及体征、疾病预防。

4）用药知识：药名、用法、作用及不良反应。

5）饮食知识：饮食种类、进餐方式、饮食限制与禁忌。

6）出院指导：生活行为、饮食结构、康复（功能）锻炼、活动与休息、特殊用药、注意事项。

7）健康教育方式：集体宣教、一对一宣教、发放文字资料、开设宣传栏等，至少开展三种；健康教育登记本记录及时规范。

8）健康教育覆盖率 100％。

9）患者对健康教育知晓率≥90％。

10）出院患者电话随访率≥30％。

3. 病房管理工作质量评价标准

（1）护士站（护办室）做到"五常法"管理，即常整理、常整顿、常清扫、常清洁、常自律。

1）护士站（护办室）整洁有序。

2）各种陈设、办公物品及医疗文书位置固定，整洁有序，标识规范，取用方便。

3）病历车、病历夹整洁，床号清晰。

4）血压计、听诊器等护理用品清洁，如有污染用 75％酒精擦拭。

5）记事栏及时更新，内容准确，对护理工作有指引作用。

6）患者一览表整齐规范，字迹清晰可辨，护理级别标识准确，一览表内容与医嘱一致。

7）护理人员仪容仪表符合规范要求：规范穿戴工作服、护士帽、白色或肉色袜子、护士鞋，衣帽、鞋袜整洁；头发梳理整齐，前不过眉、后不过肩，发型、颜色、发饰符合要求；不浓妆艳抹，不留长指甲及涂染指甲，不佩戴首饰；佩戴胸卡、手表，位置正确。

8）知晓并落实"六声服务"（患者入院时有欢迎声，接触患者时有问候声，发生误会时有道歉声，患者有疑问时有解释声，患者合作时有致谢声，患者出院时有祝福声），遵守科室秩序八不准（不准吸烟；不准上班时间吃零食；不准在工作场所及冰箱内存放私人物品；不准上班时间聊天、会客、带孩子；不准干私活，看小说、杂志；不准在岗位上玩手机或电脑游戏；不准在查房或做治疗时接电话；不准串岗及在护士站闲谈）。

（2）餐厅做到"五常法"管理。

1）地面、桌凳、餐具柜、餐车清洁，放置有序。

2）碗筷集中管理，清洁卫生，有防蝇措施。

3）餐车、餐具做到一餐一消毒，用 250 mg/L 有效氯浸泡 5～10 min，特殊感染患者餐具单独使用、消毒，记录准确，餐具清洗干净，无油腻，筷子无霉变。

4）配餐室每日用紫外线照射消毒，规范登记。

5）询问保洁人员消毒液配制浓度及消毒时间、方法，消毒隔离措施落实到位。

（3）病房做到"五常法"管理。

1）保持病房安静，做到四轻（走路轻、开门轻、说话轻、操作轻）。

2）病房陈设统一，物品摆放整齐；床下、窗台、壁柜、外走廊等无灰尘及杂物。

3）病房清洁，空气清新，窗帘整齐划一，定时洗涤，洗手间地面无湿滑、无异味，洗手池、便池清洁。

4）患者及其家属遵守住院规则和探视陪护制度。

5）护士值班室陈设及物品放置整洁有序。

6）库房物品分类放置，无过期、霉变物品；扫床车、患者平车整洁，位置固定。

7）污洗间地面清洁、无积水。

8）保证开水供应，开水炉、保温桶上锁，定时清洁，暖水瓶清洁。

9）擦拭床头桌，做到一桌一巾，小毛巾用后用 250 mg/L（特殊污染 500 mg/L）有效氯浸泡 30 min，用清水清洗干净悬挂晾干，清洁无异味。

10）出院患者床单位终末处理落实到位。

11）正确使用空气消毒机，使用后及时、正确记录消毒工时。

12）拖把分区使用，卫生间为红色标识，治疗室、办公室、值班室、储物间为蓝色标识，其余均为黄色标识。

（4）治疗室做到"五常法"管理。

1）进入治疗室规范着装，戴口罩。

2）无菌区、清洁区与污染区分区明确合理。

3）无菌物品、清洁物品与污染物品分开规范放置。

4）所有治疗物品按标签定点放置，抽屉及柜内物品与标签一致，无积压、无过期。

5）冰箱清洁，不得放置与治疗无关的物品，有温度监测记录。

6）治疗车、口服药车车身清洁，物品放置规范，无粘贴痕迹；车轮运转灵活，无噪声。

7）地面、墙面、窗台、纱窗清洁，无污物；洗手池、抹布清洁，抹布、拖把标签清晰，清洁无异味，定期清洁消毒。

8）每日紫外线消毒，登记准确无漏项。

9）医疗废物按规定存放，及时清理；使用后的护理用具等初步处理符合要求；利器盒超过 3/4 满时更换。

10）开启的无菌棉球、棉签、敷料、治疗巾在 24 h 内有效，碘伏在 1 周内有效，须注明开启时间。

11）开启的各种溶媒在 24 h 内有效，抽出的药液、配制好的液体在 2 h 内有效。

12）体温计用后用 250 mg/L 有效氯浸泡，时间≥5 min。

13）护理操作时执行无菌技术规范。

14）护士手卫生执行率≥95%，卫生洗手正确率100%。

15）药品柜内清洁整齐，口服药、注射用药、外用药分类存放，包装完整，管理规范。

16）毒、麻、限、剧药品做到安全使用，专人管理，专柜保管并加锁。

17）高危药品标识清晰，无安全隐患。

18）备用药有基数表，与固定基数相符，注射用液体存放符合先进先出的原则，无过期。

4. 急救管理工作质量评价标准

（1）急救室做到"五常法"管理，各种急救器械、物品、药品齐备，处于备用状态，完好率100%。

1）急救车：内外整洁，各种药品、器械、物品统一放置。

2）急救药品：备用药品种类、数量符合要求，标识规范、摆放有序，药名清晰可辨，在有效期内。

3）氧气装置：氧气筒内压力＞0.5 MPa，悬挂"满"标识，流量表、湿化瓶清洁完好，处于备用状态。

4）负压吸引装置：负压电动吸引器和负压瓶、连接管清洁完好，连接紧密，压力调节灵敏、准确，处于备用状态。

5）简易呼吸器：包装符合要求，各部件齐全、洁净、性能良好。

6）各种抢救包种类、存放符合要求。

7）五定：①定品种数量，药品、物品和器材基数与登记本相符，用后及时补充，非抢救患者不得使用。②定点放置，有明确的标识。③定专人管理，抢救工作制度落实到位。④定期消毒灭菌，所有物品在有效期内。⑤定期检查维修，每班交接有登记，护士长每周查对两次有登记。

8）急救器械、药品、物品完好率100%。

（2）护理人员熟悉各种器械、物品、药品的放置地点，使用方法，注意事项，熟练掌握各种抢救技术操作。

1）急救能力培训：定期组织急救理论知识及操作技能的培训，护士知晓相关内容。

2）护士熟悉急救器械、药品、物品的放置地点，使用方法，注意事项等。

3）急救能力考核：抽查护士是否熟练掌握吸氧、吸痰、简易呼吸器、徒手心肺复苏技术操作及相关理论知识。

5. 护理安全管理工作质量评价标准

（1）掌握护理应急预案，知晓率≥80%。

（2）落实住院患者护理风险评估，对有潜在危险（冲动、外逃、坠床、跌倒、误吸、噎食、皮肤压疮、病情突发恶化等）的患者，进行预警备案。高危患者护理风险评估率100%。

（3）护士长每周组织护理风险总评估一次，确定重点患者及护理风险等级，及时修订重点防护名单上各项内容。

（4）落实安全警示标识：防自杀、防冲动、防走失、防压疮、防跌倒、防坠床、防误吸、药物过敏、防管道滑脱等。

（5）各种给药、治疗、输血时落实查对制度，严格执行给药流程和无菌技术规范。

（5）密切观察患者病情及用药后的不良反应，发现异常及时报告医生、护士长，沟通有效，处理措施落实到位。

（7）对院外带入压疮和有发生极危压疮危险的患者及时通知压疮评估小组进行护理会诊，措施落实到位。年压疮发生率为 0（非难免压疮除外）。

（8）落实患者告知制度，对患者及其家属进行安全宣教，患者及其家属能掌握相关内容。

（9）每日收集危险物品，每周进行安全检查 1～2 次并记录。病房内严禁有刀剪、大功率电器等危险物品；家属服用的各种药物保管完好，无安全隐患。

（10）现场查看、提问护士医嘱执行及查对流程是否完善，医嘱班班查对、每日查对、每周查对落实到位有记录；各项执行单、服药单转抄准确；口头医嘱执行符合口头医嘱执行制度及流程。

（11）患者外出检查、治疗时做好交接，护送者与检查人员进行交接；急诊入院、转科、接送患者到康复科等双方交接清楚有登记。

（12）对高难度、具有风险性等的护理操作实施前有告知并签订知情同意书。

（13）预防跌倒、坠床、管道滑脱等安全方面的告知在护理记录中显示。

（14）患者发生自杀自伤、伤人、出走、坠床/跌倒、压疮、噎食、管道滑脱等事件后查明原因、妥善处理、及时记录、做好交接班。

（15）禁止患者劳动及从事有危险性的活动及事务（如打开水、擦玻璃、打饭、外出劳动等）。

（16）每季度组织护理安全讲座，有记录。

（17）接到危急值报告后做好相关记录并立即通知主管医生或值班医生。

（18）执行各项护理工作制度，落实防护措施。护理防范措施落实率≥90%。

（19）每月 5 日前上报护理安全监测指标，上报率 100%。

（20）护理事故发生率 0。

（21）严重护理不良事件（警告事件）发生率≤0.5/（年·百张床位）。

6. 患者组织管理工作质量评价标准

（1）每日查房、工娱疗活动、开饭、服药等有专人组织，病房秩序好。

（2）有休管会、患者作息时间及活动安排，休管会成员能按照职责进行活动，患者出院或有病情变化及时调整。

（3）每月组织两次大型护患联谊活动，有记录。

（4）每月召开两次工休座谈会，进行卫生常识、病房各项制度等的宣教。

（5）征求患者对护理工作的意见及建议，落实和结果反馈，记录规范。

（6）开饭前组织患者洗手，无排队打饭现象，特殊患者饮食护理有专人负责，剩饭、剩菜严禁带入病室。

（7）按时发药，双人查对，送药到床头，看服到口，患者咽下再走，保证治疗效果。

（8）患者的财务专人保管，账目清楚；妥善保管患者食品，根据情况合理安排患者食用，确保食品清洁、无霉变。

（9）每日组织室内外文娱、体育活动，丰富患者的住院生活。

（10）娱乐用品妥善保管，不得外借，有交接登记，每月清点一次，有记录。

（11）住院患者职业定岗技能训练开展率100%。

（12）院内康复技能训练开展率100%，填写康复技能训练计划单，患者知晓参加的康复技能训练内容。

7. 一级护理单元工作质量评价标准

（1）一级护理岗位人员配置符合分层级管理要求。

1）由工作年限≥2年的护理人员承担一级护理岗位工作。

2）一级岗位护士具备精神科（综合科）重症护理能力：危重患者护理常规及抢救技能、与患者的沟通技巧、危急状态的预测、紧急处置能力、患者问题的评估与处理能力等。

3）每年对护理人员进行暴力防范技能培训，有记录，参加人员熟练掌握相关内容。

（2）一级（特级）患者基础护理及专科护理措施落实到位；危重患者护理合格率≥95%。

1）精神科一级（特级）护理患者24 h集中管理，不脱离护士视线，如特殊情况外出时护士知晓患者去向。

2）重型精神障碍患者及综合科昏迷、意识不清、无自主能力等患者正确使用腕带作为识别患者的身份标识。

3）患者所住床位与医嘱、床头卡、一览卡相符；特、一级卡片与医嘱单等内容相符。

4）根据患者的医嘱及风险评估结果建立安全警示标识，落实药物过敏等特殊情况的警示标识。

5）护士掌握患者病情，做到七知道（床号、姓名、诊断、防护要点、用药、饮食、主要病情）。

6）患者衣着整洁合体，面部、口腔、头发（胡须）、皮肤、会阴、指甲清洁，无异味。

7）协助长期卧床患者定时翻身及有效咳嗽，卧位安全舒适，记录规范。

8）各类管道位置正确，固定良好，引流通畅，管壁清洁，无折叠、扭曲、受压，标识清晰。

9）新入院患者各项护理评估、护理计划在当班完成，护理问题及护理措施与病情相符。

10）新入院/住院患者在规定时间内完善各项辅助检查［新入院患者心电图12 h内完成，血常规、生化、胸片（透）24 h内完成，胸片（透）检查不合作者24 h内进行结核抗体筛查，其余检查在1周内完成。住院患者急诊检查及时完成，非急诊检查在开具申请单后3 d内完成］。如患者因不合作等原因未在规定时间内完成的，应在检查单上逐日记录原因并签名，同时报告主管医生或值班医生。

11）床单位整洁，床头柜、壁柜、病室内无杂物。

12）每班进行安全检查，各项护理操作时严格看管及清点物品，防止护理用具、器械落在病室。

13）观察病情及时，测量生命体征及时；急救及特殊处理措施落实及时；病情变化报告医生、护士长及时。

14）无护理不当发生的并发症。

15）危重患者护理合格率≥95%。

（3）落实保护性约束制度，约束后护理合格率100%。

1）符合约束适应证，约束患者有医嘱。

A. 对患者采取保护性约束符合医院保护性医疗措施管理制度中的适用范围。

B. 约束患者有医嘱，白天持续约束超过4 h、夜间持续约束超过12 h需重新开具医嘱。

C. 采取保护性约束前告知患者实施保护性医疗措施的目的，并严格遵守保护性约束操作规范和保护性医疗措施管理制度中约束过程注意事项条款，防止因约束不当导致的并发症。

2）约束后护理合格率100%。

A. 约束带平整、清洁完好，有衬垫。

B. 约束体位正确、舒适、松紧适宜，避免双上肢呈"倒八字"姿势约束。

C. 约束及受压部位皮肤完好，无肢体肿胀、压疮及功能障碍等并发症。

D. 每15～30 min巡视一次，每小时准确评估并记录约束护理记录单一次，每2 h松解、活动肢体一次。

E. 做好生活护理和心理护理，患者衣着、皮肤清洁，协助患者进食、饮水，照顾患者排便。

F. 患者入睡后原则上要解除保护性约束，如病情不允许应减少约束部位，调节约束带长度至患者有可翻身的余地；解除约束后及时总结记录。

G. 确保被约束患者安全，无患者自行解脱及约束带丢失情况。

H. 约束后护理合格率100%。

8. 护理核心制度工作质量评价标准

（1）分级护理制度（精神科）：

1）护理级别符合分级依据。

2）重症患者安排在重症监护室，集中管理，不脱离视线。

3）进行护理评估，制订护理计划。

4）15～30 min巡视一次，严密观察病情变化，监测生命体征，准确记录。

5）实施患者安全保护措施，保持患者的舒适和功能体位，遵医嘱实施保护性约束或隔离措施。

6）正确实施基础护理及专科护理，落实各项治疗、护理措施，防治并发症。

（2）护理安全管理制度：

1）出入病房、办公室、治疗室等随时关门落锁，钥匙随身携带。

2）消防栓、消防通道钥匙固定位置，确保消防通道畅通。

3）各项风险评估中、重度风险患者及保护性约束患者设立警示标识，重点监护，做到床旁交接班。

4）外出检查、活动时认真清点人数，合理安排护理人力。

5）患者洗澡时专人负责，严防烫伤、摔伤等意外。

6）每周进行安全检查一次，内容包括收集危险物品、核心制度执行情况、护理人员责任心及安全意识、重症患者的护理、环境安全等。

（3）病区巡视制度：

1）护理人员对病区重点患者做到心中有数。

2）按照级别护理要求进行巡视，建立巡视记录本，重点记录患者的异常情况。

3）主班做好工作安排及特殊情况的协调，不得间断病房巡视。

4）白天集中活动时不得将患者独自留在病室内，特殊情况需要告知主班护士定时巡视。

5）夜间巡视时对辗转反侧、唉声叹气或多次起床活动、走廊徘徊、不眠、情绪行为异常或有不适主诉的患者，应及时报告医生查看并交班。

6）巡视内容包括患者的面部表情、呼吸、睡眠（深浅、有无假寐、嗜睡）及环境安全（门、窗）等，加强巡视厕所、走廊尽头等病区死角。

（4）交接班制度：

1）交班者书写护理记录单，做好清洁整理等准备工作，与接班者当面清点药品、物品等。

2）每日晨会集体交接班，夜班护士详细报告危重及新入院患者的病情、诊断及护理等有关事项；护士长总结，扼要布置当天的工作。

3）对危重患者、"三防"患者、约束患者、新入院患者及有特殊情况的患者进行床头交接班，内容包括诊断、防范重点、病情变化、心理状况、特殊检查、治疗患者的准备工作及注意事项。

4）一般患者采取口头交接。

5）未交接清楚前，交班者不得离开岗位，因交接不清所出现的问题由接班者负责。

（5）查对制度：

1）处理医嘱时认真核对，医嘱班班查对，每日总查对，每周大查对一次，参与查对者登记签名。

2）执行医嘱及各项处置时要做到"三查七对"。

3）在抢救时可执行口头医嘱，护士执行时必须复述一遍，确认无误后执行。

4）输血前做到"三查八对"，输血完毕保留血袋 $12\sim24$ h，以备必要时查对，将条形码粘于交叉配血报告单上，入病历保存。

5）使用药品前要检查药瓶标签上的药名、失效期、批号和药品质量，摆药后须经两人查对后再执行。

6）抽取各种血标本在注入容器前，应再次查对标签上的各项内容，确保无误。

7）介入手术做到六查、十四对，术后介入治疗护士与病区护士严格交接查对，双方签字。

（6）给药制度：

1）护士了解患者病情及治疗目的，严格根据医嘱给药，对有疑问的医嘱，了解清楚后方可给药。

2）给药前询问患者有无药物过敏史（需要时做过敏试验）。

3）给药时要检查有效期、有无变质，注意配伍禁忌，做到现配现用。

4）精神科服药时应做到看服到口，咽下才走。

5）如患者不合作，遵医嘱处理；当班未完成给药的，做好交接班。

6）给药后观察药物反应及治疗效果，如有不良反应及时报告医生，并记录、登记。

7）治疗完毕，清点、收回器械及药品。

8）如发现给药错误，及时报告、处理，积极采取补救措施。

（7）患者健康教育制度：

1）至少采取三种健康教育方式，如个体指导、集体讲解、文字宣传等。

2）新入院患者 24 h 内完成入院阶段的宣教内容。

3）住院患者按照标准健康教育计划进行宣教，及时评价效果并记录。

4）对假出院、出院患者提供健康指导，根据患者意愿进行随访，随访率≥30%。

5）集体健康教育每周一次，每次不少于 30 min。

（8）护理查房制度：

1）护理部主任轮流、有针对性地查房，并记录查房结果；每月组织夜查房进行重点环节控制；每月组织专科护理大查房一次，全体护士长参加。

2）科护士长每日上午巡视病房，每月组织一次护理业务查房与行政查房。

3）护士长随时巡视病房，每月组织两次护理查房。

4）病区护士长或责任护士每周参加主任或科室大查房。

（9）护理会诊制度：

1）科内会诊，由责任护士提出，护士长或主管护师主持，召集本科室人员参加，并进行总结。

2）科间会诊时，由要求会诊科室的责任护士提出，护士长同意后填写会诊申请单，送至被邀请科室。被邀请科室接到通知后 2 d 内完成（急会诊应及时完成），并书写会诊记录，保存至邀请科室及护理部。

3）集体会诊，由护理部组织，申请科室主管护士负责介绍患者的病情，并认真记录会诊意见。会诊结果须记录在护理记录中。

（10）护理安全（不良）事件上报管理制度：

1）建立护理安全（不良）事件登记本，登记事件发生的时间、地点、类型、后果等。

2）发生护理安全（不良）事件后当班护士应立即向护士长报告，并积极采取补救措施，并妥善保管有关的记录、药品、器械、标本等。

3）护士长 24 h 内上报科护士长及护理部，重大事件立即上报；在 1 周内讨论并将讨论结果上报科护士长。

4）科护士长接到报告后，应亲临事发科室了解情况，在 2 周内组织所辖科室护士长进行讨论并上报护理部。

5）护理部接到报告后，组织调查，向主管院长汇报；定期组织讨论分析，定期通报及讲评。

（11）抢救工作制度：

1）定期对护理人员进行急救知识培训，抢救时明确分工，密切配合，熟练掌握抢救技术和抢救常规。

2）抢救物品班班交接，必须处于应急状态，与固定基数相符，做到"五定"。

3）护士执行口头医嘱前必须复述一遍，确认无误后执行；保留用过的安瓿以备事后查对。

4）准确、及时填写患者护理记录单，来不及记录的于抢救结束后 6 h 内据实补记。

5）抢救结束后及时清理各种物品并进行初步处理、登记。

6）做好抢救患者的各项基础护理及生活护理，预防和减少并发症的发生。

（12）病房管理制度：

1）负责护士向新入院患者及其家属介绍住院须知、探视陪伴制度，做好安全教育。

2）定期召开工休座谈会，听取患者及其家属的意见，不断改进工作。

3）护理人员规范着装，遵守病房秩序"八不准"。

4）保持病房整洁、舒适、安静、安全，做到四轻。

5）统一病房陈设，做到五常法管理。

6）病房财产、设备等应有专人管理，账目清楚；患者被服、用具按基数配发。

7）保持病房清洁卫生，定时通风；节约水电，杜绝长流水、长明灯。

（13）患者身份识别制度：

1）进行各项检查、治疗和操作前，对患者的身份进行识别，确认后方可进行。

2）至少应同时使用两项患者身份识别方法，如姓名、年龄、床号、性别等。

3）重型精神障碍患者及介入手术、昏迷、神志不清、无自主能力的重点患者必须佩戴腕带。腕带上内容清晰准确。

4）为患者实施任何有创诊疗前，实施者应亲自与患者（或其家属）沟通，作为最后确认患者的手段。

5）介入手术患者、MECT 患者、由急诊科转到病区的患者应进行交接登记，交接双方人员签字。

（14）护理质量管理制度：

1）护理质量实行护理部、科室、病区三级控制和管理，人员组成合理，每月进行质量监控。

2）各级质控组对质量缺陷进行总结、反馈，运用质量管理工具进行统计分析，制订改进措施，落实跟踪检查，使质量管理符合 PDCA 循环原理。

3）病区及大科于每月 30 日前将质量检查结果报上一级质控组。

4）护理工作质量检查考评结果作为各级护理人员的考核内容。

（15）病房一般消毒隔离管理制度：

1）严格执行手卫生规范，掌握卫生洗手指征及流程。

2）每日两次开窗通风；地面湿式清扫，有污染时立即消毒；患者出院、转院、转科、死亡后进行终末消毒。

3）擦拭床头柜一桌一巾，病床湿式清扫一床一巾。

4）被服每周更换一次，遇污染时及时更换。

5）病房卫生清洁用具分开使用，标记清楚。用后消毒液浸泡并清洗后晾挂备用。

6）诊疗护理用品、医疗废物处理符合感染管理要求。

7）住院感染性疾病患者在一览表中做标记，执行相应疾病的消毒隔离及防护措施。

（16）患者风险评估制度：

1）新入院患者必须进行风险评估，住院患者每日动态评估，重点患者每周集中评估一次。

2）根据风险评估得分，确定风险严重程度。将中、重度护理风险者列入重点患者名单，床头悬挂相应的警示标识。

3）根据病情制订护理计划，防范措施具体、有针对性，有护理效果评价。

4）各级质控组定期检查高风险患者的风险评估和防范措施落实情况，制订并落实改进措施。

9. 护士培训工作质量评价标准

（1）根据护理部"各级各类护理人员培训计划"及"三基培训方案"，制订病区各层级护理人员的培训计划并认真落实。三基培训率≥95%，各级各类护士培训率≥90%（计算时含休假人员）。

（2）每月5日前进行上月培训总结并制订出本月培训计划，记录齐全规范。

（3）实习护生、进修护士培训计划具体、可操作性强。

（4）新入职护士岗前培训率达100%，护士毕业后规范培训率100%。

（5）对各级各类护理人员进行考核，理论考试试卷和操作考试评分表原始资料保存完整，评分准确。

（6）理论考核N0级人员60分达标、N1级人员70分达标、N2～N4级人员80分达标；基础护理、专科护理技术操作N0、N1级85分达标，N2～N4级90分达标。

（7）每月组织业务学习一次，护理查房两次，记录完整，参加人员熟悉相关内容。

（8）每周组织1～2次晨会提问，记录与实际情况相符。

（9）有新护士带教计划及安排，有带教老师资质规定及绩效考核办法。

（10）带教老师每月制订切实可行的带教计划，认真带教、严格考核，有记录。

（11）每月组织一次带教老师小讲课，记录完整，落实到位，参加人员熟悉培训内容。

（12）护士长有计划地安排新护士进行各班次轮转及科室间的轮转，新护士轮转出科前有考试、考核及出科鉴定表。

（13）护士长每月检查新护士带教情况，定期考核，有记录。

10. 护理文件书写工作质量评价标准

（1）体温单：

1）眉栏、底栏项目填写齐全、准确。

2）时间、数值准确，加测次数符合要求。

3）药物过敏记录清楚，在病历夹及一览卡上有标记。

4）入院、请假、外出、手术、实施降温、应用呼吸机、脉搏短绌等特殊内容记录规范。

5）检温单内容齐全，保留1个月。

（2）护理记录单：

1）眉栏项目填写齐全。

2）页面整洁，字体工整，标点符号符合要求，修改方法正确，无涂改、刮痕，签名清晰可认。

3）日期时间表述正确，采用24 h制，精确到分钟。

4）病情变化、特殊检查治疗、手术、转科记录、特殊用药及处理、危急值记录及时，并有效果评价，内容简明扼要、重点突出，医学术语、通用英文缩写正确。

5）各项监护指标、特殊处置及侵入性操作记录准确。

6）各种导管引流、切口（伤口）敷料、卧位及皮肤黏膜观察有简要记录，出入液量记录规范。

7）未注册护士或实习学生/进修护士签名符合要求，护士长定期审阅，用红笔修改签名。

（3）其他护理记录单：

1）入院护理（风险）评估单眉栏项目填写齐全，各项评估内容完整、准确，无漏项，与病情相符；责任护士在当班完成，无漏项。护士长在24 h内审核并签名（节假日除外）。

2）对新入院患者、高危患者，当班完成各项护理风险评估，包括日常生活能力量表，压疮风险评估单，跌倒/坠床风险评估单，噎食（窒息）风险评估单，自杀、攻击、出走风险评估单，评估准确与病情相符，记录规范。

3）护理计划单眉栏项目填写齐全、准确，护理问题及相关因素评估准确，符合患者实际病情，有评估时间，护理措施选择正确。

4）巡视记录单项目填写齐全、准确，巡视观察项目填写认真，与患者实际情况相符，填写方法正确、记录及时、签名规范。

5）精神科安全监护单眉栏项目填写齐全、准确，监护项目评估准确，与病情相符，记录认真，签名及时；填写时间、方法、符号正确。

6）各类护理量表眉栏项目填写齐全，按时评估，内容与病情相符，记录认真，签名规范。

7）约束护理记录单眉栏项目填写齐全、完整，开始时间与医嘱相符，每小时评估记录一次，记录完整、准确，解除约束后记录及时。

8）健康教育记录单眉栏项目填写齐全、准确，健康教育内容能按疾病的不同阶段进行，效果评价及签名及时。

9）临床路径单记录及时、准确。

（严芳）

参考文献

[1] 刘哲宁. 精神科护理学 [M]. 3 版. 北京：人民卫生出版社，2012.

[2] 马风杰. 精神科护理学 [M]. 2 版. 北京：人民卫生出版社，2007.

[3] 李凌江. 精神科护理学 [M]. 2 版. 北京：人民卫生出版社，2006.

[4] 李乐之. 精神科护理学 [M]. 北京：人民卫生出版社，2003.

[5] 郝伟，于欣. 精神病学 [M]. 7 版. 北京：人民卫生出版社，2013.

[6] 黄津芳. 住院病人健康教育指南 [M]. 北京：人民军医出版社，2007.

[7] 林桂荣. 精神科病人健康教育 [M]. 北京：人民军医出版社，2005.

[8] 翁永振. 精神分裂症的康复操作手册 [M]. 北京：人民卫生出版社，2008.

[9] 姚贵忠，耿彤，王涌. 社交技能训练 [J]. 中国心理卫生杂志，2009，23（12）：13 - 32.

[10] 沈渔邨. 精神病学 [M]. 5 版. 北京：人民卫生出版社，2009.

[11] 李峥，王志英. 精神科护理学 [M]. 北京：中国协和医科大学出版社，2010.

[12] 李拴荣. 精神障碍护理学 [M]. 郑州：河南科学技术出版社，2010.

[13] 王金爱. 精神科护士手册 [M]. 北京：人民卫生出版社，2013.

[14] 许冬梅，杨立群. 精神科护理学 [M]. 2 版. 北京：清华大学出版社，2014.